TRAITÉ

DE

L'INSPECTION DES VIANDES

DE BOUCHERIE

CONSIDÉRÉE DANS SES RAPPORTS

AVEC LA ZOOTECHNIE, LA MÉDECINE VÉTÉRINAIRE

ET L'HYGIÈNE PUBLIQUE

PAR

L. BAILLET

VÉTÉRINAIRE DE LA VILLE DE BORDEAUX

INSPECTEUR GÉNÉRAL DU SERVICE DES VIANDES

MEMBRE DU CONSEIL CENTRAL D'HYGIÈNE PUBLIQUE ET DE SALUBRITÉ DE LA GIRONDE

EX-PROFESSEUR D'AGRICULTURE ET DE ZOOTECHNIE A L'ÉCOLE NORMALE

ET A LA FERME ÉCOLE DU DÉPARTEMENT DE LA CHARENTE-INFÉRIEURE, ETC., ETC.

PREMIÈRE PARTIE

[illegible] partie paraîtra au mois de mars prochain, et sera envoyée gratuitement aux souscripteurs

Prix de l'ouvrage complet 9 fr.

PARIS

[illegible]ELIN, LIBRAIRE DE LA FACULTÉ DE MÉDECINE

DE LA SOCIÉTÉ CENTRALE DE MÉDECINE VÉTÉRINAIRE

PLACE DE L'ÉCOLE-DE-MÉDECINE

18[illegible]

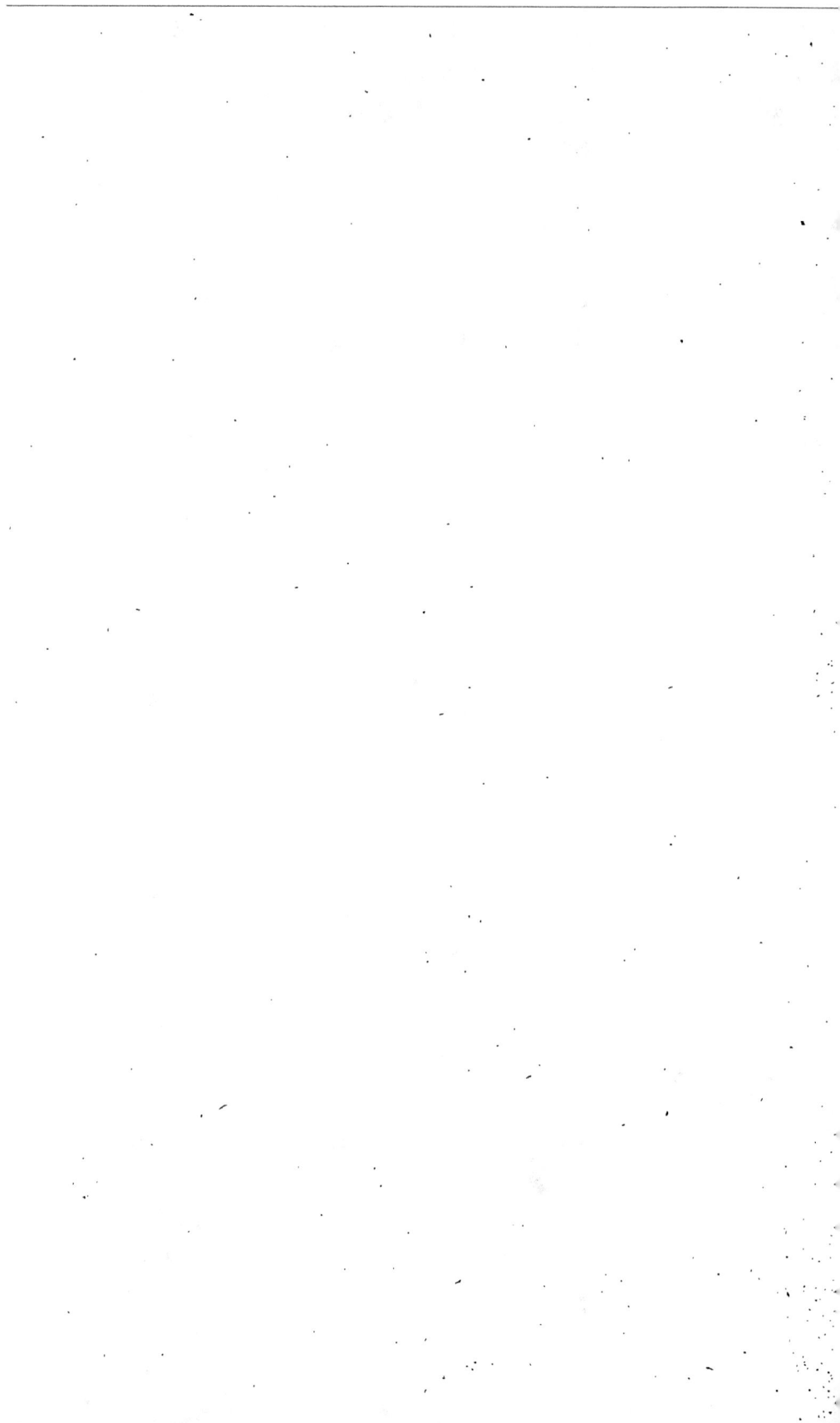

TRAITÉ

DE

L'INSPECTION DES VIANDES

DE BOUCHERIE

BORDEAUX. — IMPRIMERIE ADMINISTRATIVE RAGOT, RUE DE LA BOURSE, 11-13.

TRAITÉ

DE

L'INSPECTION DES VIANDES

DE BOUCHERIE

CONSIDÉRÉE DANS SES RAPPORTS

AVEC LA ZOOTECHNIE, LA MÉDECINE VÉTÉRINAIRE

ET L'HYGIÈNE PUBLIQUE

PAR

L. BAILLET

VÉTÉRINAIRE DE LA VILLE DE BORDEAUX
INSPECTEUR GÉNÉRAL DU SERVICE DES VIANDES
MEMBRE DU CONSEIL CENTRAL D'HYGIÈNE PUBLIQUE ET DE SALUBRITÉ DE LA GIRONDE
EX-PROFESSEUR D'AGRICULTURE ET DE ZOOTECHNIE A L'ÉCOLE NORMALE
ET A LA FERME-ÉCOLE DU DÉPARTEMENT DE LA CHARENTE-INFÉRIEURE, ETC., ETC.

PARIS
P. ASSELIN, LIBRAIRE DE LA FACULTÉ DE MÉDECINE
ET DE LA SOCIÉTÉ CENTRALE DE MÉDECINE VÉTÉRINAIRE
PLACE DE L'ÉCOLE-DE-MÉDECINE

—

1876

A

MONSIEUR H. BOULEY

MEMBRE DE L'INSTITUT
INSPECTEUR GÉNÉRAL DES ÉCOLES VÉTÉRINAIRES
OFFICIER DE LA LÉGION D'HONNEUR
ETC., ETC.

MONSIEUR ET CHER MAITRE,

Permettez-moi de vous offrir la dédicace du livre que je publie aujourd'hui sous le titre de *Traité de l'Inspection des viandes de boucherie.* Ce livre, tout imparfait qu'il soit, est le fruit des grands principes de travail et de persévérance que vous saviez si bien faire pénétrer dans l'esprit de vos élèves.

J'ose donc espérer, mon cher Maître, que vous voudrez bien lui accorder toute votre bienveillance et que vous y verrez une preuve des bons sentiments qui m'animent à l'égard de la profession vétérinaire dont vous êtes, à tous les points de vue possibles, le plus digne représentant.

Croyez, mon cher Maître, à la sincère affection de

Votre ancien élève,

L. BAILLET.

PRÉFACE

Je livre aujourd'hui à l'appréciation de mes confrères et de toutes les personnes qui, soit par intérêt privé, soit par amour du bien public, s'occupent des questions relatives à l'alimentation, un *Traité de l'Inspection des viandes de boucherie.*

L'énoncé des conditions dans lesquelles ce travail a été conçu et du but que j'ai voulu atteindre en le livrant à la publicité suffira, je pense, pour en faire ressortir l'utilité.

Si j'en juge par les nombreuses lettres qui m'ont été adressées et surtout par la nature des circonstances dans lesquelles vétérinaires et autorités ont fait appel à mon appréciation depuis que je suis inspecteur des viandes à Bordeaux, l'étude des viandes de boucherie et des altérations dont elles peuvent être atteintes, les connaissances théoriques et pratiques sur lesquelles s'appuie l'appréciation des animaux sur pied, les difficultés se rattachant en général au commerce de la boucherie, etc., etc., sont autant de sujets à l'examen desquels ne se sont livrés que fort peu de savants ou de vétérinaires praticiens. Ces derniers, pour la plupart absorbés par les labeurs d'une clientèle pénible, n'ont ni le loisir, ni la possibilité matérielle de profiter des moyens d'investigation que pourrait leur fournir la fréquentation des abattoirs.

D'autre part, beaucoup d'entre eux, habitant de petites localités, manquent des ressources bibliographiques dans lesquelles ils pourraient trouver les renseignements se rattachant à la grande question de l'alimentation publique.

Ils sentent eux-mêmes qu'en présence des difficultés que

crée l'appréciation des viandes, il leur manque un guide, une véritable ligne de conduite, et cela d'autant plus que l'enseignement puisé dans nos écoles vétérinaires n'est à ce sujet que fort incomplet, pour ne pas dire à peu près nul.

De tous côtés l'essor le plus grand est donné aux questions agricoles, médicales et hygiéniques; ignorer les bases sur lesquelles repose l'amélioration des animaux de boucherie, ne pas connaître les belles découvertes des temps modernes sur les causes susceptibles d'altérer les viandes de boucherie tant du vivant qu'après la mort des animaux, devient presque un crime lorsqu'il s'agit d'un sujet qui touche à la fois au bien-être général des populations et à la considération de la profession vétérinaire. Rester en arrière est une faute; ne pas avancer c'est reculer, à l'époque de progrès scientifique où nous sommes.

Il est encore une classe d'hommes intelligents pour laquelle il est de la plus grande importance de ne pas ignorer les connaissances nécessaires à l'appréciation des viandes de boucherie; je veux parler de MM. les Vétérinaires militaires et de MM. les Officiers de l'armée. Aux uns et aux autres incombent à cet égard certaines obligations desquelles je crois devoir dire quelques mots.

Si l'on jette les yeux sur le cahier des charges imposées dans un centre divisionnaire à l'adjudicataire de la fourniture des viandes à la troupe, on remarque qu'obligation est faite, soit à MM. les Sous-Intendants, soit aux officiers agissant en leur lieu et place, d'inspecter les bestiaux destinés aux distributions et les quartiers de viande provenant de l'abat; que, de plus, en cas de contestation sur la qualité de la viande, il en est référé à une Commission spéciale dans laquelle entrent le sous-intendant militaire, un officier appartenant à la Commission des ordinaires, un vétérinaire militaire et deux bouchers notables, choisis l'un par la partie prenante, l'autre par l'entrepreneur de la fourniture. Cette prescription règlementaire comporte naturellement avec elle la nécessité pour MM. les Vétérinaires militaires et pour MM. les Officiers, à quelque grade qu'ils appartiennent, de connaître les grands principes sur lesquels repose l'appréciation des viandes, et d'acquérir, au moins jusqu'à un certain point, les connaissances pratiques basées sur ces mêmes principes; j'ajoute que cela est d'autant plus indispensable pour ces messieurs, qu'avec le mode adopté pour la fourniture de viande à la troupe, il est toujours à craindre que cette fourniture ne se fasse en viande de qualité relativement inférieure. Je crois donc que c'est à tort que jusqu'ici la plupart des officiers ont cru devoir rester étrangers aux questions se rapportant aux viandes de boucherie, et je serais, pour ma part, très-heureux que le *Traité* que je livre aujourd'hui à la publicité pût concourir à la vulgarisation dans l'armée des grands principes sur lesquels repose l'appréciation de ces viandes.

Le même langage peut être tenu à l'égard des chefs d'administrations civiles, hospices, lycées, etc., auxquels incombe le devoir de veiller à la qualité de la viande appelée à entrer dans la consommation des établissements confiés à leur garde.

Que si, enfin, je reviens à la profession vétérinaire proprement dite, je ne saurais trop conseiller aux élèves de nos écoles de consacrer quelques heures de leur travail à l'étude des viandes de boucherie, étude qui leur sera d'autant plus facile qu'elle repose essentiellement sur les données scientifiques dont leur esprit est tout fraîchement imbu.

Pénétré de ces principes, j'ai donc cherché à réunir dans un même ouvrage tout ce qui se rattache à la connaissance théorique et pratique des questions de boucherie; j'ai voulu guider le praticien instruit au milieu de ces grands ateliers de tueries que l'on appelle des *abattoirs*, pour qu'il en retirât tous les renseignements qui lui sont nécessaires dans son rôle d'inspecteur des viandes. J'ai pensé enfin qu'il était utile d'indiquer à chacun, suivant son rôle, la marche à suivre pour arriver à une connaissance aussi complète que possible des viandes et des modifications auxquelles elles sont exposées sous l'influence des causes si nombreuses d'altération.

La difficulté était grande, aussi ai-je hésité longtemps avant d'en entreprendre la solution; encore ne saurais-je me dissimuler l'imperfection de mon travail.

Mon *Traité de l'Inspection des viandes* est, en effet, le résultat de nombreuses années d'étude; il repose sur une expérience acquise dans des conditions particulières que je dois exposer ici brièvement.

De 1857 à 1872, j'ai exercé la médecine vétérinaire à La Rochelle, pays de production et d'élevage. Attaché, pendant ces quinze années de pratique à la Ferme-École de Puilboreau (près La Rochelle) en qualité de vétérinaire, professeur d'Hygiène et de Zootechnie, j'ai puisé auprès de M. Bouscasse, directeur de cet établissement, praticien dont les mérites sont hautement appréciés dans le monde agricole, les données les plus complètes sur les questions d'amélioration du bétail de boucherie; de plus, désigné par l'administration au poste de professeur d'agriculture à l'École normale du département de la Charente-Inférieure, j'ai dû, aussi bien par devoir que par goût, approfondir tout sujet se rattachant à la production et à l'élève des animaux de consommation, et j'ajoute que j'étais d'autant plus porté à diriger mes études vers ce but que pendant plus de dix ans j'ai eu des relations fréquentes avec les producteurs du pays, grâce à mes attributions de secrétaire de la Société d'agriculture et du Comice agricole de l'arrondissement de La Rochelle.

Au point de vue spécial de la boucherie, j'ai pu disposer des moyens d'instruction offerts par l'abattoir de La Rochelle, auquel je suis demeuré attaché pendant six ans en qualité d'inspecteur de la boucherie. C'est donc avec le désir bien arrêté de m'adonner d'une façon particulière à l'étude de l'inspection des viandes que je suis venu en 1872 tenter les épreuves du concours institué par la ville de Bordeaux pour la nomination d'un *Inspecteur général du service des viandes*. — Depuis que j'occupe ce dernier poste, j'ai reconnu combien avait été heureuse l'idée qui avait présidé à l'institution du concours entre vétérinaires pour l'emploi d'inspecteur des viandes, non pas que cet emploi crée à celui qui l'occupe une situation exempte de nombreux soucis, l'expérience m'a appris au contraire qu'il en est tout autrement, mais parce qu'il le place dans une condition telle qu'il ne saurait remplir son devoir sans être à la fois utile à la société et à la science médicale professionnelle.

Observer les faits, étudier, pratiquer de nombreuses autopsies, recueillir des notes pour les unir à celles que j'avais recueillies avant de venir à Bordeaux, telles ont été sans cesse mes préoccupations, et c'est le fruit de mes recherches que je livre aujourd'hui à la publicité, sous le titre de *Traité de l'inspection des viandes de boucherie*.

Dans quelles limites devrait être conçu ce travail ?

Il m'a semblé tout d'abord que, pour qu'il fût réellement utile, mon Traité devait, tout en restant à la hauteur des connaissances scientifiques, et n'être pas la reproduction des idées empiriques généralement acceptées, ne pas s'éloigner du but pratique qui seul pouvait lui donner un caractère d'actualité, le caractère d'un livre répondant à un besoin à peu près général, apprécié en un mot par tous ceux qui s'occupent des questions de boucherie.

Pour cela faire, j'ai songé qu'il devait envisager la question des viandes sous trois points de vue principaux, savoir :

1° Appréciation des viandes par la connaissance des renseignements que peut fournir l'examen des animaux sur pied;

2° Appréciation des viandes par la connaissance des

lésions pathologiques susceptibles d'altérer leurs caractères physiques et leurs propriétés alimentaires;

3° Appréciation des viandes au point de vue des modifications qu'elles peuvent subir sous l'influence des agents extérieurs apparents ou inaccessibles à nos sens et des effets que peuvent produire ces différentes modifications sur l'organisme de l'homme.

Ce simple énoncé suffit pour démontrer combien j'ai cherché à envisager la question des viandes de boucherie dans ses rapports avec l'agriculture ou mieux avec cette branche des études agricoles à laquelle on a donné le nom de *Zootechnie*, avec la *médecine vétérinaire* et avec l'*hygiène publique*.

La tâche était lourde et je ne me suis pas dissimulé toute la peine qu'elle me causerait, et, malgré tout encore, les nombreux *desiderata* que pourrait présenter mon œuvre.

Pour me tenir à la hauteur des progrès accomplis dans les différentes questions que j'avais à envisager, j'ai fait appel aux conseils et aux écrits de bon nombre de savants et de collègues praticiens.

Pour la Zootechnie, les travaux remarquables du regretté Baudement ont particulièrement appelé mon attention; ceux de MM. Magne, Sanson, Gayot, Villeroy, etc., m'ont également fourni de précieux renseignements. J'ai fait appel aux ouvrages récents et si remarquables de MM. Chauveau-Arloing et Colin, pour toutes les questions touchant à l'anatomie ou à la physiologie; enfin, j'ai eu plus particulièrement recours aux nombreux et savants écrits de Renault, Delafond, de MM. Bouley, Reynal, Lafosse, St-Cyr, Cruzel, etc., toutes les fois qu'il s'est agi de questions se rattachant à la pathologie proprement dite, sans compter les publications périodiques vétérinaires dans lesquelles j'ai trouvé de précieux documents sortant de la plume d'honorables professeurs et praticiens.

Pour donner à mes descriptions anatomo-pathologiques

une forme aussi méthodique que possible, je me suis inspiré de la classification établie par M. le professeur Lafosse dans son traité de pathologie. Je sais fort bien que cette classification n'est pas à l'abri de tout reproche; mais j'ai dû l'adopter comme étant la seule qui jusqu'ici ait le mieux répondu aux idées scientifiques modernes.

Les nombreuses et belles discussions auxquelles ont donné lieu récemment les recherches de MM. Villemin, Chauveau, Colin, etc., sur la production et les effets déterminés sur l'organisme par les agents virulents ou miasmatiques, les travaux non moins remarquables de M. Pasteur sur la nature des agents auxquels on peut rattacher la fermentation ou la décomposition des viandes, ont été de ma part l'objet d'une étude attentive de laquelle j'ai tiré les conclusions les plus rationnelles possibles relativement au but par moi poursuivi.

En fait de documents se rapportant particulièrement à la connaissance pratique des viandes de boucherie, je n'ai trouvé que quelques rares écrits, dus à MM. Zundel, Maucler, Soumille, Decroix, Gilis, Van-Hertsen (de Bruxelles), tous savants vétérinaires ayant jeté assurément quelques-unes des bases sur lesquelles doit reposer le service de l'inspection des viandes, mais n'ayant pas donné à leurs travaux toute l'extension que comporte un sujet aussi sérieux et aussi important pour la profession vétérinaire. Quoi qu'il en soit, ces écrits m'ont été d'une grande utilité et témoignent hautement en faveur de l'esprit d'observation qui les a dictés. Grâce à l'obligeance de mon collègue et ami M. Nicole, inspecteur du marché de La Villette, j'ai pu réunir de précieux renseignements sur les approvisionnements de la boucherie de Paris, et je dois ajouter que, dans plusieurs circonstances, je n'ai pas craint de faire entrer, pour une des bases de mes appréciations, les renseignements pratiques que m'ont transmis ou communiqués divers bouchers et commissionnaires de Paris et de Bordeaux.

Après avoir ainsi rappelé autant que possible les noms des personnes que je me permettrai d'appeler mes *collaborateurs*, je manquerais à la fois à mon devoir et à mes sentiments personnels si je n'exprimais ici, d'une façon toute spéciale, ma sincère gratitude à M. Bouley, membre de l'Institut, inspecteur général des Écoles vétérinaires, qui a bien voulu m'accorder le concours de ses conseils et de son talent, si hautement apprécié dans le monde savant, pour la rédaction définitive de mon travail; à M. Chauveau, professeur à l'École vétérinaire de Lyon, pour la bienveillance avec laquelle il est venu à mon aide dans les questions se rattachant au caractère contagieux de certaines maladies; enfin à M. Baillet, mon frère, professeur à l'École d'Alfort, dont les sages conseils ont été pour moi d'une si grande utilité.

Pour répondre au désir que m'ont manifesté un grand nombre de mes collègues, je me suis décidé à publier immédiatement la *première partie* de mon *Traité de l'inspection des viandes;* la seconde partie paraîtra dans les premiers mois de l'année 1876. Cette seconde partie traitera des matières suivantes :

1° Considérations générales sur l'organisation, le tempérament, les races, les maladies du porc;

2° Appréciation des viandes de boucherie au point de vue de leurs natures et de leurs qualités alimentaires. — Coupe des animaux de boucherie à Paris et à Bordeaux;

3° Altérations des viandes;

4° Conservation des viandes;

5° Des abattoirs;

6° De la garantie en matière d'animaux de boucherie;

7° Viande de cheval.

Les nombreux développements dans lesquels j'entrerai sur chacune de ces questions me permettront, je l'espère, de parcourir le cadre dans lequel se place tout ce qui se rattache à l'inspection des viandes de boucherie et de charcuterie.

Persuadé que mon travail laissera cependant encore de nombreuses lacunes et qu'il contiendra des imperfections non moins nombreuses, je prie mes confrères et tous ceux qui voudront bien me lire, de ne voir que la bonne volonté qui m'a guidé dans ma difficile entreprise; du reste, je compte beaucoup sur la bienveillance dont j'ai reçu déjà de nombreux témoignages pour espérer qu'un bon accueil sera réservé à mon livre.

Bordeaux, le 22 novembre 1875.

TRAITÉ

DE

L'INSPECTION DES VIANDES DE BOUCHERIE

PREMIÈRE PARTIE

CHAPITRE Ier

De l'Inspection des Viandes. — Son but. — Son organisation en France et à l'Étranger. — Législation applicable à l'Inspection. — Rôle de l'Inspecteur des Viandes.

L'inspection des viandes a-t-elle sa raison d'être ?

Dans l'affirmative, quelles sont les bases sur lesquelles elle doit reposer ?

Étant admise cette vérité incontestable que la viande est un produit indispensable à la vie humaine, l'inspection des viandes est nécessaire parce que celles qui sont insalubres peuvent être nuisibles et que la majorité des consommateurs manquent des connaissances voulues pour apprécier celles d'entre elles qui jouissent de cette insalubrité. Il est donc important que l'autorité, dont l'un des devoirs est de veiller sur toutes les causes susceptibles de porter atteinte à l'hygiène publique, fasse procéder à l'inspection des viandes de boucherie et empêche l'usage, pour la consommation, de celles qui peuvent recéler des propriétés nuisibles et devenir pour l'homme la source de maladies plus ou moins graves.

On peut dire avec M. Van Hertsen, inspecteur en chef de l'abattoir de Bruxelles, que le bien-être des populations dépend d'une inspection rigoureuse des viandes de boucherie, inspection d'autant plus nécessaire que la plupart des altérations subies par ces viandes ne peuvent même pas être soupçonnées par le consommateur. Ces vérités ont été reconnues de tout temps; rois et empereurs n'ont pas dédaigné de s'occuper de la question de boucherie. Charles V, Louis XI, Henri IV, Louis XIV, Louis XVI et Napoléon Ier considéraient cette question comme très-importante pour la sûreté et la santé publiques. Je citerai à l'appui de ce que j'avance quelques dates rappelant des édits, arrêtés ou ordonnances tout au moins curieux à connaître.

30 janvier 1350. — Édit qui prescrit de ne vendre que des chairs bonnes et loyales, et défend de les garder après être tuées, plus de deux jours en hiver ou un jour et demi en été, et de n'en vendre aucune sursemée.

29 mars 1551 — Arrêt du parlement portant que les bouchers seront tenus de fournir leurs boucheries, chaque jour, de chairs fraîches, nettes et non corrompues, *dûment visitées*, selon les arrêts de la Cour, sous peine de punition corporelle contre les contrevenants.

28 mars 1589. — Arrêt du parlement ordonnant que les jurés-bouchers seront tenus *de bien et duement visiter* les bêtes et surtout ne permettre qu'aucunes mortes ou malades soient vendues et débitées au peuple, pareillement les chairs trop gardées indignes d'entrer au corps humain.

1er juin 1782. — Les maîtres-bouchers ne pourront tuer et habiller que des bestiaux sains; défenses leur sont faites de vendre et de débiter des viandes gâtées et corrompues.

2 septembre 1806. — Arrêté de police autorisant les syndics à faire des visites chez les bouchers.

Il faut arriver au 25 mars 1830 pour trouver le document le plus complet concernant le régime et la discipline intérieure du commerce de la boucherie, document qui, nous écrit M. Nicol, inspecteur à Paris, régit toujours les abattoirs de cette ville. Nous aurons l'occasion de revenir sur cette ordonnance dont la teneur a servi de base dans toutes les villes à la rédaction des principaux arrêtés et règlements relatifs aux questions intéressant la boucherie.

La nécessité de l'inspection des viandes se fait encore mieux sentir lorsqu'on établit un rapprochement entre la nature de certaines maladies particulières aux animaux de boucherie et les affections que la viande de ces animaux peut faire naître chez l'homme.

Combien y a-t-il de gens qui ne connaissent la filiation entre le cysticerque du porc et le tœnia de l'homme ? N'est-il pas reconnu que la trichine peut communiquer à l'homme une maladie à forme typhoïde ? Les études récentes des virus, les expériences diverses d'inoculation n'autorisent-elles pas jusqu'à un certain point à redouter la transmission de la phthisie tuberculeuse de la vache à l'homme par l'usage des viandes provenant d'animaux phthisiques ? Fera-t-on jamais croire au public qu'il peut impunément manger de la viande provenant d'un animal reconnu enragé, ainsi que le veut M. Decroix ? Sans même invoquer ces affections si redoutables, en faveur du principe de l'inspection, les altérations des viandes par les causes si diverses de température, de maladies récentes ou anciennes, de conservation plus ou moins favorable ; celles accompagnées de la production de cryptogames favorisant l'apparition de maladies typhoïdes, de gastrites, de gastro-entérites, d'empoisonnements même; tout cela, dis-je, ne révèle-t-il pas la nécessité de l'inspection !

De ce qui précède on peut aussi conclure qu'une inspection des viandes ne sera réellement efficace que lorsqu'elle sera confiée à un vétérinaire et que ce n'est que dans des *cas exceptionnels* qu'elle pourra être abandonnée à des anciens bouchers ou charcutiers dont la compétence pratique offrira aux consommateurs de réelles garanties. Ce principe irréfutable trouve encore sa sanction dans l'exemple que nous donnent certains États, voisins de la France.

Les Allemands, dont nous ne saurions, quoi qu'il en soit, méconnaître le sens pratique, ont institué le service de l'inspection des viandes dans des conditions qu'il n'est pas inopportun de citer et dont je dois les détails à notre savant collègue, M. Zundel, vétérinaire supérieur de l'Alsace-Lorraine.

Voici ce que m'écrit M. Zundel à ce propos : « Si l'inspection des viandes n'est pas organisée dans tous les États de l'Allemagne, elle est très-bien arrangée dans certains Etats, comme par exemple en Bavière ; assez bien aussi en Bade et Wurtemberg. — Le service se confond tout-à-fait avec le service ordinaire vétérinaire, et ce sont les vétérinaires de district ou de cercle qui en ont la première responsabilité. L'inspection des viandes en Bavière est générale : dans chaque commune, qu'il y ait un abattoir public ou particulier, il y a un inspecteur des viandes. Si dans la localité il n'y a pas de vétérinaire, c'est un particulier, artisan ou cultivateur, qui opère suivant des instructions spéciales ; et s'il trouve à l'inspection des organes quelque chose d'anormal, il doit sur le champ en donner avis au vétérinaire du district.

« Dans les abattoirs mêmes il y a ordinairement, à côté du vétérinaire inspecteur, quelques inspecteurs empiriques qui suivent les cas ordinaires et qui viennent prévenir le vétérinaire de tout ce qu'ils constatent d'anormal. En Suisse, ajoute M. Zundel, on a depuis longtemps, et dans presque tous les cantons, organisé un service d'inspection des abattoirs et boucheries qui est à peu près celui de la Bavière.»

Je dois à la complaisance de M. Van Hertsen, vétérinaire, inspecteur en chef de l'abattoir de Bruxelles, les quelques renseignements suivants sur l'organisation du service de l'inspection des viandes dans la capitale de la Belgique : « La surveillance est organisée d'une façon très-rigoureuse. Comme Inspecteur en chef de l'abattoir, des halles et boucheries de la ville, j'ai sous mes ordres, dit M. Van Hertsen, un inspecteur vétérinaire et trois experts-inspecteurs chargés de vérifier, chacun dans les marchés et boucheries de sa section, la salubrité de la viande exposée en vente. La plupart des autres villes du pays s'efforcent de suivre l'exemple de Bruxelles. »

A Liège, le service de l'inspection des viandes est également organisé et est confié à un médecin vétérinaire ; dans un opuscule qu'a bien voulu nous adresser M. Rémy, médecin-vétérinaire, nous avons lu que, dans le courant de l'année 1871, l'inspection des viandes n'avait pas saisi moins de 19,380 kilog. de viandes impropres à la consommation.

En France, bon nombre de villes ont créé l'emploi d'Inspecteur des viandes, et la plupart ont confié ce service à des vétérinaires, excepté cependant *certaine grande ville* du midi où ce poste était confié il y a quelques années à un....... maçon, excellent entrepreneur de bâtisses, et fut ensuite donné à un agriculteur, « fort honnête homme du reste, dit un de nos confrères, qualité pouvant très-bien coïncider avec l'ignorance de ce qu'on n'a jamais su. »

Cela dit, étudions les dispositions légales sur lesquelles repose en France l'institution du service de l'inspection des viandes.

Le service de l'inspection des viandes dans les différentes villes repose :

1° Sur des dispositions légales, communes à toute la France, appelées à protéger l'acheteur contre la mauvaise qualité de la chose vendue ;

2° Sur des arrêtés et ordonnances pris par les administrations municipales et approuvés par les préfets, ces arrêtés et ordonnances reposant eux-mêmes sur les dispositions légales ayant trait à la matière.

Dispositions générales et communes. — En premier lieu on peut citer les articles suivants du Code pénal :

« *Art 475.* — Seront punis d'une amende depuis 6 fr. jusqu'à 10 fr. inclusivement...... ceux qui exposent en vente des comestibles gâtés, corrompus ou nuisibles. »

Art. 477. — Seront saisis et confisqués..... les comestibles gâtés, corrompus ou nuisibles ; ces comestibles seront détruits. »

Je citerai ensuite la *Loi du 27 mars 1851* s'exprimant ainsi :

« *Art. 1er.* — Seront punis des peines portées par l'article 423 du Code pénal (emprisonnement de trois mois au moins, un an au plus).......

« Ceux qui vendront ou mettront en vente des substances ou denrées alimentaires qu'ils sauront être falsifiées ou corrompues.......

« Seront punis d'une amende de 16 à 25 fr. et d'un emprisonnement de six à dix jours, ou de l'une de ces deux peines seulement, suivant les circonstances, ceux qui, sans motifs légitimes, auront dans leurs magasins, boutiques, ateliers ou maisons de commerce, ou dans les halles, foires ou marchés, soit des poids ou mesures faux...... soit des substances alimentaires qu'ils sauraient être falsifiées ou corrompues. Si la substance est nuisible à la santé, l'amende pourra être portée à 50 fr. et l'emprisonnement à quinze jours. Les objets dont la vente, usage ou possession constitue le délit, seront confisqués. »

C'est évidemment en se basant sur toutes ces données légales que les autorités communales ont réglé d'une manière complète les différents points du service de l'inspection des viandes dans les villes confiées à leur administration.

Ce n'est pas ici le lieu d'étudier l'étendue des pouvoirs municipaux lorsqu'il s'agit de réglementer le service de l'inspection ; qu'il me suffise de dire que l'autorité exerce ces pouvoirs en vertu de la loi du 16-24 août 1790 et du décret du 19-22 juillet 1791 ; que, de plus, l'article 471 du Code pénal punit d'amende ceux qui contreviendraient aux règlements faits par l'autorité administrative, et ceux qui ne se sont pas conformés aux arrêtés publiés par l'autorité municipale.

Ne pouvant m'arrêter sur les dispositions prises par chaque administration locale, je ne ferai connaître, comme étude comparative, que la réglementation adoptée à Paris et à Bordeaux. Cette étude permettra de juger dans quel sens doivent être dirigées les mesures à prendre en vue de faire rendre à l'inspection des viandes tous les services que l'on peut en attendre.

Observons tout d'abord que notre intention n'est pas de faire ici la critique de l'ordre de choses admis sur le marché et dans l'abattoir de la capitale ; nous sommes en ce moment à la recherche de la meilleure solution possible à donner aux questions intéressant l'inspection des viandes, et pour cela faire, nous devons étudier et comparer ce qui existe avec ce que nous croyons qu'il y aurait de mieux à faire. Nous prions donc nos lecteurs de nous croire animé des meilleures intentions possibles.

On sait qu'à Paris le marché général aux bestiaux se tient à La Villette, sur un vaste emplacement dont les dispositions réunissent les meilleures conditions possibles à tous les points de vue. Espace, luxe, commodités de tous genres : tout y est réuni à l'avantage des vendeurs et des acheteurs.

L'ouverture du marché de La Villette a eu lieu le 21 octobre 1867.

Aux marchés de La Villette sont attachés deux inspecteurs, dont l'un vétérinaire, avec le titre d'inspecteurs principaux. Placés immédiatement dans le ressort de la Préfecture de police, ces agents sont particulièrement chargés de la surveillance de la mise à exécution des arrêtés et règlements de police concernant le marché aux bestiaux ; de plus, ils tiennent comme une sorte de comptabilité des matières des approvisionnements du marché, de leur nature, de leur qualité et des prix moyens de vente du bétail sur pied.

Parmi les prescriptions édictées par l'ordonnance de police du 25 mars 1830, qui régit encore aujourd'hui le marché de La Villette, on trouve les deux articles suivants dont l'exécution paraîtrait naturellement devoir appartenir aux inspecteurs principaux :

« *Art. 174.* — Les bestiaux seront visités avant l'ouverture de la vente, pour s'assurer s'ils sont ou non susceptibles d'être vendus à la boucherie. »

« *Art. 175.* — Les bestiaux qui n'auront pas l'âge requis ou qui seront trop maigres pour être livrés à la boucherie, seront exclus du marché. »

Mais il faut convenir que la quantité considérable d'animaux présents à chaque marché, eu égard au nombre des inspecteurs et au peu de temps dont ils pourraient disposer pour effectuer la visite de ces animaux, rend cette visite tout à fait impossible, et cependant « cette prescription, dit Bizet dans son ouvrage sur le commerce de la boucherie et de la charcuterie en France, est d'une grande sagesse ; suivie rigoureusement, exécutée par des hommes experts dans la matière, elle aurait pour résultat de garantir la salubrité de toutes les viandes livrées à la consommation.

Cette première partie du service de l'inspection des viandes à Paris laisse donc à désirer, et cela d'autant plus que les conditions faites aux inspecteurs attachés à l'abattoir proprement dit rendent fort difficile l'examen des animaux abattus.

L'abattoir général de Paris est situé également à La Villette, près du marché aux bestiaux, dont il n'est séparé que par le canal de l'Ourcq.

Quoique la communication ait été établie entre ces deux établissements, il n'en résulte pas moins, par le fait de cette limite naturelle, une véritable indépendance entre les services de l'un et de l'autre ; à tel point que les attributions des inspecteurs du marché aux bestiaux ne s'étendent pas au-delà de ce marché.

Les inspecteurs spécialement affectés à l'abattoir sont au nombre de quatre, et leurs attributions sont réglées également par l'ordonnance du Préfet de police du 25 mars 1830 dans la disposition suivante :

« TITRE Ier, *art. 7.* — Il y aura *six* inspecteurs de la boucherie, et plus s'il est nécessaire, *pour surveiller toutes les contraventions aux règlements qui pourront se commettre*, réprimer le mercandage et concourir, avec le syndicat, à l'exécution de toutes les mesures jugées nécessaires dans l'intérêt général.......

« L'Inspecteur de police constatera le fait de la mort des bestiaux morts naturellement dans les abattoirs. Les inspecteurs de la boucherie les enverront à la ménagerie, ainsi que toutes les viandes (dans quelque lieu qu'ils les trouvent) *qu'ils reconnaîtront ne pouvoir être livrées à la consommation*. Le procès-verbal sera transmis au président du tribunal de commerce, qui nommera deux artistes vétérinaires, l'un pour le boucher, l'autre pour le vendeur, aux fins de procéder à l'autopsie de l'animal et de constater les véritables causes de sa mort. »

Un premier fait ressort de cette organisation : c'est que les inspecteurs de l'abattoir ont autant pour mission de surveiller les contraventions aux règlements de police que de visiter les viandes abattues.

En second lieu, on remarque que parmi les inspecteurs opérant à l'abattoir il n'existe pas de vétérinaire proprement dit : Du reste, l'art. 10 de l'Ordonnance de police de 1830 a même pris le soin de délimiter la catégorie dans laquelle doivent être pris ces inspecteurs. « Comme il est essentiel, dit cet article, que tous les employés de la boucherie connaissent cet état pour bien remplir leur service dans l'intérêt général, ils seront choisis parmi d'anciens bouchers ou fils d'anciens bouchers qui posséderont l'estime du commerce. »

On peut donc dire que, en cas de difficulté, ces juges en première instance appartiennent à la classe des gens dont ils sont appelés à apprécier les faits et gestes, et qu'il n'est fait appel aux lumières de la science vétérinaire qu'en cas de contestation entre les inspecteurs ou le boucher et le vendeur.

J'ai eu l'honneur et le plaisir d'être reçu par MM. les Inspecteurs des abattoirs de La Villette, et je puis dire qu'ils m'ont paru être aussi compétents que peuvent l'être des praticiens ayant chaque jour l'occasion d'assister à l'abatage d'une grande quantité d'animaux. Je vais même plus loin, car je pose en principe que ces honorables praticiens ont acquis une rectitude de jugement et d'appréciation qui manque à la plupart des vétérinaires n'ayant pas passé par cet immense laboratoire, ce grand amphithéâtre que l'on appelle un abattoir. Je ne crois blesser aucun de mes confrères en parlant de la sorte, car c'est de la bouche d'un grand nombre d'entre eux que j'ai entendu sortir cet aveu, et l'un de nos grands maîtres de la science m'écrivait dernièrement que « les vétérinaires ont intérêt à être initiés à des connaissances trop étrangères à la plupart d'entre eux, faute d'un enseignement qui jusqu'à présent ne leur a pas été donné. »

Mais on conviendra aussi que si, placés dans des conditions d'études aussi belles, un ou plusieurs vétérinaires étaient attachés à l'inspection des viandes à l'abattoir de La Villette, ces hommes de la science, dont le savoir eût été préalablement et officiellement reconnu par la voie d'un concours, ne manqueraient pas au bout d'un certain temps d'acquérir une dose de connaissances pratiques d'autant meilleures qu'elles seraient raisonnées et qu'elles s'appuieraient sur ce canevas que l'on appelle la *méthode*, guide indispensable à toute étude que l'on veut rendre fructueuse et pour soi et pour ceux qui nous entourent. Quel puissant moyen d'étude pour celui qui, ayant remarqué plusieurs fois sur le marché aux bestiaux un ou plusieurs sujets, les a soigneusement examinés de leur vivant, puis les a suivis jusqu'à l'abattoir, pour contrôler *de visû* le côté juste ou faux de son appréciation? Qui donne au boucher cette sûreté d'appréciation, ce coup d'œil si remarquable pour juger un animal vivant au point de vue de son poids et de son rendement probable, si ce n'est l'obligation dans laquelle il est chaque jour d'assister à l'ouverture des sujets dont il a fait choix ? Quelle est donc l'école où les sujets d'étude abondent plus qu'à un abattoir; et si tout cela est vrai, pourquoi priver la science et la pratique d'observations qui ne peuvent être recueillies que par un homme jouissant de la compétence voulue pour en tirer le meilleur parti possible?

Tel doit être à mon avis le rôle du vétérinaire inspecteur de la boucherie, et voilà pourquoi il y a lieu de s'étonner de ne pas voir de vétérinaire attitré à l'abattoir de La Villette.

Il resterait maintenant à examiner si les dispositions matérielles de l'abattoir de La Villette rendent facile l'inspection des viandes abattues. A ce point de vue, je crois que la grande surface d'abatage, représentée par les échaudoirs et l'isolement respectif de chacun de ces échaudoirs, rend cette inspection difficile, à moins d'avoir recours à l'emploi d'un personnel plus nombreux que celui qui existe actuellement ; mais, sur ce point de la question, je ne saurais invoquer de plus grande vérité que celle renfermée dans ce vieil adage : *qui veut la fin veut les moyens*...

Sur les halles et marchés de l'intérieur de Paris, le service de l'Inspection est plus complet que partout ailleurs. L'inspection des viandes est confiée à un vétérinaire ayant le titre d'inspecteur principal de la boucherie et dont le bureau est à la halle aux grains et farines. Cet inspecteur principal est secondé par seize inspecteurs-adjoints ayant comme lui pour mission de vérifier les viandes partout où leur vente est susceptible de s'effectuer : halles, marchés, ventes à la criée, boucheries particulières, etc. Ces inspecteurs-adjoints sont pris préférablement, ainsi que le veut l'article 10 plus haut cité, parmi d'anciens bouchers ou charcutiers ; toutefois, on compte en ce moment, mais exceptionnellement, parmi eux quatre vétérinaires ayant plus particulièrement pour mission la visite des étaux où se vend la viande de cheval.

Les attributions des inspecteurs de boucherie proprement dits sont réglées par l'ordonnance de police du 25 mars 1830, art. 7, comme celles des inspecteurs attachés à l'abattoir ; ils font, comme ceux-ci, partie du personnel relevant de la préfecture de police; de plus, une disposition spéciale d'une ordonnance du 21 mai 1849 leur sert de guide dans l'appréciation des viandes à la criée :

« *Art. 6.* — Avant leur exposition en vente, ces viandes seront examinées, et celles qui seront trouvées gâtées, corrompues ou nuisibles seront saisies et détruites. »

En somme, on ne peut nier que l'organisation du service de l'inspection des viandes à Paris est incomplète et qu'elle pèche surtout par le mélange des attributions accordées au personnel qui compose ce service. On comprend, en effet, que la situation faite aux inspecteurs à Paris, est telle qu'ils sont à la fois des représentants de la police et des hommes spéciaux pour l'appréciation des viandes, et que de ce mélange d'attributions ressort une organisation qui doit pêcher nécessairement par le côté le plus important, à savoir le côté scientifique. On peut aussi ajouter que ce qui manque à ce service, c'est l'unité d'action, c'est cette corrélation indispensable entre la visite des animaux sur pied et celle des animaux abattus : c'est enfin cet ensemble de dispositions réglementaires nécessaires pour que rien n'échappe à l'inspection : animaux vivants, animaux morts, viandes à l'étal, viandes foraines, etc. Ce qu'il faudrait ensuite c'est que cet ensemble de travail se trouvât centralisé entre les mains d'un vétérinaire chef de service, assisté dans sa mission par des vétérinaires placés dans chacun des endroits où, si je puis parler ainsi, s'exploite en grand la chair animale et ayant sous leurs ordres des praticiens habiles et expérimentés. Ainsi serait constitué, en cas de difficulté, comme une sorte de tribunal arbitral compétent, pouvant toujours opérer dans les meilleures conditions voulues dans l'intérêt du producteur, du consommateur et du boucher. Telle est l'organisation que nous avons rêvée pour l'inspection des viandes à Paris, tout en nous plaisant à rendre justice aux efforts des agents qui aujourd'hui sont chargés de ce service si difficile, dans une cité aussi grande et dont la population est appelée à consommer des quantités prodigieuses de viandes venant un peu de partout et après avoir passé par des mains habiles à faire disparaître les causes appréciables d'insalubrité.

Résumons maintenant les bases sur lesquelles repose le service de l'inspection des viandes à Bordeaux.

A *Bordeaux*, le service de l'inspection des viandes est confié, depuis le 1er novembre 1872, à un vétérinaire nommé après un concours ayant porté sur des questions se rattachant particulièrement à l'étude des maladies susceptibles de nuire à la qualité des viandes de boucherie. Ce vétérinaire prend les titres de *Vétérinaire de la Ville, Inspecteur général du service des viandes;* il est tenu de loger à l'abattoir et l'*exercice de toute clientèle médicale lui est formellement interdit.*

Ses attributions, longuement définies par des arrêtés municipaux, s'étendent : 1° à la visite des animaux vivants amenés sur le marché au bétail; 2° à la visite des bestiaux amenés à l'abattoir pour s'assurer s'ils sont sains et peuvent être livrés à la consommation ; 3° à la visite des animaux abattus pour s'assurer de l'état des chairs et issues ; 4° à la visite des viandes foraines amenées en ville et devant servir à la consommation locale ; 5° à la visite des étaux des bouchers et charcutiers exerçant en ville, afin de s'assurer de la bonne qualité des viandes exposées en vente; 6° à la visite des viandes colportées en ville par des marchands circulant en quête d'acheteurs ; 7° à la visite des viandes destinées aux hospices et à la troupe, etc. Il est en outre chargé de la surveillance générale du marché au bétail, au point de vue de l'hygiène publique et de celle des animaux, comme aussi de rechercher et de signaler à l'administration les abus commis et les améliorations qu'il croirait utile d'introduire dans le régime de cet établissement.

L'inspecteur général du service des viandes est assisté de *cinq con-*

trôleurs, dont quatre sont à tour de rôle répartis pendant la durée d'un mois sur les principaux marchés de la ville et à l'abattoir pour effectuer l'inspection des viandes tant sur ces marchés que dans les boucheries; le cinquième, spécialement affecté à l'inspection des viandes de porc, demeure constamment à l'abattoir et a pour devoir de ne laisser sortir aucun porc tué dans l'établissement sans, au préalable, l'avoir reconnu sain et l'avoir revêtu de son estampille. La responsabilité morale des saisies incombe à l'inspecteur général, mais les contrôleurs peuvent arrêter toute marchandise qu'ils croient impropre à la consommation. Enfin, disposition admise par l'administration supérieure et que l'on ne saurait trop louer dans l'intérêt du service, *les décisions prises par le vétérinaire inspecteur général du service des viandes, sont sans appel*. On comprend, du reste, que cette manière d'opérer est la conséquence naturelle des garanties dont s'est entourée l'administration municipale en instituant le concours pour la nomination au poste d'inspecteur général du service.

Le service de l'inspection des viandes, à Bordeaux, repose sur les dispositions administratives suivantes :

A. — Marché au bétail. — « 1° *Arrêté* portant règlement sur le marché général aux bestiaux, du 20 décembre 1856 :

« Titre III. — *Art. 27.* — Le médecin-vétérinaire du marché aux bestiaux sera tenu d'examiner tous les animaux amenés à la vente ; il visitera tous les jours les parcs et les bouveries, et prescrira toutes les mesures hygiéniques qu'il croira utiles à la santé des animaux et à la salubrité de l'établissement.

« Il remplira ponctuellement les obligations qui lui sont imposées par le présent arrêté. »

« Titre IV. — *Art. 33.* — Après qu'ils auront été déclarés, et aussitôt qu'ils auront été visités par le médecin-vétérinaire, chaque animal douteux ou malade sera marqué, savoir :

« Ceux dont la qualité sera douteuse ou qui seront supposés atteints de quelque vice ou maladie, d'un D (douteux). Ceux-ci ne pourront être abattus qu'à l'abattoir général. — Le médecin-vétérinaire sera appelé à faire un nouvel examen pour décider si la viande peut être livrée à la consommation ou si elle doit être enfouie.

« Tout animal reconnu impropre à l'alimentation pour cause de maladie, sera marqué R (refusé). Il sera séquestré en fourrière séparée, et le propriétaire déféré, s'il y a lieu, aux tribunaux. La bête abattue sera enfouie.

« Tout animal reconnu impropre à l'alimentation pour cause de maigreur, sera marqué R M (refusé maigre). Il sera remis à son propriétaire qui devra immédiatement le faire conduire hors barrière, et justifier de sa sortie par une attestation de l'octroi. »

D'autres articles de l'arrêté en question s'ajoutent à ces premières dispositions, tels sont ceux relatifs aux vaches reconnues pleines ; à l'âge des veaux conduits au marché ; aux porcs reconnus atteints de ladrerie, etc., etc.

B. — Viandes mortes introduites en ville. — « *Art. 82.* — Les viandes mortes seront présentées avec le passe-debout de l'octroi, au bureau de l'inspection des viandes, jusqu'à nouvel ordre établi au marché de la criée. »

« *Art. 83.* — Les viandes, si elles sont reconnues saines, pourront être portées sous les halles des marchés au détail ou chez les bouchers et charcutiers de la ville, ou bien enfin être vendues à la criée si c'est la destination qu'a voulu leur donner leur propriétaire. »

« *Art. 84.* — Celles de ces viandes qui seraient déclarées impropres à l'alimentation, parce qu'elles proviendraient d'animaux malsains ou trop maigres, seront saisies ; les propriétaires de ces viandes seront déférés à l'autorité judiciaire. »

Je dois, avant de poursuivre cette étude, faire observer que l'arrêté du 20 décembre 1856 ayant été pris à une époque où l'inspection des viandes n'était pas aussi bien organisée qu'elle l'est aujourd'hui, plusieurs de ses dispositions ont été modifiées depuis par des arrêtés postérieurs ; d'autres ne tarderont pas à l'être en raison des difficultés que rencontre leur application.

Abattoir et Marchés. — L'inspection des viandes proprement dite s'exerce sur celles provenant d'animaux abattus à l'abattoir public et celles abattues en dehors de la ville ou viandes foraines.

A. — Abattoir. — Les règles à suivre concernant les animaux abattus à l'abattoir public sont particulièrement mentionnées dans les articles suivants de l'arrêté municipal du 10 mars 1864 :

« *Art. 5.* — Les bestiaux amenés à l'abattoir ne pourront être admis dans les étables, bouveries et porcheries, aux places qui seront désignées par le Directeur, qu'après avoir été visités par les agents de l'autorité qui s'assureront si chaque animal est sain et peut être livré à la consommation. La visite aura lieu tous les jours. Tout animal reconnu malsain sera provisoirement séquestré, et il en sera référé au maire, qui prescrira telles mesures que les circonstances exigeront. »

« *Art. 10.* — Après l'abatage, les animaux devront être visités de nouveau par les inspecteurs des viandes, qui s'assureront de l'état des chairs et issues. Si elles sont reconnues impropres à la consommation, procès-verbal en sera dressé par les inspecteurs, en présence du propriétaire de l'animal, pour être ensuite, s'il y a lieu, statué ce que de droit par les tribunaux compétents. Ces viandes, chairs et issues, seront enfouies, sous la surveillance de l'autorité, aux frais des propriétaires. »

« *Arrêté du 2 mars 1875. — Art. 1er.* — Tout porc abattu à l'abattoir et reconnu propre à la consommation sera marqué, par les agents du service de l'inspection des viandes, d'une estampille spéciale, portant les lettres V B. Cette estampille sera apposée sur les parties les plus apparentes de l'animal.

« *Art. 2.* — Aucun porc abattu ne pourra être enlevé de l'abattoir s'il ne porte la marque de l'estampille.

B. — VIANDES FORAINES. — L'inspection des viandes foraines est réglée par les arrêtés des 25 avril 1866 et 30 mai 1874.

« *Arrêté du 25 avril 1866. Art. 3.* — Pour pouvoir entrer en ville, les viandes foraines seront escortées par une *conduite* obligatoire et gratuite de l'octroi. Elles seront portées immédiatement à l'un des bureaux d'inspection, et il est expressément interdit de les détourner de leur direction pendant le trajet, ou de retarder leur arrivée sous quelque prétexte que ce soit. »

« *Art. 6.* — Il est défendu d'introduire à Bordeaux aucune espèce de viande malsaine ou impropre à la consommation.

« *Art. 7* — Lorsque les viandes inspectées auront été reconnues propres à la consommation, elles seront marquées par les inspecteurs d'une estampille portant les lettres V B (vu bon). Quant à celles qui seraient déclarées impropres à l'alimentation, il sera procédé à leur égard, et à l'égard des propriétaires, conformément aux dispositions de l'article 10 de l'arrêté du 10 mars 1864. »

« *Arrêté du 30 mai 1874. — Art. 1er.* — A partir de la publication du présent arrêté, les bouchers forains seront tenus d'apporter leurs viandes coupées, savoir :

« Les bœufs et les vaches, par quartiers, *les poumons attenant à l'un des quartiers de devant ;* les veaux par moitiés ou par quartiers. Ils pourront apporter les moutons entiers ou par quartiers et les agneaux entiers.

Colportage des viandes. — Le colportage des viandes de boucherie étant autorisé par un arrêté du 15 juin 1872, les articles 5 et 6 de cet arrêté ont pourvu à la nécessité du contrôle de l'inspection, de la manière suivante :

« *Art. 5.* — Il est défendu de colporter de la viande insalubre. Toute viande reconnue impropre à la consommation sera saisie et détruite. Procès-verbal de la saisie sera dressé, pour être ensuite statué, s'il y a lieu, ce que de droit par les tribunaux compétents. »

« *Art. 6.* — Il ne pourra être colporté d'autre viande que celle qui aura été préalablement soumise au contrôle des agents de l'administration, soit à l'abattoir, soit dans les marchés de la ville ou autres lieux désignés à cet effet. »

Telles sont les bases sur lesquelles la municipalité de Bordeaux a institué le service de l'inspection des viandes. Je n'ai aucun droit pour m'attribuer un mérite quelconque dans cette institution ; aussi suis-je tout à fait autorisé à exprimer combien sont grands les résultats auxquels elle permet d'arriver dans l'intérêt de l'hygiène publique. Qu'il me soit permis seulement d'insister sur ce principe de la nomination au concours du vétérinaire, inspecteur général de la boucherie, et de dire combien il est à désirer que ce principe reçoive son application dans toutes les villes un peu importantes.

A Lyon, le service de l'inspection des viandes ne comprend que deux agents, savoir : un inspecteur principal et un inspecteur pour les abattoirs et marchés. On s'explique jusqu'à un certain point que la présence d'une école vétérinaire dans la seconde ville de France y rend à peu près inutile la création d'un vétérinaire, inspecteur des viandes.

Toutefois, et comme pour faire ressortir certaines bizarreries d'organisation, alors qu'à Paris l'inspection des viandes de troupes est confiée à un officier d'administration, à Lyon, au contraire, ce service est effectué par un vétérinaire.

Dans quelques villes d'une importance moindre que les grandes cités dont nous venons de parler, le vétérinaire inspecteur attaché aux abattoirs et marchés est astreint à effectuer certaines visites journalières, mais exerce ses fonctions administratives concurremment avec l'exercice de sa profession médicale. On comprend, du reste, qu'il ne puisse en être autrement, car les émoluments attachés au poste d'inspecteur des viandes dans de petites villes sont relativement trop minimes pour fournir à cet inspecteur des moyens suffisants d'existence. J'ai vu dans plusieurs villes ces fonctions remplies par d'anciens vétérinaires militaires pour lesquels l'allocation communale s'ajoutait aux ressources dont ils disposaient déjà en vertu de leur pension de retraite et de leur décoration.

Essayons maintenant de faire ressortir l'étendue du rôle dévolu à l'inspecteur des viandes dans l'intérêt de la production et de la consommation.

Dans son *Traité de police sanitaire des animaux domestiques*, M. Reynal, directeur de l'École vétérinaire d'Alfort, a cru devoir formuler son opinion sur l'objet de l'inspection des viandes de la manière suivante :

« Le seul objet de l'inspection des viandes, dit M. Reynal, dans les abattoirs publics ou sur les marchés, devrait être de déterminer quelles sont celles qui, par leurs qualités, peuvent nuire à la conservation de la santé publique, afin de faciliter l'application des règlements municipaux sur la police de la salubrité. Dans ces limites, elle aurait une utilité incontestable. En l'état des choses, elle ne se borne point à cela. Les inspecteurs ont une tendance naturelle à outrepasser ces limites, *à se substituer à l'initiative des intérêts privés*, à se préoccuper, par exemple, de la valeur nutritive des diverses sortes de viande, et à user de l'autorité que leur donne la fonction qu'ils exercent pour distraire de la consommation les viandes qu'ils jugent comme étant de qualité inférieure. Ils y sont encouragés par le préjugé qui porte nos populations à exagérer le plus souvent la protection ou la tutelle qu'il y a lieu de demander au gouvernement ou à l'administration. »

Continuant dans le même ordre d'idées, l'auteur ajoute : « Porter atteinte à la fortune publique sans que la nécessité en soit bien démontrée, ce serait déjà commettre une faute ; mais lorsque cette faute a, en outre, pour conséquence de restreindre la source où se puise la force des populations, c'est-à-dire celle de la nation, elle est doublement regrettable. »

Et plus loin : « Le rôle de l'inspection nécessite, de la part du fonctionnaire appelé à l'exercer, des connaissances profondes, étendues, variées auxquelles les études des vétérinaires peuvent seules préparer suffisamment. »

Quelque respect que je professe pour l'auteur des lignes qui précèdent, j'avoue ne pas partager complètement sa manière de voir au sujet des attributions qu'il veut bien accorder aux inspecteurs des viandes, ou tout au moins l'esprit qui paraît avoir présidé à la rédaction de ces lignes.

Je crois que notre divergence d'opinion tient particulièrement à ce que l'honorable directeur d'Alfort méconnaît un peu les conditions pratiques si difficiles dans lesquelles s'exercent les fonctions d'inspecteur de la boucherie. Du reste, il faut avouer que bon nombre de vétérinaires ne se rendent pas compte de ces difficultés pratiques et émettent à ce sujet des appréciations qui leur sont *exclusivement* inspirées par les données pathologiques qu'ils ont puisées dans leur enseignement vétérinaire. C'est là un tort, et un grand tort que je vais essayer de faire comprendre le mieux qu'il me sera possible.

Pour bon nombre de vétérinaires, un animal de boucherie ne peut réellement être considéré comme insalubre qu'autant que l'autopsie qui en est faite démontre l'existence de lésions *spécifiques* suffisantes pour donner à la viande du sujet des propriétés nuisibles à la santé. C'est ainsi que l'on s'accordera généralement à éloigner de la consommation les sujets atteints d'affections charbonneuses, par exemple. A priori, ce raisonnement paraît irréfutable, et il est certain qu'à ce compte fort peu de maladies sont de nature à entraîner la saisie des viandes, parce que fort peu d'entre elles sont de nature à communiquer à la viande des propriétés malfaisantes, inhérentes à l'essence même de la maladie.

Mais n'y a-t-il donc que ces affections spéciales, à nature virulente, contenant un *germe transmissible*, auxquelles on puisse attribuer la propriété de rendre la viande insalubre ? Nous ne le croyons pas, et nous sommes persuadé que tous les vétérinaires et tous les praticiens qui ont suivi de près et pendant quelque temps les travaux d'un abattoir partagent notre manière de voir. Considérez-vous, par exemple, comme pouvant être livrés à la consommation ces sujets chez lesquels on rencontre les lésions caractéristiques de la *péritonite chronique* avec fausses membranes, adhérences, épanchement, infiltration séreuse des muscles abdominaux et par dessus tout *maigreur extrême*, conséquence des souffrances que le malade a eu à endurer ? Voyez cette viande pâle, décolorée, molle, de laquelle suinte un liquide clair répandu partout, s'épanchant à la coupe ; direz-vous qu'elle est bonne parce qu'elle ne recèle pas un élément virulent, contagieux, transmissible par ingestion; elle est maigre, et pourquoi est-elle maigre, n'est-ce pas parce qu'elle a souffert, et si elle a souffert, c'est qu'il y a eu *fièvre*, état de consomption pendant lequel l'animal s'est *brûlé* lui-même, pour l'élément carboné être remplacé dans des proportions bien supérieures par l'élément aqueux, *l'eau*, cette matière qui se paie ainsi bien cher la livre et dont l'abondance ne peut que nuire à la santé du consommateur.

Mais, dira-t-on, l'exemple invoqué n'est pas convaincant parce qu'il est choisi parmi les affections les plus graves laissant après elles des traces sur la nature et les effets desquelles il n'y a pas à discuter... Soit... Prenons donc un cas plus simple en apparence et dont les conséquences peuvent être autant, si ce n'est même plus sérieuses, au point de vue de la santé du consommateur. Ce cas, je le trouve tout tracé dans l'extrait suivant emprunté au *Recueil de médecine vétérinaire*, n° de mars 1875.

Au mois de *septembre*, un bœuf météorisé est abattu et saigné à la campagne par un *valet de ferme* en attendant l'arrivée du boucher. Celui-ci arrive *quatre heures* après l'abatage et procède à la préparation de l'animal suivant le mode habituel. Mais le lendemain, ce bœuf, n'ayant pu être vendu sur place, est coupé en *morceaux* par un homme *étranger au métier de la boucherie*, puis expédié à Paris dans des paniers et cela par un temps *chaud et mou*.

Arrivée à Paris, *la viande est saisie*. J'avoue que cette saisie ne m'étonne pas du tout et je dis que j'en aurais probablement fait autant que l'inspecteur en tant qu'acte de sévérité.

Je signalerai seulement à ce propos un écueil que doit éviter un inspecteur des viandes : je veux parler du motif invoqué et *affirmé* dans la circonstance comme ayant provoqué la saisie. L'inspecteur de Paris devait en effet se contenter de saisir la viande sans avancer qu'elle provenait d'un animal *ayant longtemps souffert de la fièvre*, car en règle générale un inspecteur qui se trouve en présence d'une viande altérée, mais qui n'a pu constater la maladie ou la cause matérielle de l'altération, ne doit pas affirmer dans un rapport à l'autorité un fait dont il n'a pu acquérir la certitude. Il ne doit pas oublier que son appréciation peut, comme cela est arrivé pour le cas dont je parle, avoir des conséquences très graves, et pour le propriétaire ou boucher dont il suspecte ainsi sans raison la loyauté, et pour lui-même.

Cela dit, je reviens à la viande en question.

Il peut paraître sans doute extraordinaire à certains vétérinaires d'entendre dire que de la viande provenant d'un bœuf sacrifié pour cause de *météorisation* puisse être distraite de la consommation; on cherche l'élément virulent ou le principe quelconque qui dans la météorisation peut donner à la viande des propriétés malfaisantes; on ne voit qu'un dégagement de gaz ne pouvant passer au travers du rumen et conséquemment atteindre la viande, et l'on ne peut croire à la saisie de la dite viande pour cause d'insalubrité.

Et pourtant, rassemblons les circonstances qui ont précédé et accompagné l'envoi de cette viande à Paris et nous jugerons ensuite :

1° *Viande provenant d'un sujet météorisé.* — La météorisation subsistant pendant un certain temps entraîne un état congestionnel général, une coloration foncée des poumons, du foie, de la rate, du *système musculaire*, du tissu cellulaire sous-cutané et jusque dans le cerveau et les méninges. Certes, que le sujet ayant été saigné avant la mort, ces caractères congestionnels devaient être moins apparents; mais incontestablement ils devaient exister, et cela d'autant plus que la saignée n'a été faite qu'après des tentatives effectuées en vue de combattre la météorisation.

2° *Le sujet a été saigné par un homme étranger au métier de boucher;* d'où il est permis de croire à une saignée incomplète et conséquemment à une raison s'ajoutant à la première pour expliquer la présence d'une certaine quantité de sang anormale au sein des tissus.

3° *La viande est coupée en morceaux par une personne également étrangère à la boucherie ;* tout porte donc à croire qu'elle fut mal travaillée, les os plus ou moins brisés et les muscles plus ou moins *hachés*.

4° La viande, *ainsi travaillée*, est expédiée à Paris *dans des paniers* où elle est accumulée par morceaux, et cela par une *température chaude et molle*

Or, je demande si ne se trouvent pas réunies dans cette expédition toutes les conditions les plus favorables possibles à une *fermentation* et par suite une *décomposition* des solides et des liquides constituant le tissu musculaire. De là l'aspect foncé, l'odeur repoussante, l'apparence répugnante, la consistance molle de cette viande, et conséquemment une impossibilité matérielle de la livrer à la consommation.

Ainsi voilà un bœuf sacrifié pour météorisation et dont la viande a contracté par le fait même de la météorisation une prédisposition à la décomposition putride, c'est-à-dire à devenir une cause d'empoisonnement que n'ont fait qu'augmenter les mauvaises conditions qui ont présidé à l'abatage de l'animal, à la préparation et à l'expédition de la viande à Paris ; voilà une maladie, primitivement cause du sacrifice de l'animal, qui, envisagée *essentiellement* au point de vue de ses causes et de sa manifestation sur l'organisme, n'est pas de nature à communiquer à la viande des propriétés insalubres dans le sens généralement accordé à cette expression, et qui devient une cause d'insalubrité par cela même qu'elle peut faire naître une prédisposition à une décomposition cadavérique d'autant plus certaine que les conditions dans lesquelles la viande sera placée seront plus mauvaises.

Eh bien, nous le disons sans aucune idée préconçue, c'est là un de ces faits qui se renouvellent à chaque instant dans l'appréciation des viandes de boucherie et qui nécessitent, de la part de l'Inspecteur, un ensemble de connaissances pratiques que l'on ne peut acquérir qu'en fréquentant assidûment un abattoir, en assistant au sacrifice de nombreux animaux, parmi lesquels on rencontre bien des lésions diverses, de telle façon que l'on arrive à commettre le moins d'erreurs possible et, dans tous les cas, à ne se prononcer qu'avec la plus grande circonspection.

Nous pourrions multiplier à l'infini les faits du même genre nécessitant une appréciation sérieuse et raisonnée de l'Inspecteur des viandes. Je n'ajouterai que quelques mots pour compléter mon argumentation, relative à l'étendue du rôle de l'Inspecteur.

L'honorable M. Reynal établit que c'est à tort que les inspecteurs des viandes se prononcent sur la valeur nutritive des diverses sortes de viande. Je crois, moi, qu'indépendamment de l'obligation qui est faite à l'Inspecteur dans certaines villes, à Bordeaux par exemple (art. 84 du règlement), de ne pas accepter les viandes trop maigres, il est de son devoir de ne pas laisser vendre au public, à quelque bas prix que ce soit, de la viande que lui, Inspecteur, sait parfaitement ne renfermer aucun élément nutritif. Je dis même que les idées de soi-disant philanthropie qui pousseraient à agir autrement ne tendraient rien moins qu'à abuser de la confiance et de la bourse de gens qui, s'ils ne peuvent consacrer qu'une petite somme à l'acquisition d'un morceau de viande, ont besoin, par la nature particulière de leurs travaux journaliers, de rencontrer dans cette viande les forces qu'ils perdent par un travail laborieux. Quelle est donc la localité où la population, sachant qu'on lui vend de la viande maigre et sans valeur nutritive, ne songerait pas à accuser l'Inspecteur de la boucherie d'incapacité ou de... complaisance !

Je répéterai ici ce que j'ai dit dans une autre circonstance : l'Inspecteur de la boucherie qui joint à ce titre celui de vétérinaire a, à chaque instant, dans une grande ville, sa responsabilité engagée vis-à-vis de l'administration municipale chargée de veiller aux intérêts des consommateurs. A chaque instant on invoque son diplôme *de capacité* pour prouver à la population que la viande qu'elle consomme est bonne; il est comme une sorte de bouclier destiné à protéger la municipalité contre les mauvaises intentions que, de nos jours plus qu'à toute autre époque, on est disposé à lui attribuer à l'égard des pauvres, à l'égard de la classe ouvrière.

Mais, dit-on, agir de la sorte, refuser les animaux trop maigres, c'est porter atteinte à la fortune publique. A cela je réponds que la fortune publique ne se mesure pas à la quantité plus ou moins considérable de bêtes étiques dont on est disposé à encombrer les marchés d'approvisionnement. La vraie fortune publique ne peut reposer non plus sur le bien-être acquis par ces trafiqueurs de chair animale, par ces êtres mercantiles qui spéculent sur l'une des nécessités les plus importantes de la vie humaine.

Dans la matière, la véritable fortune publique s'accroîtra d'autant plus qu'elle reposera sur une production plus abondante de viande de bonne qualité et non sur la vente d'animaux dont la viande est épuisée, soit par la vieillesse et les privations journalières, soit par un travail exagéré ou une production laitière poussée jusque dans ses dernières limites.

En dehors du raisonnement viennent, du reste, se placer les résultats fournis par l'analyse qualitative et quantitative des éléments qui entrent dans la composition de la viande. La valeur nutritive des viandes est généralement calculée d'après l'âge des animaux qui les ont fournies, leur sexe, leur état de graisse, leur état de santé, etc. Chimiquement parlant, elles doivent cette valeur nutritive à l'*osmazôme*, matière essentiellement azotée et très-complexe, et à *la graisse*, substance carbonée. Quant à la *fibre musculaire* proprement dite, elle est par elle-même insipide et devient peu nourrissante, lorsque l'ébullition lui a enlevé les deux premiers éléments cités. De plus, il résulte des analyses faites par le Dr Letheby (1) « que la proportion d'eau, qui ne dépasse pas 45 °/₀ chez les animaux très-gras, atteint chez les animaux maigres jusqu'à 65 °/₀; que la viande grasse renferme plus de 50 °/₀ de plus de matières nutritives que la viande maigre et enfin que les bons morceaux de viande grasse contiennent un huitième de plus d'éléments nutritifs et quatre fois autant de graisse que les meilleurs morceaux de viande maigre. »

Or, il est évident que les bœufs livrés à la boucherie après un travail excessif et sans avoir été refaits par une alimentation riche et copieuse, ces bœufs, dis-je, se *sont brûlés* eux-mêmes ; leur chair est devenue plus dure, moins riche en osmazôme ; leur graisse a disparu aussi bien à l'extérieur que dans l'épaisseur des muscles ; et qu'enfin la coupe de la viande ne dénote plus que la présence exclusive des fibres qui la constituent. Et si cette explication est rationnelle lorsqu'elle s'applique à des animaux usés par l'âge et le travail, à plus forte raison l'est-elle lorsque la maigreur est la conséquence d'un état maladif quelconque. Ne savons-nous pas que la fièvre de réaction *brûle* le malade au point de déterminer un amaigrissement profond ?

Et maintenant je demande à un inspecteur sur qui pèse toute la responsabilité du service, s'il consentira à laisser consommer impunément des viandes dont la mauvaise qualité est dénotée par une maigreur extrême ? Si, dans tous les cas, j'en connaissais un qui voulût assumer cette responsabilité, je lui conseillerais de faire un examen des viandes maigres le lendemain du jour où il en aura toléré la mise en vente ; il verra alors, particulièrement pendant l'été, ces viandes devenues sèches et noires, les aponévroses dures et jaunes transformées en un véritable parchemin sur lequel les dents s'acharneraient sans succès.

De ce qui précède il résulte que le rôle de l'inspecteur des viandes

(1) *De l'Inspection sanitaire des viandes de boucherie,* par M. Van-Hertsen.

ne consiste pas seulement (tout au moins à nos yeux) à empêcher la consommation des viandes dites *insalubres* ou viandes dont l'usage peut déterminer des maladies plus ou moins graves, mais aussi celles de ces viandes qui sont incapables de réparer les pertes faites journellement par l'économie.

Pris à ce double point de vue, ce rôle est bien plus utile parce qu'en même temps qu'il garantit la santé publique, il a pour effet de favoriser la consommation d'une viande qui est la *seule* de laquelle on puisse dire qu'elle *est une source où se puise la force des populations.*

Pour que l'inspection des viandes donne toutes les garanties désirables, il est nécessaire qu'une rémunération suffisante soit attribuée à cette fonction, afin que ceux qui sont appelés à l'exercer réunissent toutes les conditions de *savoir*, de *fermeté* et d'*honnêteté* qu'elle implique. Sans doute que l'honnêteté se rencontre dans les positions subalternes; mais il n'est pas bon, en règle générale, que l'homme se trouve placé entre son intérêt et son devoir; or, comme les marchands intéressés à livrer ou à faire livrer à la consommation des viandes altérées, s'efforcent bien souvent de circonvenir les inspecteurs de boucherie pour qu'ils s'abstiennent d'être trop rigoureux, ceux-ci manqueront d'autant moins à leur devoir qu'on leur aura fait une situation meilleure. Il faut faire la part de l'humaine faiblesse : il est évident que quand une place est insuffisamment rétribuée et qu'on s'y trouve exposé à de fortes tentations, les dangers peuvent être assez grands pour qu'on y succombe. En élevant la situation des inspecteurs et en les choisissant dans la catégorie des hommes qui ont fait des études scientiques, on relève leur fonction dans la considération publique et on la revêt de l'autorité nécessaire pour qu'elle soit remplie à la grande satisfaction des intérêts qu'elle est chargée de sauvegarder. C'est évidemment dans le but d'éviter l'écueil dont nous venions de parler que la ville de Bordeaux a, tout en imposant au vétérinaire de la ville, Inspecteur général du service des viandes, *l'obligation de ne faire aucune clientèle médicale*, entouré cette place d'avantages que n'avait encore créés aucune autre ville; nul doute aussi que la pensée qui a inspiré la création de cet emploi n'ait été également animée du désir de lui donner dans l'avenir une situation qui soit à tous les points de vue en rapport avec les services qu'il aura rendus et qu'il peut rendre chaque jour tant à la population qu'à l'administration.

Pour donner une idée des résultats *numériques* obtenus par le service de l'inspection des viandes à Bordeaux, je vais citer un relevé des viandes retirées de la consommation par ce service pendant l'année 1874.

Tableau des saisies effectuées pendant l'année 1874.

QUANTITÉS ENTRÉES A L'ABATTOIR		NATURE DES VIANDES SAISIES	QUANTITÉS SAISIES
Bœufs et Vaches..	17,365	Bœufs et Vaches........	77
Moutons........	101,437	Moutons...............	153
Porcs............	29,440	Porcs.................	143
Agneaux..........	51,211	Agneaux...............	857
»		Veaux morts-nés.......	344
»		Agneaux id.	95
»		Viandes avariées.......	4.189 k. 400 g.
»		Foies, rates, etc........	1.105
»		Poumons..............	217

Voici maintenant un relevé des principales affections ou altérations des viandes ayant nécessité les saisies mentionnées au précédent tableau.

Disons de suite que l'examen de ce relevé pouvant donner à supposer que la saisie s'attaque quelquefois à des sujets atteints de maladies par nature peu redoutables au point de vue alimentaire, telle que la *péripneumonie*, par exemple, nous prions nos lecteurs de croire que cette saisie n'est prononcée qu'autant que les affections citées ont acquis une importance, un développement tellement considérables que l'organisme entier en a subi de graves modifications. Du reste, les détails dans lesquels nous entrerons plus tard prouveront comme quoi nous n'agissons qu'avec la plus grande réserve et la certitude de bien faire.

TABLEAU indiquant les principaux motifs de saisies.

BŒUFS ET VACHES					MOUTONS ET CHÈVRES	AGNEAUX ET CHEVREAUX		PORCS		ORGANES DIVERS	VIANDES AVARIÉES
Phthisie tuberculeuse	Péripneumonie	Péritonite chronique	Métro-péritonite	Maigreur extrême	Maigreur et cachexie aqueuse	Maigreur extrême	Défaut d'âge	Ladrerie	Mal rouge		
26	4	13	2	32	453	500	357	68	75	Ramollissement du foie. Envahissement du foie par les douves hépatiques et les échinocoques Dilatation extrême des canaux biliaires. Abcès. Kystes. Tumeurs, etc.	Viandes corrompues Viandes étouffées. Viandes saigneuses. Viandes trop maigres. Viandes malades.

En prenant comme base d'appréciation les poids moyens ordinaires des animaux retirés de la consommation pour les raisons ci-dessus énoncées, on arrive à évaluer le poids approximatif des saisies opérées à 40,000 kilog. environ.

Je terminerai ce chapitre par l'énoncé des devoirs que l'inspecteur de la boucherie a à remplir envers l'autorité municipale, sous la dépendance de laquelle il est placé.

A Bordeaux, ces relations officielles sont édictées de la manière suivante :

Arrêté du 10 septembre 1872 réglant les attributions du vétérinaire de la ville, inspecteur-général du service des viandes :

« *Art. 6.* — Il (l'inspecteur) devra rendre compte au maire, par des rapports généraux et hebdomadaires, de la surveillance qui lui est attribuée et de la marche du service dont la direction lui est confiée. Néanmoins, dans les cas exceptionnels, il devra lui adresser des rapports spéciaux.

« *Art. 7.* — Tous les jours et à l'heure qui lui sera indiquée par le maire, le vétérinaire de la ville, inspecteur-général, réunira à l'abattoir les contrôleurs des viandes pour recevoir les communications de ces agents et pour leur donner ses instructions. »

Ces deux articles n'ont pas besoin de commentaires ; l'énoncé seul des mesures qu'ils prescrivent suffit pour en faire ressortir toute l'importance.

Seulement, comme il importe que l'autorité ne soit pas exclusivement pourvue des renseignements se rattachant à la question essentiellement matérielle du service, j'ai pensé qu'il était opportun d'adresser au maire de la ville des rapports trimestriels traitant spécialement des questions scientifiques se rattachant aux saisies opérées par le service de l'inspection.

Chacun de ces rapports est accompagné d'un tableau synoptique dont je donne ici un spécimen :

TABLEAU synoptique des Viandes saisies par le Service de l'Inspection, tant à l'Abattoir que sur les marchés de la Ville, pendant le 2e trimestre 1874.

BŒUFS ET VACHES — MOTIFS DE SAISIE				MOUTONS ET CHÈVRES	AGNEAUX ET CHEVREAUX trop jeunes ou trop maigres REFUSÉS OU SAISIS		PORCS			ORGANES DIVERS		VIANDES AVARIÉES
							LADRES		MAL ROUGE			
Péri-pneumonie	Phthisie	Péritonite chronique	Maigreur extrême	Maigreur et affections diverses	au marché d'approvisionnement	à l'abattoir et sur les marchés	Refusés au marché	Saisis à l'abattoir		Foies	Poumons	
2	9	5	4	30	172	1.273	50	12	9	307	26	782 kilog.

TOTAUX : Bœufs et Vaches	20
Moutons	30
Agneaux et Chevreaux	1.445
Porcs	71
TOTAL DES ANIMAUX RETIRÉS DE LA CONSOMMATION	1.566

On conçoit que, pour rédiger des tableaux dans le genre de celui qui précède, l'inspecteur général est obligé de tenir un registre sur lequel sont inscrits :

1° Les noms des personnes au préjudice desquelles les saisies sont effectuées ;

2° La date des saisies ;

3° La nature des saisies ;

4° Les motifs des saisies.

L'inspecteur est libre d'ajouter à la tenue de ce registre tous les développements qu'il croit utiles dans l'intérêt du service et de la science.

Lorsque, comme cela a lieu à Bordeaux, le personnel chargé de l'inspection des viandes se compose de plusieurs agents ou contrôleurs placés sous la surveillance d'un inspecteur général, il importe que ces agents remettent à l'inspecteur, à la fin de chaque semaine, un relevé ou bulletin des saisies par eux effectuées; pour cela faire, chaque contrôleur doit tenir un registre d'inscriptions dont la vérification appartient à l'inspecteur général.

Quant aux relations scientifiques qui accompagnent la remise à l'autorité du tableau synoptique trimestriel, elles doivent, tout en conservant la forme de rapports administratifs, dénoter de la part de l'inspecteur général le désir d'approfondir les questions sur lesquelles son attention a été particulièrement appelée.

Le vétérinaire, inspecteur général, ne doit pas oublier que ces relations scientifiques, rendues publiques par la presse médicale, empruntent toute leur importance à l'exactitude et à la sincérité avec lesquelles elles sont rapportées. Aussi ne doit-il pas négliger les rapprochements entre les faits d'anatomie pathologique qu'il a observés et les données anatomiques normales ou les explications physiologiques que lui ont apprises ses premières études dans l'art médical.

Telle est, à nos yeux, la véritable mission de l'inspection des viandes de boucherie, et tels sont les devoirs des agents dont le rôle est de veiller sur la salubrité et la qualité alimentaire de ces viandes.

Nous ne doutons pas que, ainsi comprise, cette mission ne rencontre de nombreux détracteurs ; mais, ce dont nous ne doutons pas non plus, c'est que, ainsi entendue, elle peut rendre et rend là où elle est sérieusement reconnue des services réels à la population.

C'est, animé de ces idées, que nous avons songé à sortir quelque peu de ces données officiellement admises et dont la conséquence pratique n'a pas toujours été suffisamment élucidée. C'est pour cela aussi qu'il nous a paru utile de faire précéder les notions nécessaires à l'appréciation proprement dite des viandes, de quelques développements zootechniques indispensables pour tout vétérinaire désireux de juger et surtout de *bien juger* les faits chaque jour soumis à sa compétence.

CHAPITRE II

Étude anatomique et physiologique du bœuf au point de vue de la boucherie.

Le bœuf constitue une des ressources principales de l'alimentation animale de l'homme. Envisagé à ce point de vue, il se fait remarquer par l'ampleur de ses formes, par son poids, et surtout par le grand développement des parties les plus utiles à la consommation. Ses mœurs paisibles, sa douceur, sa démarche lente, son tempérament sanguin-lymphatique, tout chez lui annonce une tendance naturelle à jouir avec plaisir des bienfaits que procure le repos associé à une bonne nourriture. Plus que tout autre animal, il profite des conditions favorables au bien-être matériel, et l'on s'aperçoit de l'heureux parti qu'il en tire à l'embonpoint qu'il acquiert, à la graisse dont s'imprègne tout son corps extérieurement comme intérieurement.

Deux principales dispositions organiques favorisent cette tendance naturelle du bœuf à devenir l'animal de boucherie par excellence; savoir : l'*abondance de son tissu cellulaire*, *le développement remarquable de son appareil digestif*.

Tissu cellulaire. — Le tissu cellulaire du bœuf est, dans les conditions ordinaires d'âge et de santé, mou, lâche et spongieux. « Répandu dans tout le corps, il entoure les organes, les unit et en même temps les sépare les uns des autres ; il pénètre dans leur épaisseur et se comporte de la même manière à l'égard de toutes leurs parties ; entrant dans la composition de tous les organes, il est le principal élément de leur organisation. » A ces caractères, donnés par Béclard comme particuliers au tissu cellulaire en général, nous pouvons ajouter qu'autour des organes comme dans la trame même des tissus, il sert de dépôt à la graisse, et que son abondance explique jusqu'à un certain point la facilité d'engraissement du bœuf; de même aussi que cette abondance du tissu cellulaire et sa pénétration facile par la graisse expliquent la qualité exceptionnelle que peut acquérir la viande, dont les fibres sont entrelacées par le réseau si multiplié qu'envoie le tissu entre chacune d'elles.

Les conditions si variables de l'élevage, jointes à certaines nécessités topographiques ou à quelques habitudes agricoles locales, ont modifié sensiblement, il faut en convenir, ces dispositions propres à l'espèce qui nous occupe, au point de lui donner dans maintes contrées une taille élevée, des formes sèches, une peau épaisse, *un tissu cellulaire serré, condensé,* et comme conséquences, une rusticité remarquable, une résistance extraordinaire à supporter la fatigue, les privations, voire même les influences les plus défavorables à la santé. Mais, quelque puissantes que soient ces causes, elles cèdent devant l'influence inhérente à l'organisation même de l'animal, dès que les conditions d'existence viennent à s'améliorer, et tel bœuf du marais ou de la montagne dont la constitution dénotait les conditions si difficiles qui avaient présidé à son développement, acquiert bientôt, sous l'influence du régime et des soins à l'étable, des qualités sur lesquelles l'éleveur intelligent et bon connaisseur a compté et comptera toujours avec raison. Or, on ne saurait trop le dire, ce retour du bœuf, sous l'influence de nouvelles et meilleures conditions, ne peut s'expliquer que par la facilité de pénétration dévolue à toutes les parties qui le constituent par l'abondance et la division infinie de son tissu cellulaire. Quant au rôle accompli dans cette circonstance par l'appareil digestif, il est des plus importants, ainsi que le démontrent les développements suivants :

Appareil digestif. — L'appareil digestif du bœuf présente certaines dispositions importantes à noter. Privé de dents incisives à la machoire supérieure, le bœuf saisit les aliments à l'aide de sa langue. Celle-ci, garnie sur sa face supérieure de prolongements coniques durs dirigés en arrière, amène les aliments dans la bouche, où ils sont soumis à l'action des molaires ou grosses dents, dont la table est très-irrégulière et rend possible le broiement des fourrages durs et grossiers. Disons en passant que cette absence d'incisives supérieures explique la difficulté qu'éprouve le bœuf à se nourrir dans un pâturage à herbes courtes, que la double rangée incisive du cheval tond, au contraire, avec facilité.

L'*estomac* du bœuf se compose de quatre compartiments, dont le plus grand, appelé *rumen* ou *panse*, peut renfermer jusqu'à 150 et 200 livres d'aliments. Formé au moment de la naissance, le rumen se développe graduellement après le sevrage.

Les trois autres compartiments sont le *réseau* ou *bonnet*, dont l'intérieur offre une disposition semblable à celle des cellules de cire, dans lesquelles les abeilles déposent leur miel ; le *feuillet* ou *livre*, ainsi nommé en raison des nombreuses feuilles qui le constituent et entre lesquelles les matières alimentaires sont plus sèches et plus difficiles à détacher que dans les autres compartiments de l'estomac ; la *caillette,* point de l'organe où s'effectue particulièrement la digestion.

La véritable digestion du bœuf ne s'accomplit qu'après que les aliments, primitivement déglutis, ont passé une seconde fois sous l'action combinée des grosses dents et de la salive déversée dans la bouche. C'est ce phénomène du retour des aliments à la bouche, après une première mastication, que l'on appelle *rumination*. Le bœuf rumine le plus souvent couché ou en repos ; c'est pour lui un besoin réel, et l'on ne saurait trop répéter que *le bœuf qui n'a pas ruminé n'a pas mangé.*

Quelque importance qu'ait la digestion gastrique du bœuf, elle n'exclut pas la nécessité d'un travail s'effectuant dans des *intestins* étroits, mais très-longs et très-flexueux. Leur longueur, évaluée à 47 mètres environ, s'explique par la différence entre la nature essentiellement végétale de la nourriture et la substance exclusivement animale que cette nourriture doit former.

L'importance du rôle accompli par l'appareil digestif du bœuf est fournie :

1° Par le développement de cet appareil et par l'élaboration plus achevée que, grâce à l'acte de la rumination, les aliments subissent dans les réservoirs gastriques ;

2° Par les effets que produit l'alimentation sur le tempérament et la constitution de l'animal, comme aussi sur son élevage et son engraissement ;

3° Par la relation existant entre les diverses maladies dont le bœuf peut être atteint et l'organe gastrique.

Quelques mots compléteront cet énoncé :

Dans son ensemble, l'appareil digestif du bœuf représente une capacité extraordinaire, et cette capacité explique comment cet animal peut résister à des conditions alimentaires plus que modestes. L'expérience démontre chaque jour que, même après un jeûne de vingt-quatre heures, on trouve encore dans le rumen de bœufs abattus pour la boucherie, de 100 à 150 livres d'aliments, c'est-à-dire 20 à 30 livres de fourrage mélangées à trois ou quatre fois leur poids d'eau. Ajoutons à cela que la nourriture prise par l'animal qui nous occupe est suffisamment préparée, élaborée, pour servir à son accroissement en poids, en volume et en qualité et que de cette façon tout est disposé pour que ce qu'il absorbe soit transformé en produits assimilables. « L'animal, dit M. Colin dans son remarquable traité de physiologie, est sollicité irrésistiblement à ruminer par suite d'un besoin analogue à la faim, et il y est, en outre, invité par l'attrait d'un plaisir que la nature attache constamment à la satisfaction d'un besoin. Ce besoin est instinctif ; il se fait sentir chez les jeunes animaux élevés dans l'isolement, dès qu'ils reçoivent une nourriture solide et avant qu'ils aient vu ruminer d'autres animaux de leur espèce. »

L'influence du rôle accompli par les organes digestifs sur le tempérament du bœuf est facile à comprendre. Nous verrons, en effet, que la conséquence naturelle d'une digestion active est la production abondante de deux liquides, *sang et lymphe*, dans lesquels le corps puise constamment les éléments de son existence et de sa force ; nous verrons, en un mot, que le système digestif tient sous sa dépendance les autres systèmes organiques de l'économie, et que conséquemment il détermine la nature du tempérament chez les bêtes bovines. Ce n'est pas ici le lieu d'insister sur le rôle de l'appareil digestif dans la transformation des aliments donnés chaque jour, soit comme ration d'entretien, soit comme ration de production. Qu'il me suffise de rappeler que c'est par l'influence des sucs digestifs que le sarrazin, l'orge, le maïs, les fèves, la farine, etc., sont transformés en viande de première qualité, pénétrée dans tous les sens par de la graisse ; de même que c'est sous l'influence de la nourriture que se créent et s'entretiennent nos races diverses.

L'importance du système gastro-intestinal du bœuf est encore démontrée chaque jour par la corrélation existant entre l'estomac et les diverses maladies dont le bœuf est atteint. Il est facile de se convaincre en effet, dans la pratique vétérinaire, que toute affection un peu sérieuse se complique immédiatement chez le bœuf de symptômes révélant une modification des fonctions accomplies par l'estomac, tels que : absence de la rumination, météorisme, surcharge de la panse, gastrite, gastro-entérite, etc.

Circulation du sang. — D'un travail aussi actif que celui dont l'appareil digestif est le siége résulte, avons-nous dit, la formation abondante d'un liquide appelé *sang,* lequel doit fournir les muscles ou la viande, la graisse, etc., sans compter tous les liquides et tous les solides organiques dont il est la source. Nous reviendrons plus tard sur l'examen comparatif des caractères normaux et des caractères pathologiques du sang du bœuf.

Le *cœur*, les *artères* et les *veines* constituent l'appareil servant à la circulation du sang. Remarquons que *les veines ont un diamètre relativement plus grand que celui des artères,* et que souvent même plusieurs veines accompagnent une même artère, disposition qui, jointe au développement particulièrement remarquable des veines ramenant au cœur le sang provenant des organes digestifs, nous donne encore une preuve du travail puissant accompli par ces organes.

La quantité de sang que peut donner un bœuf mort, par effusion complète de ce liquide, varie entre 4 et 5 % de son poids ; quant à la richesse de ce sang, elle est évidemment influencée par la quantité, la qualité et la nature des éléments composant la ration journalière, en même temps que par les conditions hygiéniques, plus ou moins heureuses, au milieu desquelles a vécu l'animal.

Parmi les éléments qui composent le sang, il en est que l'on a intérêt à faire augmenter le plus possible : ce sont ceux qui, sous les noms de *fibrine, albumine, matières grasses,* etc., concourent à la formation de la viande ou de la graisse; d'autres, qui ne doivent exister qu'en proportion moindre : ce sont ceux qui servent à former les os, les cornes, les onglons, parties utiles sans doute, mais dont le développement doit être aussi restreint que possible.

Circulation lymphatique. — Indépendamment de l'appareil vasculaire, par l'intermédiaire duquel se fait la circulation du sang, il existe un autre ordre de vaisseaux ayant, avec le premier, les rapports les plus intimes et jouant chez l'animal qui nous occupe un rôle très-important. Ces vaisseaux sont transparents et charrient, de la circonférence au centre, un liquide blanc appelé *lymphe.* Puisant ce liquide dans les intestins, sous la peau, et *dans toutes les parties où abonde le tissu cellulaire,* les lymphatiques traversent, de distance en distance, des corps ovales, d'un volume variable, appelés *ganglions,* dans lesquels la lymphe subit un travail d'élaboration ; puis ils se terminent dans deux réservoirs, placés l'un sous la colonne vertébrale, l'autre à l'entrée de la poitrine. La lymphe, puisée dans les intestins, prend spécialement le nom de *chyle;* le chyle est donc particulièrement appelé à former la matière organique, et quant à la lymphe proprement dite, elle est le produit de la décomposition incessante des organes. Chyle et lymphe se confondent ensuite dans un même réservoir, pour être mélangés au sang noir ou sang veineux. Chez le bœuf les lymphatiques sont gros, nombreux et aboutissent à des ganglions très-volumineux, *disposition concordant parfaitement avec le tempérament mou de cet animal et l'abondance de son tissu cellulaire.*

Respiration. — L'action des organes digestifs se complète par le rôle que jouent les organes composant l'*appareil respiratoire.*

La fonction de *respiration* consiste dans l'entrée dans la poitrine d'une certaine quantité d'air, et la sortie d'un gaz devenu irrespirable, gaz appelé acide carbonique, auquel s'ajoute une proportion sensible de vapeur d'eau. Chez le bœuf adulte, ce double mouvement s'exécute de quinze à dix-huit fois par minute, et dix-huit à vingt-une fois chez le jeune animal.

Au point de vue physiologique, on peut résumer la fonction respiratoire de la manière suivante : l'air, pénétrant dans les poumons au moment de l'inspiration, transforme le sang noir ou sang veineux en sang rouge ou sang artériel, et subit lui-même, en raison de l'élément qu'il a abandonné (oxygène) pour cette transformation, une modification telle que, de respirable qu'il était au moment de son entrée dans la poitrine, il est devenu impropre à la respiration, et capable de vicier à sa sortie, autour de lui, une quantité quatre fois égale à celle qu'il représente. Or, un taureau produisant en une heure 271 litres de ce nouvel air impur, appelé acide carbonique, il est facile de juger combien est active la source d'infection dans une étable mal aérée et dans laquelle sont rassemblés un grand nombre d'animaux. Les deux éléments composant l'acide carbonique sont donc l'un *oxygène*, fourni par l'air, l'autre *carbone*, fourni par le sang. Le résultat extérieur le plus appréciable de la transformation subie par le sang au sein des poumons est la production d'une certaine quantité de chaleur, s'élevant chez le bœuf à + 38°9 centigrades, chaleur appréciable à la peau, et surtout au niveau des ouvertures naturelles.

On a toujours intérêt à placer les animaux soignés et préparés pour la boucherie, dans des conditions telles que la fonction de respiration ne soit pas trop active, car le carbone que fournit le sang est un des éléments de la viande, et surtout de la graisse; or, il est évident que, plus il est usé de carbone par la respiration, moins il en reste pour fournir à la production de ces matières de consommation, qui représentent les parties les plus utiles de l'animal de boucherie. Cette donnée explique pourquoi l'engraisseur entretient ses bœufs dans des étables relativement petites, eu égard à la quantité d'animaux qu'elles doivent renfermer, dans lesquelles chaque animal use conséquemment peu de carbone pour s'en approprier une plus grande proportion à l'avantage de la formation de la graisse.

J'ai dû tracer, aussi brièvement que possible, les traits caractéristiques des trois grandes principales fonctions organiques jouant un rôle si important dans la constitution du bœuf de boucherie; et pour rester dans les limites que comporte mon sujet, je chercherai à rattacher à ces fonctions l'étude des autres parties constituantes de l'individu, envisagé comme machine à produire, surtout de la viande et de la graisse.

Appareil locomoteur. — En premier lieu se place l'*appareil locomoteur* dont le développement, plus ou moins grand, influe notablement sur la qualité du bœuf de boucherie.

Os. — Tous les mouvements, soit du corps, soit des membres, s'effectuent à l'aide de leviers constitués par les *os*, sur lesquels agit une puissance résidant dans les *muscles*. Les os sont les organes passifs de la locomotion, et les muscles en sont les organes actifs. Les uns et les autres obéissent, comme toutes les autres fonctions du reste, à l'action nerveuse, dont le centre est au *cerveau*, et dont la distribution s'effectue par l'intermédiaire de *la moelle épinière et des nerfs*.

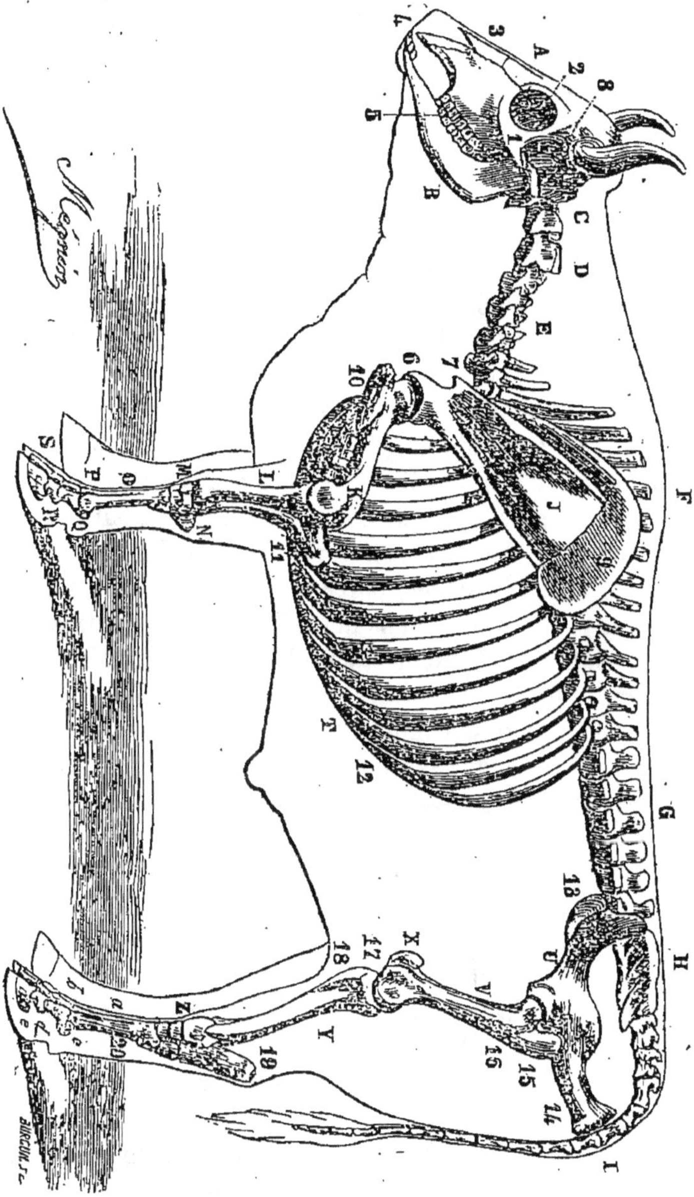

Fig. 1. — Squelette

Extraite du *Tableau d'anatomie élémentaire* de M. Mégnin.

Les os et les muscles contribuent en outre, et simultanément, à donner au corps sa forme et ses contours.

Par leur ensemble, les os constituent le *squelette* (Fig. 1), vaste charpente sur laquelle repose tout l'édifice animal et dont le développement offre, chez le bœuf, des dimensions très-variables. Au nombre de près de deux cents, les os du bœuf se développent lentement. Le poids du squelette est susceptible de varier suivant la race, l'âge, la nourriture, le tempérament de l'animal. On peut l'évaluer, en terme moyen, au dixième du poids de la masse totale du corps; cependant, ainsi que nous venons de le dire, l'on observe à cet égard des différences énormes, eu égard à la race des animaux. C'est ainsi que, d'après des pesées que nous avons faites sur un bœuf limousin et sur un bœuf garonnais, nous avons obtenu une proportion de plus de **20 %** d'os.

Le tissu propre des os se compose d'une trame organique azotée, dans laquelle sont déposés, dans la proportion de 50 %, des carbonates et phosphates calcaires, qui donnent à l'os sa résistance.

L'extérieur de l'os est formé d'une membrane fibreuse très-vasculaire, appelée *périoste;* l'intérieur, creusé en forme de canal dans les os longs, loge la moelle, substance grasse et pulpeuse. « La moelle ou graisse des os n'est que de la graisse tout à fait semblable à celle que l'on trouve dans les autres parties du corps; seulement elle est plus molle et plus flexible, parce qu'elle contient plus d'oléïne. La graisse des os est renfermée dans des cellules sans noyaux et logée, en plus ou moins grande abondance, dans les cavités centrales, les cellules médullaires et les canalicules les plus larges. Les cellules graisseuses se trouvent dans un tissu conjonctif lâche, à larges mailles et sans forme déterminée, dans lequel se ramifient des vaisseaux et des nerfs nombreux. » (Leyh et Zundel. — *Anatomie des animaux domestiques.*)

D'abord constitués par une matière *muqueuse*, les os s'imprègnent ensuite de gélatine, deviennent plus durs, blancs et élastiques; ils passent, en un mot, à l'état *cartilagineux* pour prendre plus tard l'état *osseux* proprement dit, par leur imprégnation de matières calcaires. L'ossification ne s'opère pas à la fois dans toute l'étendue de l'os; les points par lesquels elle commence, pour s'étendre ensuite progressivement, s'appellent noyaux d'ossification. Ceux de ces noyaux placés aux extrémités de l'os s'appellent *épiphyses*, lesquelles ne se soudent au noyau principal que lorsque le squelette est complètement développé. Dans les os longs l'accroissement en longueur se fait par la transformation osseuse du cartilage, qui réunit les épiphyses au corps de l'os. Leur accroissement en épaisseur se fait par l'ossification de la couche profonde du périoste. Voici à ce sujet quelques explications empruntées au *Traité d'anatomie* de M. Chauveau, et qu'il est indispensable de connaître au point de vue spécial qui nous occupe. « La formation du tissu osseux dans la couche profonde du périoste est très-active pendant la jeunesse des animaux ; mais bientôt elle se ralentit, pour cesser complètement dans l'âge avancé. Dans la première période de la vie, à mesure que des couches nouvelles s'appliquent à la surface de l'os, les couches anciennes les plus rapprochées du canal médullaire disparaissent par résorption. Plus tard le mouvement de résorption l'emporte sur la force de formation, qui est, dans la vieillesse, complètement annulée....... *Quand les os ont cessé de croître, la nutrition devient moins active,* mais il est évident qu'elle s'accomplit pour entretenir dans un état convenable la matière organique du tissu osseux. »

Il ressort de ces développements que l'accroissement des os, tant en longueur qu'en épaisseur, se continue jusqu'à la période de la vie que l'on appelle l'âge adulte, et qu'arrivés à ce point, la taille, qui est complètement subordonnée au développement en longueur des os, et le poids du squelette n'augmentent plus. Si donc l'éleveur dispose de moyens à l'aide desquels il peut devancer le développement complet du squelette, les substances alimentaires qui, sans cette véritable *précocité*, eussent été employées à l'accroissement des os, celles qui eussent fait la moelle, seront transformées en muscles et en graisse, parties qui, au point de vue de la boucherie, sont autrement utiles que les os.

Tel est, en effet, le but poursuivi dans l'amélioration des animaux de boucherie, au point de vue de la taille et du développement proportionné de chacun des rayons osseux, but qu'il n'est pas toujours facile d'atteindre, mais qu'ont atteint tout d'abord les éleveurs anglais, et depuis, un grand nombre d'éleveurs français.

Certaines races jouissent d'une prédisposition notable à transformer les matériaux alimentaires à l'avantage du système osseux ; telles sont, en général, toutes celles dites races de travail ; mais il ne faut pas oublier qu'un élevage en liberté, au grand air, une alimentation recueillie sur un sol calcaire ou provenant d'un sol fortement amendé par du calcaire, favorisent le développement du squelette ; que certains fourrages légumineux tendent au même résultat ; qu'il en est encore de même de l'usage continu des eaux dites séléniteuses ou eaux chargées de carbonate et de sulfate de chaux, empruntées par elles aux sols qu'elles ont traversés ; ajoutons enfin qu'un développement disproportionné du squelette peut tenir à l'emploi de reproducteurs mâles d'une taille relativement plus élevée que la taille des femelles. Dans les races d'engraissement proprement dites, on tend à faire diminuer le squelette le plus possible par l'emploi de reproducteurs à os minces et courts, et par une alimentation dont la nature et la quantité poussent rapidement à l'achèvement de la charpente osseuse.

L'examen microscopique dénote, dans la substance compacte des os, l'existence de nombreux canaux, dirigés la plupart dans le sens de l'axe osseux, s'anastomosant les uns avec les autres et s'ouvrant, d'une part, à la surface extérieure de l'os, d'autre part, dans l'intérieur du canal médullaire et dans les aréoles de la substance spongieuse qui occupe, comme on le sait, les extrémités de l'os.

Ces petits canaux, appelés canaux de Havers, sont plus abondants, dit Béclard, dans les os des jeunes sujets que dans ceux des vieillards. Comme les canalicules donnent passage à des vaisseaux, et qu'ils sont en outre remplis de graisse, on comprend comment le tissu osseux devient plus sec et moins vasculaire avec les progrès de l'âge. Les canaux de Havers n'existent pas dans le tissu spongieux ; ils sont remplacés par de petites cavités, tapissées intérieurement par une membrane celluleuse, et « disposées irrégulièrement dans l'épaisseur de la substance fondamentale qui constitue les cloisons des aréoles de ce tissu. » (Chauveau.)

De chaque côté du front, le bœuf porte des appendices ou *cornes* sur lesquelles nous aurons à revenir lorsque nous traiterons la question de l'appréciation de l'âge des animaux. Disons cependant qu'elles sont généralement plus fines chez la vache que chez le taureau, et qu'elles entretiennent des relations sympathiques avec les organes sexuels ; leur vie est comme suspendue pendant la gestation, et certains auteurs ont écrit qu'il existe un rapport réel entre le nombre des cercles entourant les cornes et le nombre des parturitions. Le taureau castré jeune a les cornes plus belles et plus fines que celui qui a subi cette opération tardivement. On a fait valoir, non sans raison, que le grand développement des cornes était une condition indispensable pour l'attelage du bœuf de travail; nous pensons que l'on a un peu trop amplifié sur la nécessité des cornes à ce point de vue ; du reste, ce n'est pas ici le lieu de discuter cette question. Ce qu'il y a de plus certain, c'est que la meilleure bête de boucherie est celle dont les cornes sont blanches, fines et d'une longueur restreinte. En Angleterre, où l'élevage du bœuf tend plus particulièrement à la production et à l'amélioration des animaux de boucherie, on a su diminuer considérablement la longueur de ces appendices, particulièrement dans la race perfectionnée de Durham, encore appelée race courtes-cornes. Cette pratique des Anglais est basée sur ce principe que les cornes emploient à se former une portion notable de nourriture qui serait incontestablement mieux utilisée au profit de la formation de la viande;

Muscles. — Les os reçoivent leurs mouvements des *muscles* (Fig. 2). Ceux-ci, que la boucherie connaît mieux sous le nom de *viande*, de

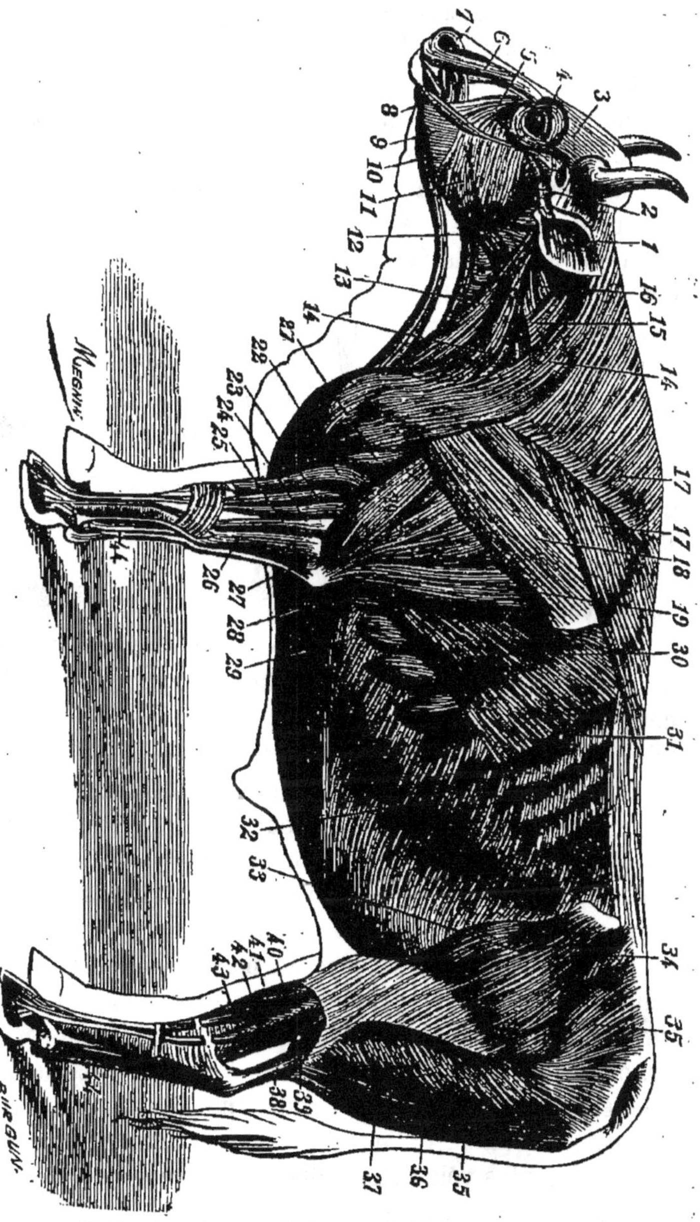

1. Cartilage auriculaire.
2. Abaisseur de l'oreille.
3. Peaucier du front.
4. Orbiculaire des paupières.
5. Lacrymal.
6. Sus-naso-labial.
7. Sus-maxillo-labial.
8. Zygomato-labial.
9. Alvéolo-labial.
10. Sterno-maxillaire.
11. Masséter.
12. Trachéio-hyoïdien.
13. Sterno-mastoïdien.
14. Mastoïdo-huméral.
15. Trachélo-atloïdien.
16. Grand droit antérieur.
17. Trapèze.
18. Sous-épineux.
17. Gros-extenseur de l'avant-bras.
20. Court-extenseur id.
21. Court-fléchisseur id.
22. Extenseur antérieur du métacarpe.
23. Extenseur du doigt interne.
24. Extenseur commun des doigts.
25. Extenseur du doigt externe.
26. Fléchisseur externe du métacarpe.
27. Perforant (portion olécranienne).
28. Grand pectoral.
29. Grand dentelé.
30. Grand dorsal.
31. Muscles intercostaux.
32. Grand oblique de l'abdomen.
33. Muscle du fascia-lata.
34. Fessier moyen.
35. Long-vaste (portion antérieure)
36. Long-vaste (portion postérieure).
37. Demi-tendineux.
38. Tendon d'Achille.
39. Plantaire grêle.
40. Fléchisseur du pied.
41. Extenseur commun des doigts.
42. Extenseur du doigt externe.
43. Perforant.
44. Son tendon.

Fig. 2. — Système musculaire.

Extraite du *Tableau d'anatomie élémentaire* de M. Mégnin.

chair, donnent aussi à la presque totalité du corps ses formes arrondies, ses contours gracieux dessinés par la peau. C'est au cou, dans les régions supérieures des membres, à la croupe, à la fesse, à la cuisse, etc., que sont les masses musculaires les plus considérables; l'extrémité inférieure des membres en est dépourvue. Pour se rendre compte de la valeur réelle des muscles ou de la viande chez le bœuf de boucherie, il importe de se rappeler que le muscle est constitué par un certain nombre de *faisceaux* polyédriques, de volume variable, pouvant être divisés en plusieurs parties élémentaires, auxquelles on donne le nom de *faisceaux primitifs* (FIG. 3). Ces faisceaux primitifs, encore appelés faisceaux ou *fibres striées*, en raison de leurs stries transversales, sont formés eux-mêmes de l'accolement d'un grand nombre de fibrilles ou *fibres primitives*, maintenues rapprochées par une enveloppe commune, appelée *sarcolemme* ou *myolemme*. Chaque muscle, chaque fibre musculaire sont enveloppés de tissu cellulaire, et chaque faisceau primitif est lui-même séparé de ses voisins par une enveloppe du même genre, de telle sorte que, envisagé dans son ensemble, le muscle est parcouru par une grande quantité de tissu cellulaire formant un réseau facile à reconnaître à la coupe transversale du muscle, et cela d'autant plus aisément que ce tissu cellulaire est plus pénétré de graisse. La longueur des fibres musculaires, leur réunion par masses plus ou moins considérables, donnent aux muscles leur longueur et leur épaisseur qui, ainsi qu'on le sait, sont variables, suivant la région du corps que l'on examine. Les faisceaux primitifs sont de couleur jaune ou rose pâle; accolés en masse, ils donnent au muscle la couleur rouge que nous lui connaissons. « Presque partout, dit M. Colin, les muscles se trouvent par couches juxtaposées, les plus volumineux dans les superficielles et les plus petits au-dessous des autres. »

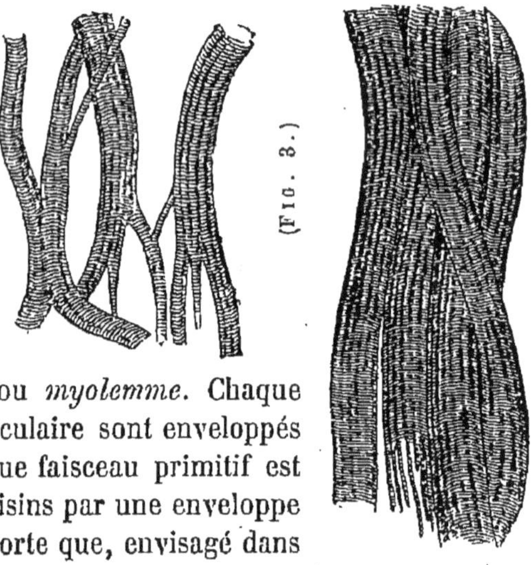

(FIG. 3.)

Le muscle se contracte sous l'influence de l'action nerveuse, et il conserve cette contractilité quelques instants même après la mort, ce dont on s'aperçoit au tressaillement des fibres encore chaudes de l'animal récemment sacrifié. Voici comment s'expliquent, d'après

M. Marcet, la composition et la nutrition du tissu musculaire (1) :

« Le tissu musculaire est composé de substances appartenant à trois classes différentes. La première comprend celles qui constituent le tissu proprement dit, ou cette portion de la chair qui reste insoluble quand on en prépare l'extrait aqueux connu sous le nom de bouillon ou de consommé, et qui est le bouilli. Les substances de cette première classe sont le principe albumineux, l'acide phosphorique, de la potasse et de la magnésie en proportions variables.

« La seconde classe renferme les mêmes substances et dans les mêmes proportions, par rapport au principe albumineux ; seulement elles sont en dissolution et à l'état colloïde (consistance gélatineuse). Enfin la troisième contient en plus du chlore et de la soude, en quantité minime il est vrai. Ces dernières substances sont à l'état cristalloïde, par conséquent diffusible. Les substances de la première classe constituent le tissu musculaire à l'état d'assimilation complète ou achevé ; celles de la deuxième sont tirées du sang dans l'état propre à former ce tissu ; celles de la troisième sont des détritus résultant de sa nutrition et de son fonctionnement, en voie d'élimination. La proportion des substances de la deuxième classe présente dans les muscles est d'environ un tiers au-delà de ce qui est nécessaire aux besoins immédiats de leur nutrition. L'excédant a pour objet, apparemment, de pourvoir à l'exercice musculaire pendant un jeune prolongé. On comprend que cet excédant varie beaucoup, selon l'état d'embonpoint de l'individu. »

J'ai reproduit ce passage pour démontrer l'importance des dernières recherches scientifiques concernant le tissu musculaire ; mais je puis simplifier de beaucoup la question de la nutrition des muscles en disant que le sang qui les parcourt leur abandonne une portion de ses éléments, tels que fibrine, albumine, matière grasse et matière colorante. D'où il résulte que les aliments qui, sous un volume donné, favorisent le plus la formation de ces éléments constitutifs du sang, sont aussi ceux qui favorisent le plus la formation de la viande, et que toute cause qui détermine un appauvrissement du sang, telle que nourriture insuffisante ou trop aqueuse, excès de travail, diarrhée prolongée, etc., met non-seulement obstacle au développement des muscles, mais encore oblige l'animal à vivre aux dépens des matériaux accumulés soit dans les muscles, soit autour des muscles.

On observe que, chez le taureau, les masses musculaires des parties antérieures du corps sont plus développées que celles des parties postérieures ; il n'en est plus de même lorsque l'animal a été privé jeune

(1) *Recueil de médecine vétérinaire.* Mars et avril 1871.

des organes de la génération. S'il était reconnu qu'un système osseux très-développé entraînât comme conséquence un grand développement des muscles, on aurait avantage à favoriser l'accroissement du squelette, mais il n'en est pas ainsi. Le plus ordinairement, des muscles allongés et peu épais recouvrent des os longs et gros, tandis qu'un système osseux court et mince est généralement accompagné de masses de chair tout à la fois épaisses, volumineuses et de qualité recherchée.

Nous aurons occasion de revenir sur l'examen des muscles, à propos du rendement en viande que donnent les bœufs de boucherie, et des différentes qualités de viande fournies par ces animaux.

Graisse. — Nous avons vu, en parlant du tissu cellulaire, que ce tissu servait de réceptacle à la *graisse,* soit à l'intérieur, soit autour des organes. Chez le bœuf, la graisse s'accumule de préférence dans l'épaisseur et autour des muscles, autour des reins, sur les côtes, à la base de la queue, etc. Les dépôts extérieurs de graisse servent, ainsi que nous le verrons plus loin, à apprécier la qualité de l'animal de boucherie. La graisse qui se trouve autour des reins, dans les mésentères et épiploons, prend particulièrement le nom de *suif.* Généralement plus blanc et plus consistant que la graisse proprement dite, le suif ne se dépose dans ses lieux de prédilection qu'à une période déjà assez avancée de l'engraissement. La quantité de graisse varie beaucoup avec la qualité des sujets; en moyenne, elle est de 4 à 5 % du poids du corps; mais cette proportion augmente chez les animaux dont l'engraissement est avancé, au point de dépasser quelquefois 10 %. Quant à la qualité de la graisse, elle dépend de l'âge et du régime du bœuf. L'animal jeune a généralement la graisse moins ferme et plus blanche que l'animal adulte, surtout lorsqu'il a vécu dans des prés ou a été nourri de racines; l'engraissement à l'étable avec certains farineux, comme le maïs, les tourteaux de colza, de lin, l'emploi des boissons farineuses chaudes, rendent la graisse molle, et quelquefois même jaune.

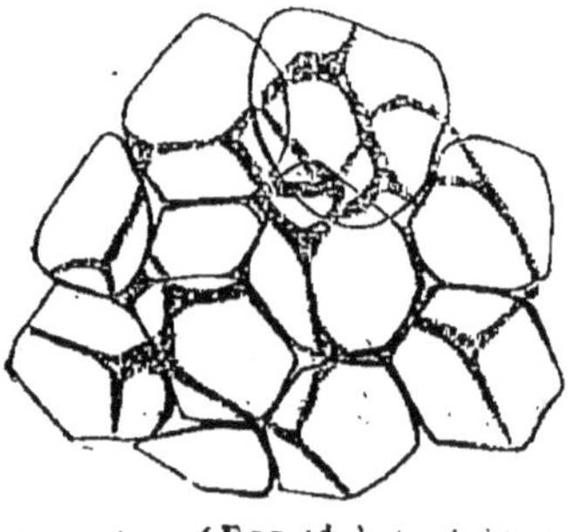

(FIG. 4.)

L'examen microscopique du tissu adipeux le démontre formé de vésicules arrondies, brillantes à leur centre, mais à bords tout à fait obscurs. « Lorsque les vésicules adipeuses sont en masses assez considérables, dit Béclard, les côtés par lesquels elles se correspondent sont un peu déformés, même sur l'animal vivant, et prennent un aspect légèrement polyédrique. » (FIG. 4.) Autour de chaque vésicule existe une membrane propre, sur laquelle on ne peut constater la présence d'aucun vaisseau. Les vaisseaux rampent et se terminent dans les lames du tissu cellulaire qui entoure et unit les vésicules.

Au point de vue de sa composition chimique, la graisse est considérée comme étant formée d'une base, la *glycérine*, unie à des acides organiques, qui sont : l'*acide stéarique*, l'*acide oléique* et l'*acide margarique*. Ses éléments constitutifs sont : le carbone, l'hydrogène et l'oxygène; mais, en raison de l'excès du carbone sur les autres éléments, on peut dire que la graisse est un produit essentiellement carboné, trouvant conséquemment les conditions les plus favorables à sa formation dans une nourriture riche en substances carbonées, telle que grains et farineux, comme aussi dans le séjour des animaux au sein d'une atmosphère où la respiration n'est pas trop activée, ainsi que cela se voit dans certaines étables bien disposées pour faciliter l'engraissement. La physiologie démontre que les matières grasses contenues dans les aliments, et appelées plus particulièrement à favoriser l'engraissement des animaux, sont *émulsionnées*, c'est-à-dire réduites à un état de division extrême par l'action des liquides déversés dans l'intestin par le foie, le pancréas et certaines glandes intestinales. Ainsi émulsionnées, ces matières s'introduisent dans le sang par la voie des chylifères, et peuvent s'y rencontrer dans des proportions considérables. « Il faut aussi admettre, dit M. Bouley (1), que l'organisme des animaux n'est pas seulement collecteur de graisse, mais qu'il est aussi formateur, en ce sens que, par ses actions chimiques propres, il transformerait en matières grasses les substances féculentes transformées elles-mêmes, au préalable, en glycose, sous l'influence de la salive, et surtout du suc pancréatique. C'est cette transformation en matière grasse qui nous explique comment on parvient à engraisser les animaux en les nourrissant avec des aliments féculents. »

Un engraissement prompt, de trois à quatre mois de durée, s'accuse par le dépôt de la graisse plus à l'extérieur qu'à l'intérieur, ce qui fait dire aux bouchers que les animaux sont *fleuris*. Chez les sujets préparés avec soin en vue de la boucherie, la graisse se distribue plus uniformément dans tous les points de l'organisme et donne à la viande un aspect dont nous ferons ressortir les caractères lorsque nous traiterons des qualités des différentes catégories de viande.

Ajoutons, en terminant cette étude physiologico-chimique de la graisse, que la pratique démontre qu'un engraissement exagéré diminue

(1) *Dictionnaire* de MM. BOULEY et REYNAL.

les facultés prolifiques des producteurs et provoque même souvent l'avortement des vaches pleines.

Peau. — Les grandes fonctions organiques dont nous avons fait une description aussi succincte que possible, mais applicable au bœuf de boucherie (qui nous occupe spécialement), toutes ces fonctions, disons-nous, entretiennent avec la *peau* des relations importantes à connaître. Nous devons donc parler de la peau et de ses dépendances.

La peau enveloppe tout le corps et se moule sur les différentes parties osseuses ou musculaires qu'elle recouvre; de plus, elle se replie au niveau des ouvertures naturelles, pour constituer ce que l'on nomme les *muqueuses*. Sous cette dernière forme, aussi bien qu'à l'extérieur, la peau constitue dans tous les cas un véritable organe protecteur.

La peau extérieure, ou peau proprement dite, est composée de deux couches superposées; dans la plus profonde existent des *glandes*, les unes chargées d'entretenir l'onctuosité, de donner le moelleux à la peau, les autres spécialement destinées à sécréter la *sueur*. Sa couche superficielle ou *épiderme* est garnie de poils nombreux, ayant chacun tous les éléments de la vitalité. Sa couche profonde est séparée des parties sous-jacentes par une couche abondante de tissu cellulaire.

La peau a des fonctions importantes à remplir, et, de toutes ces fonctions, une des plus remarquables est sans contredit une respiration toute particulière, ayant, avec la respiration accomplie par les poumons, une relation telle que toute perturbation apportée dans la fonction cutanée entraîne l'existence d'un trouble de l'appareil respiratoire proprement dit. Voici comment M. Colin s'exprime à propos de l'absorption des gaz par la peau (1) :

« La peau nue de la plupart des animaux, ou la peau qui offre une foule de points non couverts par les poils, les plumes et autres productions de même nature, jouit de la faculté d'absorber les corps gazeux avec lesquels elle est en contact. *Elle absorbe l'oxygène*, *comme la muqueuse des voies aériennes*, mais à un degré infiniment restreint. Sous ce rapport, *elle constitue un poumon étalé* dont la surface est beaucoup moindre que celle de l'organe essentiel de l'hématose, *poumon qui*, comme l'autre aussi, *exhale de l'acide carbonique et une grande quantité de vapeur aqueuse*. Ce fait complexe se prouve par l'asphyxie qui, à divers degrés, se produit consécutivement à l'application d'enduits imperméables à la surface cutanée. »

---

(1) *Traité de physiologie comparée des animaux*, par G. Colin, 1873.

Après avoir émis la même opinion scientifique, Béclard ajoute (1) : « On sait, quant à ce qui concerne l'absorption des gaz par la peau, qu'on peut empoisonner des animaux en les enfermant dans un milieu gazeux délétère, quoique leur tête soit située en dehors de l'appareil. »

L'absorption par la peau d'une certaine quantité d'oxygène, et le rejet simultané d'acide carbonique par la même voie, s'effectuent en vertu des lois de l'endosmose gazeuse. Ajoutons encore que la peau entretient des rapports fonctionnels avec d'autres organes, et en particulier avec les organes urinaires.

En dehors des circonstances maladives, l'activité de la peau se trouve augmentée ou diminuée, suivant les conditions extérieures dans lesquelles les animaux sont placés. C'est ainsi que, chez le bœuf exclusivement entretenu à l'étable, la peau est souple, moelleuse et garnie d'un poil fin et soyeux, tandis qu'elle devient épaisse, dure, recouverte d'un poil long, abondant et grossier, sur l'animal vivant continuellement au dehors, exposé aux variations brusques de l'atmosphère.

Les soins du pansage donnés à la peau augmentent l'activité de ses fonctions, et, par contre, l'activité des fonctions digestives, et l'on peut dire que le bœuf à l'engrais profite d'autant mieux et plus promptement de la nourriture, qu'il est entretenu dans un plus grand état de propreté par un pansage journalier. Nous verrons, dans une autre partie de ce travail, combien sont importants les caractères fournis par l'état des poils recouvrant la peau et par l'état des muqueuses apparentes pour l'appréciation des maladies dont le bœuf peut être atteint.

Conclusion. — Des développements dans lesquels nous sommes entrés, sur l'organisation du bœuf, il résulte que chez cet animal le rôle de l'appareil chargé de la digestion prédomine au plus haut point, et que de cette importance digestive résulte un développement remarquable du système *sanguin-veineux* et du *système lymphatique*. Partant de là on reconnaît que les qualités du bœuf de boucherie dépendent avant tout de l'activité plus ou moins grande imposée à cet appareil et du sens vers lequel est dirigée cette activité. Toutes les causes capables d'agir sur l'appareil digestif, soit directement, soit indirectement, ont donc infailliblement pour résultat de faire prédominer l'un ou l'autre des systèmes qu'il tient sous sa dépendance. Or, si sous le nom de *tempérament* on entend « la prédominance d'un ou de plusieurs systèmes organiques, tenant en quelque sorte tous les autres sous leur dépendance (2) », on conclut que le tempérament du bœuf de bou-

(1) Béclard, *Anatomie générale*.
(2) Delafond, *Pathologie générale*.

cherie ne peut être que *sanguin-veineux*, et *surtout lymphatique*; on conclut aussi qu'il suffit de faire tourner les fonctions accomplies par l'appareil digestif au profit de ce qui représente la viande et la graisse, au détriment des parties osseuses, pour arriver à former le bon bœuf de boucherie. La pratique de l'engraissement démontre, en effet, qu'une nourriture choisie, riche en substances carbonées, distribuée régulièrement, pouvant se digérer dans des conditions de repos, est le meilleur moyen de profiter avec avantage de la *prépondérance gastrique* de l'animal destiné à la boucherie.

Constitution. — Quant à la constitution du bœuf de boucherie, on ne peut nier qu'elle est complètement subordonnée aux conditions qui président à l'élevage et à l'entretien de l'animal. D'une manière générale on peut dire que cette constitution est peu énergique, que ses réactions vitales sont lentes, et qu'elle n'est, en définitive, que le reflet de la prédominance acquise par le système lymphatique dans l'organisation de l'animal. Mais encore faut-il reconnaître que l'on constate des différences remarquables, suivant les types que l'on envisage. C'est ainsi, par exemple, que le bœuf de boucherie créé par les Anglais diffère essentiellement de nos races françaises du Midi, sensiblement améliorées au point de vue de l'engraissement. Dans tous les cas, une vérité incontestable, au point de vue physiologique, c'est que la constitution comme le tempérament du bœuf de boucherie sont généralement sous l'influence du rôle important accompli par le système gastro-intestinal, système dont l'influence se fait partout sentir, ainsi que nous l'avons démontré précédemment.

Nous terminerons cet aperçu anatomique et physiologique du bœuf par quelques développements relatifs à l'âge de cet animal; on sait, du reste, combien est importante la question de l'âge des animaux de boucherie; aussi croyons-nous utile de résumer ici l'état des connaissances actuelles sur cette question.

Appréciation de l'âge. — L'âge du bœuf se connaît à des signes fournis par l'inspection des dents et par celle des cornes frontales. Nous examinerons successivement ces deux moyens utiles à consulter, car ils se contrôlent l'un l'autre.

1° Connaissance de l'âge par les dents. — Le bœuf possède *trente-deux* dents, dont huit incisives et vingt-quatre molaires. Dans la pratique, les dents incisives sont seules consultées pour l'appréciation de l'âge; encore faut-il tenir compte, dans l'importance à attacher aux caractères fournis par les dents, de la race, de la précocité, des croisements et du genre de nourriture des sujets.

« Ces circonstances, dit M. Reynal, exercent une influence marquée sur la rapidité plus ou moins grande avec laquelle s'opèrent l'évolution, l'usure et les transformations diverses que subit l'appareil dentaire par la marche du temps. »

Les incisives du bœuf, au nombre de huit, occupent toutes la machoire inférieure. On les distingue en deux *pinces*, deux *premières mitoyennes*, deux *secondes mitoyennes* et deux *coins*. Mobiles dans leurs alvéoles, elles s'écartent pour fournir un point d'appui au bourrelet fibreux, arrondi, de la machoire supérieure.

Les premières incisives sont caduques, et leur remplacement fournit des caractères précieux pour la connaissance de l'âge.

Chaque dent se compose de deux parties, dont une libre, aplatie d'avant en arrière, d'autant plus large qu'on l'examine plus près de son bord antérieur, va se terminant par un rétrécissement ou *collet* très-prononcé, auquel fait suite la partie enchassée ou *racine* de la dent. Dans son ensemble, chaque dent représente assez bien une pelle, dont le manche serait constitué par la racine.

La face postérieure de la partie libre, la plus utile à consulter, est oblique et garnie de deux canelures longitudinales, entre lesquelles existe une éminence de forme conique, dont la base s'élargit et se termine vers l'extrémité libre de la dent. L'usure progressive du bord antérieur de la dent amène la disparition également progressive ou le *rasement* de l'éminence conique dont nous venons de parler et des canelures qui la bordent, et l'on dit dans ce cas que la dent est *nivelée*. Au fur et à mesure que se produit le rasement, apparaît, sur la surface de frottement nouvellement formée, une petite bande transversale jaunâtre placée près du bord supérieur de la dent. Cette bande, analogue à l'*étoile dentaire* de la dent du cheval, gagne petit à petit le milieu de la table dentaire, s'élargit, devient carrée, puis arrondie et subit, en un mot, les transformations que subit la dent elle-même, sous l'influence de l'usure. On dit que la machoire est *au rond* lorsque les dents encore vierges décrivent ensemble, par leur bord antérieur, un demi-cercle régulier; on la dit *au ras* lorsque le rasement a mis toutes les incisives de niveau. Contrairement à ce que l'on observe chez le cheval, l'usure de l'incisive du bœuf s'accompagne de diminution de la longueur de l'organe, de telle sorte que, dans la vieillesse, les dents ne paraissent plus que sous forme de chicots jaunâtres ou noirâtres, d'autant plus courts et plus écartés les uns des autres que l'animal est plus avancé en âge.

La dent vierge du bœuf est constituée par deux substances principales : l'une, l'*émail*, formant autour de la partie libre et sur une partie de la racine une couche continue, beaucoup plus mince à la face interne de la dent; l'autre, l'*ivoire,* composant tout le reste de l'organe; avec l'âge, la cavité interne de la dent se remplit d'un ivoire de nouvelle formation, plus jaune que l'ivoire primitif.

Les développements qui précèdent permettent de diviser l'étude de l'âge du bœuf en deux périodes : la première comprenant les caractères fournis par les dents caduques depuis leur apparition jusqu'à l'époque de leur remplacement; la seconde traitant des dents de remplacement depuis leur sortie jusqu'à une époque de la vie après laquelle la connaissance positive de l'âge n'est plus absolument nécessaire.

1re PÉRIODE. — *Dents caduques.* — Le veau naît ordinairement avec ses deux pinces et ses deux premières mitoyennes. Dans le cas cependant où ces quatre dents ne seraient pas sorties au moment de la naissance, ce qui peut tenir à des causes diverses, l'évolution dentaire se fait de la façon suivante :

Du deuxième au cinquième jour apparaissent les pinces et les premières mitoyennes;

Du cinquième au dixième jour sortent les secondes mitoyennes;

Du quinzième au vingtième jour a lieu l'éruption des coins.

Au total, l'évolution complète des premières dents se fait dans l'espace de vingt à vingt-cinq jours, mais c'est vers le sixième mois seulement que l'arcade incisive est *au rond.*

Le rasement des incisives caduques se fait dans l'ordre suivant :

Pour les pinces, du sixième au dixième mois;

Pour les premières mitoyennes, à un an;

Pour les deuxièmes mitoyennes, à quinze mois;

Pour les coins, de dix-huit à vingt mois (FIG. 5).

Ainsi que le fait observer M. le professeur Lecoq, cette usure est subordonnée au genre de nourriture de l'animal. Dans les veaux engraissés au lait, pour la boucherie, l'absence de frottement retarde l'usure.

2e PÉRIODE. — *Dents de remplacement.* — Vers l'âge de dix-huit à vingt mois, les pinces caduques sont chassées par leurs remplaçantes, mais celles-ci n'ont complètement terminé leur éruption qu'à *deux ans* (FIG. 6).

Ce remplacement a lieu ensuite :

Pour les premières mitoyennes, de *deux ans et demi à trois ans* (FIG. 7);

Pour les secondes mitoyennes, de *trois ans et demi à quatre ans* (FIG. 8);

Pour les coins, de *quatre ans et demi à cinq ans* (FIG. 9).

A six ans, les coins ayant achevé leur éruption, la machoire est complètement *au rond.*

(FIG. 5.)

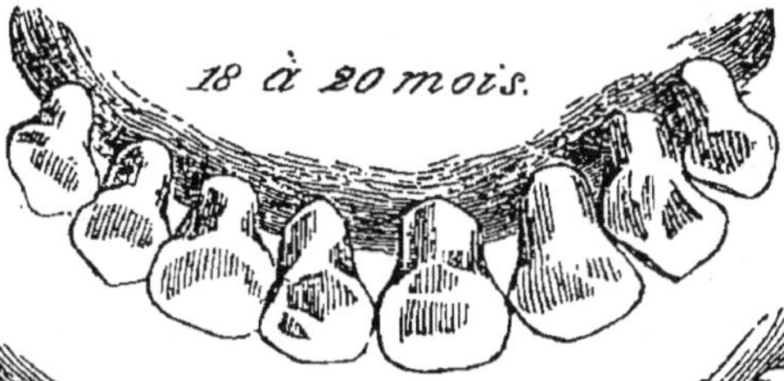

(FIG. 6.)

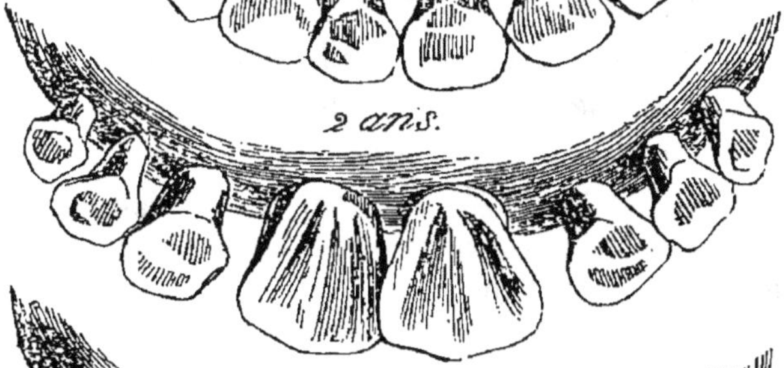

(FIG. 7.)

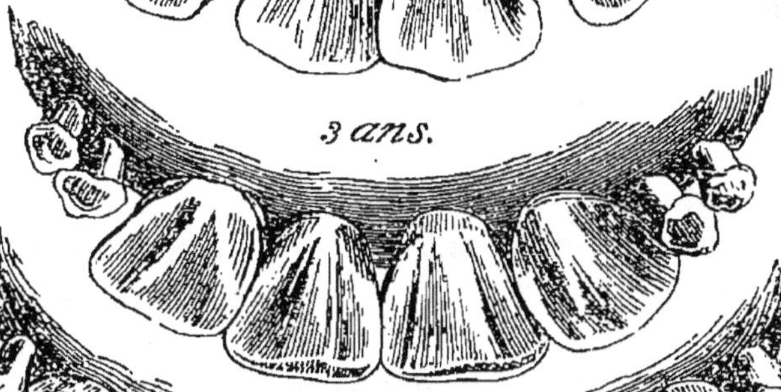

(FIG. 8.)

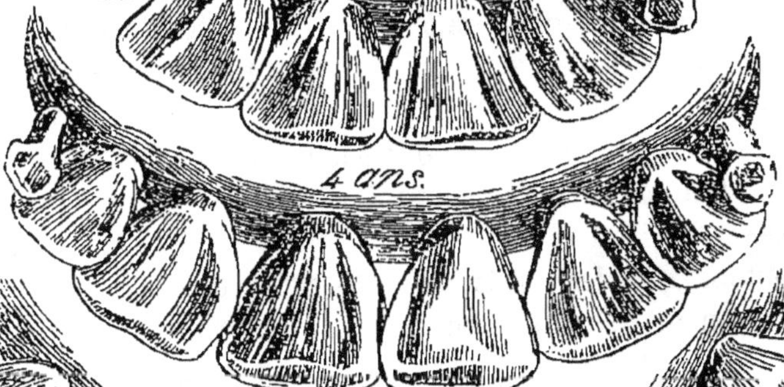

(FIG. 9)

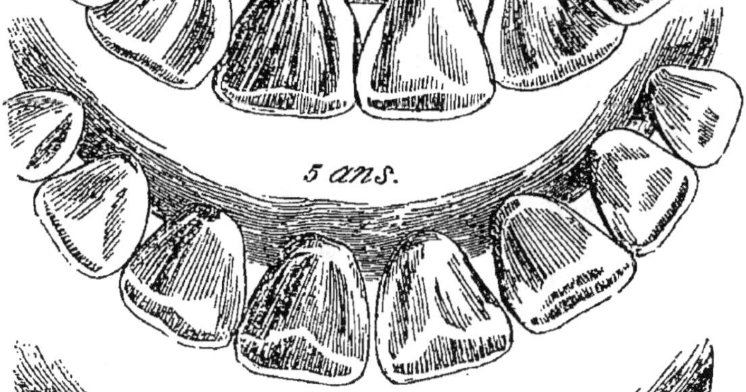

(FIG. 10.)

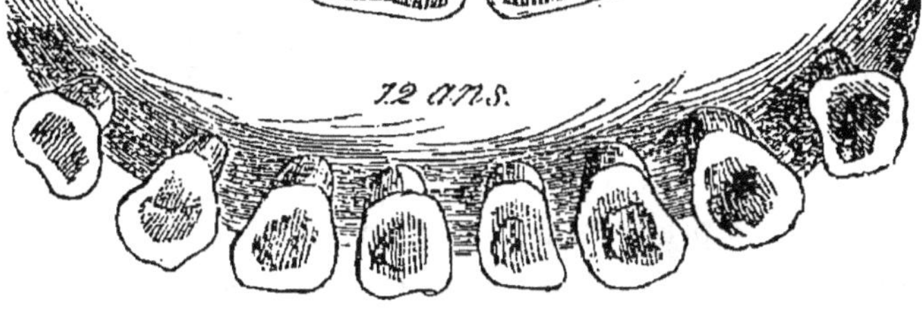

De *sept à huit ans,* nivellement des pinces.

De *huit à neuf ans*, nivellement des mitoyennes.

De *neuf à dix ans*, nivellement des coins.

A mesure que s'effectue ce nivellement des dents incisives, on remarque que, suivant l'ordre de leur évolution, elles deviennent successivement concaves, prennent une forme carrée, et que l'étoile dentaire devient de plus en plus apparente. De plus, vers dix ans, la machoire est devenue presque droite, et les dents ont commencé à s'écarter les unes des autres.

De *dix à douze ans*, les dents se raccourcissent et s'écartent de plus en plus les unes des autres, et l'étoile dentaire, qui a pris une forme carrée, est garnie d'une bordure blanche (FIG. 10).

Après cette époque, les dents s'écartent de plus en plus, l'étoile dentaire devient ronde et la machoire n'est plus garnie que de chicots arrondis, droits, jaunes ou noirs.

Les modifications apportées par l'élevage rendent dans bien des cas l'appréciation de l'âge très-difficile ; comme le dit M. Bouley, en rendant les animaux plus précoces, afin de hâter le jour de leur mort et de livrer plus vite leurs chairs aux exigences croissantes de la consommation humaine, l'industrie agricole a accéléré l'évolution de tous les organes, et les dents, qui, par leur apparition successive comme par les modifications de formes qu'elles subissent, nous servent à mesurer la durée de la vie, les dents ont participé à ce mouvement pour ainsi dire précipité de formation organique. » (*Dictionnaire* de MM. BOULEY et REYNAL.)

Ajoutons que les variations observées dans l'usure des dents de remplacement tiennent beaucoup à la nature des matières composant la nourriture des animaux. C'est ainsi que les aliments durs et fibreux, les fourrages grossiers, usent plus les dents que l'herbe des pâturages, de même qu'un régime dans lequel entrent beaucoup de matières farineuses use bien moins les dents que le régime de pâturage en liberté. D'après M. Villeroy, chez les vaches nourries avec des résidus de distillerie, les dents s'usent promptement, surtout si ces résidus ont été préparés dans des chaudières de fer.

2° *Connaissance de l'âge par les cornes* — Les cornes frontales sont ces deux appendices placés de chaque côté de la base de la tête et s'adaptant sur deux chevilles osseuses, creuses intérieurement et communiquant avec les sinus frontaux, vastes chambres vides qui occupent la région intérieure de la tête correspondant au front. A la base de chaque corne la peau forme un bourrelet, duquel naissent chaque année des anneaux ou cercles servant à apprécier l'âge du bœuf.

Aussitôt après la naissance du veau, le doigt, appliqué de chaque côté du front de l'animal, perçoit la sensation d'un petit corps rugueux et mobile. Au bout d'un mois, cette rugosité s'est transformée en une petite saillie pointue qui, s'allongeant jusqu'à la fin de la première année, constitue alors un petit *cornillon* légèrement contourné, et dont la longueur est de dix à douze centimètres environ.

De *douze à quinze mois* apparaît, à la base de la jeune corne, un cercle limité par un *sillon* peu distinct. Un semblable cercle et un nouveau sillon se forment à la fin de la *seconde année;* mais ce n'est réellement qu'à la *troisième année* qu'un troisième sillon est devenu bien apparent, en même temps que les deux premiers se sont graduellement effacés; aussi est-on dans l'habitude, dans la pratique, d'apprécier l'âge du bœuf en considérant ce dernier sillon formé comme étant véritablement le premier et caractérisant l'âge de *trois ans.* Chaque année est ensuite marquée par la formation d'un nouveau sillon, de telle sorte qu'il devient facile de dire l'âge d'un bœuf, en comptant pour trois ans le premier sillon à partir de la pointe de la corne, et ajoutant à ce chiffre trois, autant d'années qu'il y a de sillons apparents entre le premier et la base de la corne. C'est ainsi, par exemple, que deux sillons à la corne caractérisent l'âge de *quatre ans;* trois sillons *cinq ans,* et successivement.

L'appréciation de l'âge du bœuf par les cornes est donc, comme on le voit, très simple; cependant, il ne faut pas oublier que les caractères fournis par ce moyen n'ont réellement de valeur qu'autant qu'ils sont contrôlés par l'examen des dents, car plusieurs causes sont capables de modifier le développement régulier des cornes. Au nombre de ces causes, il faut placer la disparition du sillon sous l'influence du frottement du joug chez les bœufs employés au travail, puis l'influence produite par les conditions d'élevage dans lesquelles sont placés les animaux. « Les conditions alternatives d'abondance ou de privation, dit M. Reynal, exercent, sur le plus ou moins grand développement des cercles cornés, une influence marquée dont il faut tenir compte. C'est ainsi qu'il n'est pas rare de voir un nouvel anneau dépasser et absorber même son aîné à la suite d'une alimentation riche en principes assimilables. »

Ajoutons que, dans la vieillesse, la déformation des cornes rend l'appréciation de l'âge difficile. Chacun sait enfin avec quelle adresse le marchand rape quelquefois la corne au point de faire disparaître toute trace des sillons, et prive ainsi l'acheteur de ce moyen d'investigation, dont malheureusement il se contente dans bien des cas.

CHAPITRE III

Examen du bœuf sur pied

L'appréciation sur pied d'un bœuf de boucherie repose sur plusieurs caractères fournis par sa *race*, son *âge*, son *sexe*, sa *conformation*, son *état de graisse* et son *état de santé ou de maladie*.

1° *Race*. — Les meilleures races de bœuf de boucherie sont-elles celles nées, élevées et entretenues dans le seul but de fournir des animaux ne devant recevoir aucune autre destination que la boucherie, ou bien celles qui ne sont engraissées qu'après avoir payé largement leur entretien, pendant sept ou huit ans, par le travail ou la production laitière ?

Il serait peut-être difficile de répondre d'une façon qui satisfît complètement à ces deux manières de voir, soutenues de part et d'autre par des éleveurs éminents.

Je vais cependant émettre une opinion basée sur une étude pratique, opinion que chacun appréciera, en tenant compte du milieu agricole et commercial dans lequel il est placé et des préférences accordées par la boucherie.

Un fait m'a frappé depuis que je m'occupe sérieusement des questions de boucherie, c'est qu'il n'est aucune de nos races françaises qui résiste absolument à l'engraissement ; depuis le charolais, le limousin, ces types par excellence du bœuf de boucherie français, jusqu'au salers, cet animal, dont la conformation semble si antipathique à la graisse et à la qualité, depuis le bœuf des montagnes jusqu'au bœuf de la plaine ou du marais, la possibilité de fournir à l'abatage beaucoup de viande et de bonne viande, associée à une proportion notable de graisse, m'a réellement frappé. Seulement, ce qui est non moins incontestable, c'est qu'alors que certaines races, comme la charolaise par exemple, s'engraissent promptement, il en est d'autres, comme la race du Salers, autre exemple, qui, à conditions égales, prennent la graisse plus lentement et moins uniformément. On ne peut donc plus avancer, comme on le faisait autrefois, que la production du bon bœuf de boucherie est le privilége exclusif de certaines races ; mais ce que l'on peut dire, c'est que le sens dans lequel sont élevées certaines races, les habitudes culturales développées dans plusieurs contrées d'élevage, les exigences de la consommation dénotent que l'éleveur a reconnu tout l'avantage qu'il y aurait à diriger la production des animaux de boucherie dans le sens de la *précocité*. La précocité, en effet, est la base sur laquelle repose la production des races anglaises dites perfectionnées, et c'est aussi celle qui devrait guider toutes nos opérations d'élevage en présence de l'accroissement continuel de la consommation de la viande. Il n'y a, dit M. Magne, qu'à élever notre bétail d'une manière convenable pour le mettre en état d'être livré jeune à la boucherie.

Des tentatives ont été faites en vue de donner la précocité à plusieurs de nos races tardives et plus résistantes à l'engraissement ; quelques-unes ont été couronnées de succès ; et si toutes n'ont pas également réussi tout d'abord, c'est qu'elles reposaient exclusivement sur l'emploi de reproducteurs qu'un engouement un peu trop grand considérait comme infaillibles : j'ai désigné les animaux de Durham.

Parlant des bœufs de la région du Sud-Ouest, M. Dupont, de Bordeaux, déclare ces animaux réfractaires à l'amélioration par le durham, et constate la sagesse de ceux qui l'ont abandonnée. « Moins riches, dit cet honorable confrère, moins enthousiastes, moins *éclairés* peut-être que nos voisins du Nord, nous avons été *préservés* par nos habitudes, nos mœurs et nos besoins spéciaux de culture. »

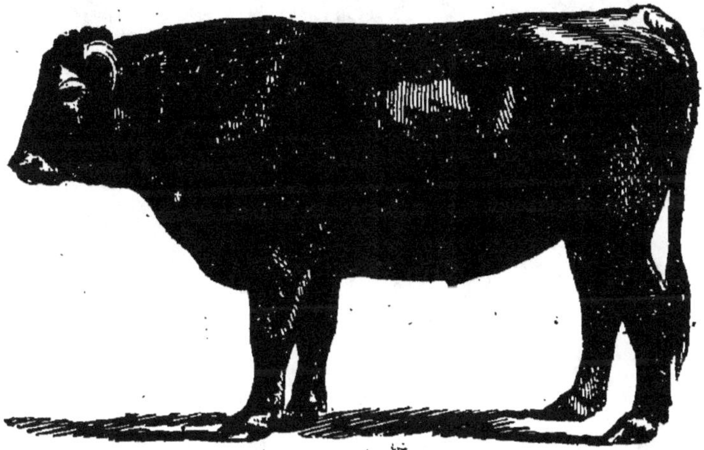

(FIG. 11. — BŒUF GARONNAIS.)

On s'explique d'autant mieux le peu d'empressement des éleveurs garonnais à demander au durham d'améliorer leurs bœufs que ceux-ci ont, au point de vue de la boucherie, des qualités tout à fait remarquables. Leur viande marbrée, leur graisse abondante et lourde, en font des animaux très-recherchés du commerce et de la consommation ; on les a même vus luttant avec avantage dans certains concours avec le charolais, le normand et le durham lui-même. « En résumé, dit M. de Dampierre, la race garonnaise (FIG. 11.) est une de nos plus belles et de nos meilleures races françaises, *une des plus belles et des meilleures du monde.* Elle manque de finesse, elle peut être perfectionnée encore, mais *elle doit l'être par elle-même,* et toute infusion de sang étranger n'est pas sans péril et ne doit être tentée qu'avec une grande réserve. »

L'emploi de la *sélection*, comme moyen propre à donner la précocité, a du reste fourni de très-bons résultats.

Parmi les races de boucherie qui se sont le plus améliorées par elles-mêmes, il faut citer au premier chef la race charolaise. (FIG. 12.) « La précocité de cette race est remarquable, dit M. de Dampierre, et ses bœufs sont généralement disposés à la boucherie dès l'âge de quatre à six ans. Ils atteignent le poids de 1,200 à 1,400 kilogrammes, poids vivant. » Ce n'est pas à dire pour cela que le croisement du charolais par le durham n'ait donné naissance à de bons produits ; mais la

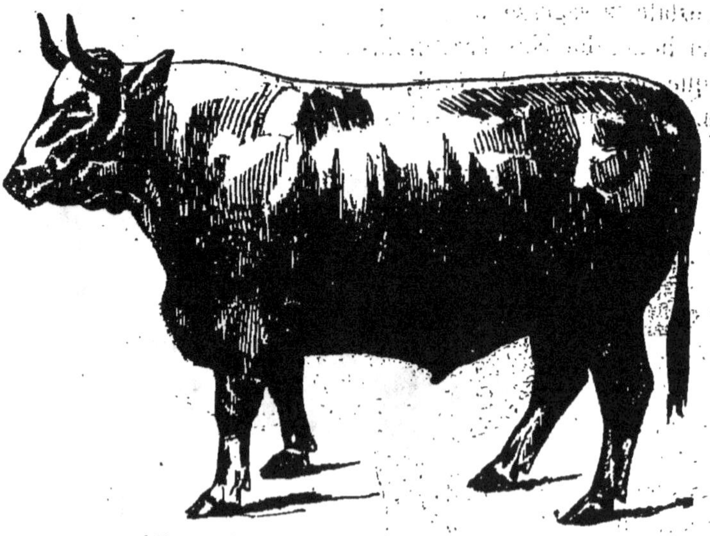

(FIG. 12. — BŒUF CHAROLAIS.)

majorité des éleveurs du pays croit, avec juste raison, que si ce croisement a pour avantage d'augmenter la précocité du type local (ce qui me paraît douteux) en même temps que son rendement en viande nette, il a pour inconvénient de le rendre plus exigeant et moins bon travailleur. Dans plusieurs concours de boucherie, on a pu constater la supériorité des produits charolais purs sur les produits durham-charolais, et Baudement lui-même a déclaré que la qualité de la viande du charolais n'était pas sensiblement modifiée par le durham.

Parlant de la race du bocage vendéen, M. de Sourdeval a dit : « Notre race, considérée particulièrement dans ses deux tribus d'élite, est un des spécimens les plus remarquables de l'amélioration *en dedans*, ramenant sans cesse les générations vers un type déterminé, dans lequel se rencontrent la plupart des grandes qualités de l'espèce : régularité, beauté mâle dans les formes, force, courage au travail, *chair délicate.* »

Je citerai encore, à l'appui de la possibilité d'obtenir des produits précoces sans l'intervention de sang étranger, les résultats offerts par le concours général d'animaux de boucherie au mois de février dernier (1874).

Là nous avons vu primer un *garonnais de trente-cinq mois*, du poids de 900 kilogrammes ; un *charolais de trente mois*, pesant 705 kilogrammes ; un *bazadais de quatre ans*, pesant 870 kilogrammes, voire des *salers de quatre et cinq ans,* atteignant les poids de 890, 943 et 970 kilogrammes. Faut-il citer ces *bœufs basques de quatre à cinq ans*, dont le poids varie de 900 à 1,000 kilogrammes, et ces petits *landais de trois à cinq ans*, atteignant jusqu'à 950 kilogrammes.

Est-ce à dire qu'il faille complètement rejeter le durham, dont les qualités pour la boucherie sont incontestables ? Non, assurément. Les

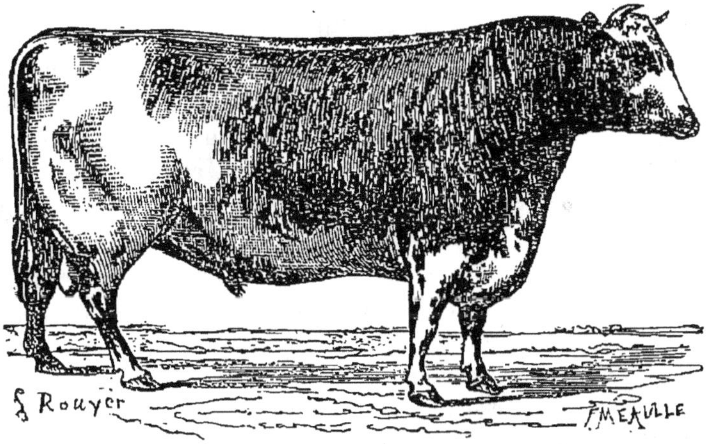

(FIG. 13. — RACE DE DURHAM.)

comptes-rendus des concours de boucherie nous ont certainement révélé les beaux résultats obtenus par les croisements du limousin, du nivernais, du normand, etc., par le durham. J'ai vu moi-même des produits bien remarquables et bien recherchés par la boucherie locale, de croisements entre le durham et le type dit maraîchin, type localisé dans les pâturages maritimes de la Charente-Inférieure et de la Vendée, et dont la nature semble être tout à fait antipathique au durham.

Le durham (FIG. 13) a incontestablement certaines qualités pour la boucherie, mais la science, aussi bien que la pratique, démontre que le mélange du sang durham avec nos races bovines de l'ouest et du midi détruit en partie la qualité pour elles si précieuse de races travailleuses, et c'est là évidemment le seul motif qui a fait reculer devant l'emploi du type anglais pour l'amélioration de ces races au point de vue de la boucherie. Nous reconnaissons qu'il y a encore à faire pour augmenter les qualités de nos animaux de travail au point de vue de la boucherie, mais nous voudrions aussi qu'il fût bien reconnu qu'il n'y a pas incompatibilité entre les formes à rechercher chez un bœuf de boucherie et celles qui caractérisent un bœuf de travail. Que faut-il, en effet, à un bœuf de travail pour qu'il soit fort et bien établi? Il lui faut « un appareil digestif fonctionnant bien, une poitrine ample et une respiration étendue, des lombes fortes, des cuisses pourvues de muscles épais, un abdomen léger, des avant-bras et des jarrets larges (Magne). » Or, que demandons-nous de plus à un bœuf de boucherie? Rien, si ce n'est un peu moins de volume du squelette, résultat auquel nous pouvons arriver, et auquel nous arrivons déjà par un choix de reproducteurs pris parmi nos races elles-mêmes; résultat enfin dont nous sommes bien plus certains d'assurer la *fixité* par l'emploi de ces reproducteurs.

L'aptitude à prendre la graisse, dit M. Magne, ne résulte pas d'une organisation spéciale, comme l'aptitude à donner beaucoup de lait, l'aptitude à produire de la laine extra-fine, etc.; elle tient à la mollesse des tissus, à la propension au repos, en un mot, à des dispositions anatomico-physiologiques qui n'excluent ni la conformation particulière des organes locomoteurs, sans laquelle il n'y a pas de grande aptitude à travailler, ni le volume des organes lactifères qui caractérise les excellentes laitières; de sorte, qu'il est pleinement démontré pour nous que, si toutes les races de boucherie ne sont pas propres à travailler et à donner beaucoup de lait, toutes celles qui remplissent ces deux dernières conditions sont appropriées à l'engraissement ou peuvent y être appropriées avec facilité. (*Recueil*, juin 1855.)

Qu'il ait été amené par les événements, ou que ce soit le résultat d'un enseignement acquis, il est un fait que je tiens à noter ici, c'est que, sur les dix mille *bœufs* environ qui alimentent annuellement l'abattoir de Bordeaux, plus des deux tiers sont représentés par des animaux de *quatre à six ans;* il y a donc là un résultat atteint. On ne saurait demander mieux, car le bœuf de la Garonne n'est pas fait et ne rend pas au poids avant cet âge. Parlerai-je du bazadais, *ce durham du midi*, qui, sur nos marchés comme dans les concours de boucherie, arrive à donner les plus beaux résultats comme poids, jeunesse et qualité.

Le regretté Baudement, dont les études ont été faites exclusivement, trop exclusivement peut-être, sur des animaux de concours, et qui avait en conséquence une prédilection bien sensible en faveur des races anglaises, auxquelles il reconnaissait, avec juste raison, une précocité remarquable, Baudement n'a pu s'empêcher d'émettre l'appréciation comparative suivante des races françaises et anglaises :

« En moyenne, la qualité des races françaises est de très-peu inférieure à celle des bœufs de race anglaise ou croisée ; *ce n'est pas forcer les chiffres que de considérer la qualité comme étant sensiblement égale dans l'un et l'autre groupe pris en masse.* »

Après avoir fait ressortir que, tandis que pour les races françaises, ce sont les bœufs âgés de trois à sept ans, non entretenus exclusivement en vue de la boucherie, qui ont la qualité la plus élevée, c'est avant trois ans et jusqu'à cinq ans que les bœufs anglais accusent le plus de qualité ; Baudement ajoute : « Le principe de la *spécialisation*, comme condition première de la perfection des races, trouverait ici une nouvelle confirmation dans les faits. »

Nous croyons avec Baudement aux grands résultats qu'entraînerait, dans certaines circonstances, l'application du principe de la spécialisation des races, envisagé au point de vue de la consommation. Depuis plusieurs années, par exemple, la consommation s'est préoccupée du prix élevé atteint par la viande de boucherie. Cet accroissement et ce maintien du prix de la viande ont trouvé leur explication naturelle dans les causes suivantes : 1° augmentation de la consommation, qui n'est plus en rapport avec la production et l'élevage ; 2° dépopulation animale des pays envahis pendant la malheureuse guerre de 1870-1871 ; 3° pertes dues à l'invasion de la peste bovine, pouvant être évaluées à près de cinquante-sept mille têtes de bétail ; 4° disette fourragère en 1871, etc.

Or, pour parer le plus promptement possible au déficit causé par cette association de calamités, bon nombre d'éleveurs ont répondu par un argument irréfutable : *Faisons vite et bien*, sachons profiter de la précocité inhérente aux races anglaises, *spécialisons* la production et l'élevage du bœuf de boucherie, et nous aurons des sujets que nous livrerons à la consommation dès l'âge de trente à trente-six mois, au lieu d'être obligés d'attendre jusqu'à quatre, six ou huit ans, ainsi que l'exigent les races de travail ; en un mot, faisons du durham.

Ce raisonnement, disons-nous, ne manque pas de vérité, car l'expérience a démontré que l'élevage du bœuf, au point de vue *spécial et exclusif* de la boucherie, fournissait des résultats tout à la fois surprenants et avantageux.

Il résulte, en effet, des tableaux publiés par Baudement, que des bœufs durham âgés de deux, trois et quatre ans ont donné des rendements en viande nette variant de 65 à 70 %, et de 8 à 11 % de suif. Seulement, il faut observer, ainsi que l'a dit Baudement lui-même, que ces renseignements ont été obtenus par l'abatage de *bœufs de concours*. Quoi qu'il en soit, et tout en admettant l'exagération des chiffres fournis par des sujets de choix, on peut bien croire à un avantage réel résultant de la production et de l'élevage de races spécialement et uniquement affectées à donner de la viande et de la graisse.

Il est également hors de doute qu'au point de vue de la bonne économie agricole, le producteur gagnerait à entretenir simultanément, sur son exploitation, et des animaux appartenant aux races précoces pour la boucherie et des sujets destinés à l'exécution des travaux culturaux. *Toute la question réside dans la possession de ressources alimentaires permettant d'atteindre à la fois l'un et l'autre but.*

Mais si, des avantages reconnus à la production du bœuf de boucherie par l'emploi du durham, envisagée au point de vue de la *quantité de viande* obtenue et de la *précocité* des sujets, nous passons à l'examen de cette même production au point de vue de la *qualité de la viande*, nous arrivons à reconnaître une autre vérité non moins incontestable que la première, à savoir qu'un bœuf de deux et trois ans ne peut fournir à la consommation une viande de qualité égale à celle d'un bœuf ayant atteint l'âge de quatre à huit ans, engraissé après avoir travaillé pendant deux, trois ou quatre ans; tout au moins ce raisonnement est-il applicable à la majorité de nos races françaises; nous allons plus loin, nous disons que la supériorité accordée à l'étranger à la viande de nos races du Limousin, du Périgord, de la Garonne, etc., tient à ce que, sous l'influence d'un travail modéré et de bons soins à l'étable, le tissu musculaire s'est condensé et s'est imprégné, dans toutes ses parties, de la graisse et des éléments azotés qui donnent à la viande ses propriétés réellement nutritives. Nous verrons d'ailleurs un peu plus loin que Baudement lui-même était arrivé à convenir que les jeunes sujets ont généralement plus de tendance à prendre de la graisse extérieure, tandis que les animaux adultes ont plus de disposition à se l'approprier à l'intérieur.

Cette qualité intérieure, inhérente à nos bonnes races françaises, rencontre en France une consécration réelle tant de la part du boucher que de la part du consommateur.

Voici, à ce propos, ce que nous écrit un des bouchers les plus compétents et les mieux placés du commerce de la boucherie à Paris :

« Mon opinion sur la race de durham peut se résumer ainsi : viande d'un gras huileux, passable à rôtir, mauvaise à bouillir ; sa graisse est molle, sans consistance, et domine beaucoup trop, surtout lorsque le suif est à un prix aussi bas que celui auquel il est aujourd'hui ; sa viande est souvent brune, à grain peu serré ; elle n'est pas marbrée ou persillée ; aussi la boucherie de Paris accorde-t-elle une grande préférence aux mérites des races nivernaise, charolaise, choletaise, limousine, garonnaise, bazadaise, normande, mancelle, etc. Je crois, ajoute ce boucher, que le pays qui convient le mieux au durham est la Normandie, où les bœufs *ne travaillent pas* et ont une conformation défectueuse, qui ne fait que gagner par le croisement durham. »

J'ai en maintes circonstances constaté combien sont recherchés ces bons bœufs garonnais ou limousins, ces beaux sujets du Périgord, âgés de cinq à six ans, qui donnent à l'abatage une belle viande *bien persillée*, et 50 à 60 kilogrammes de suif ; j'ai constaté aussi que le consommateur lui-même recherche les morceaux *ainsi pénétrés par la graisse* préférablement à ceux qu'il ne peut manger qu'après les avoir fait débarrasser de l'épaisse couche de graisse qui les recouvre.

En résumé, nous croyons aux avantages de la *spécialisation* appliquée aux animaux de boucherie, lorsque l'éleveur a à sa disposition les ressources alimentaires suffisantes ; nous croyons que la boucherie trouverait dans ce moyen une mine féconde, particulièrement lorsque des conditions indépendantes de la volonté ont sensiblement diminué les grandes voies d'approvisionnement auxquelles puise d'ordinaire la consommation ; nous croyons que la précocité communiquée à quelques-unes de nos races françaises, par l'emploi des reproducteurs de Durham, serait un bienfait réel pour l'alimentation publique ; mais nous sommes aussi convaincus que nos bonnes races de travail, conduites à la boucherie vers cinq à six ans, huit ans au plus tard, répondent mieux *par leurs qualités* aux besoins de l'alimentation et aux habitudes de la consommation que ne sauraient le faire des sujets engraissés dès l'âge de deux à trois ans. Et nous sommes d'autant plus portés à parler de la sorte que, physiologiquement parlant, *l'antagonisme n'est pas aussi grand qu'on pourrait le croire entre la conformation du bon bœuf de boucherie et celle du bon bœuf de travail.*

Nous compléterons cette appréciation des races bovines au point de vue de la boucherie par les relevés suivants, recueillis sur les marchés de La Villette, lesquels démontrent, d'une façon irréfutable, combien la boucherie de Paris attache de préférence à nos races françaises, comparativement aux races anglaises ou croisées-anglaises, dont nous n'avons vu que de rares spécimens lors de notre dernière visite à La Villette. Nous devons ces renseignements à l'obligeance de notre honorable confrère M. Nicole, Inspecteur principal au marché de La Villette.

Bœufs. — Les bœufs *normands*, dans la saison, sont ceux qui sont le plus estimés par la boucherie de Paris; ensuite viennent les *choletais*, les *périgourdins*, les bons bœufs d'herbe du *nivernais* et du *charolais*, les *manceaux*, les *limousins*. Les bons *bretons*, malgré l'exiguité de leur taille, sont estimés pour leur qualité de viande.

Normands. — Les bœufs normands (vallées d'Auge et Cotentin) arrivent sur nos marchés vers la mi-juin; leurs apports cessent vers la mi-janvier. C'est de juillet à novembre qu'ont lieu les plus gros approvisionnements.

Choletais. — Du courant de décembre à la fin de juin. Il en vient maintenant toute l'année, mais les gros apports ont lieu en janvier, février, mars, avril, mai et juin.

Périgourdins. — Du mois de décembre au mois d'avril.

Gascons. — Du 15 juin à la fin septembre.

Saintongeois (Charente). — De la fin de décembre au courant de mai; les fortes expéditions ont lieu en janvier, février et mars.

Manceaux (Sarthe, Mayenne, Orne). — Depuis Noël jusqu'à courant de mars, sans préjudice d'un certain nombre de ces animaux engraissés en Normandie, et ramenés sur notre marché comme bœufs normands dans la saison des apports de cette dernière provenance.

Marchois (Creuse). — De la fin de novembre à la fin de janvier.

Limousins (Haute-Vienne). — De la fin de novembre à la fin d'avril; *summum* des apports en décembre, janvier et février.

Nivernais. — Commencement de juin à fin novembre.

Charolais. — Commencement de juin à fin septembre.

Bœufs du Marais (Charente-Inférieure). — Commencement de juin à fin septembre. Ces bœufs sont très-améliorés depuis trente ans et sont recherchés actuellement par la boucherie.

Poitevins (Vienne et Deux-Sèvres). — Du courant de janvier à fin de mai.

Nantais (Loire-Inférieure). — De la fin de février jusqu'à la fin de mai.

Bretons proprement dits (Ille-et-Vilaine, Morbihan, Côtes du Nord, Finistère). — Ils fournissent au marché de Paris un contingent annuel de huit à dix mille bœufs, d'un poids mort moyen de 180 à 200 kilogrammes et d'une bonne qualité de viande. Ces bœufs viennent sur le marché de juillet à janvier.

Bourbonnais (Allier). — Du 15 décembre à la fin de juin; les forts arrivages ont lieu en janvier, février, mars et avril.

Berrichons (Cher). — Toute l'année; forts apports de février à mai. La vallée de Germigny fournit en outre à notre marché des bœufs d'herbe de courant juillet à fin novembre.

Marchois (Creuse). — Du 25 novembre au 31 décembre, forts arrivages; ils se prolongent, en diminuant mensuellement, jusqu'à fin mars.

VACHES. — Les vaches *cordières* ne méritent plus, sur notre marché, la désignation de vaches grasses. Il y en a bien encore un certain nombre qui, provenant d'étables de nourrisseurs, sont en bon état par suite de leur alimentation exceptionnelle, mais le plus grand nombre sont des vaches épuisées par l'âge ou la fatigue, venant en majorité du département de Seine-et-Oise et des départements limitrophes, dans un rayon d'environ 10 myriamètres. Leur poids moyen général ne s'élève guère au-delà de 180 à 200 kilogrammes; elles sont généralement achetées par les fournisseurs de troupes ou par des marchands qui les revendent à la petite culture.

Quant aux vaches de bandes, elles continuent à venir des bonnes sources de provenances du bétail : normandes, choletaises, nivernaises, charolaises, mancelles, garonnaises, limousines, etc.

L'Auvergne, le Puy-de-Dôme et le Cantal en fournissent un contingent annuel de six à huit mille, de qualité médiocre, dont le poids mort moyen n'excède guère 200 kilos.

Depuis le commencement de 1874, la Suisse a expédié sur notre marché près de quinze cents vaches de bonne seconde qualité, et d'un poids moyen général d'environ 250 kilos. Cette importation paraît devoir se continuer.

L'importance des renseignements qui précèdent n'échappera à personne, et dénote, de la part de celui qui les a recueillis, un grand esprit d'observation; aussi croyons-nous devoir lui en exprimer ici nos sincères remerciements.

Nous ajouterons enfin que, sur les marchés de Lyon, les bœufs les plus recherchés appartiennent à la race charolaise, dont la qualité supérieure est universellement reconnue par la boucherie de cette grande ville.

2° *Age*. — Il ressort des développements qui précèdent que, s'il est des races dont les produits peuvent être livrés à la boucherie dès l'âge de deux ans et demi à trois ans, on peut dire qu'au point de vue de la qualité de la viande le moment de la vie où la viande de bœuf est la meilleure est celui compris entre l'âge de quatre et huit ans; que du reste, pour la majorité de nos races françaises, c'est à cette période seulement que la viande est faite et est le plus uniformément pénétrée par la graisse. « La viande est, en général, plus nourrissante et plus digestive, dit Becquerel, *quand les animaux ont atteint leur croissance.* »

Il importe donc en France, au point de vue de la qualité de la viande, de savoir associer, dans les limites possibles jusqu'à nouvel ordre, cette qualité précieuse du bœuf que nous avons appelée précocité, avec cette aptitude au travail qui caractérise nos principales races bovines, car le temps n'est pas encore venu où le cheval sera seul utilisé aux travaux des champs; et lorsqu'au lieu de livrer à la boucherie nos bœufs à l'âge de dix et douze ans, nous arriverons à leur donner cette destination dès l'âge de cinq, six et huit ans, nous aurons alors accompli un immense progrès à l'avantage du producteur et du consommateur. Nous avons vu, du reste, combien l'on était entré déjà dans cette voie; mais il ne faut pas oublier que, si le principe de la *spécialisation* des races n'est pas encore entré dans nos mœurs, c'est que, comme l'a dit M. Dupont, nos habitudes et nos besoins spéciaux de culture s'y opposent.

3° *Sexe.* — Un préjugé assez généralement répandu veut que la viande de vache vaille bien moins que la viande de bœuf. Et cependant la preuve du contraire a été maintes fois donnée. En rendant compte du concours international de Poissy, en 1862, M. Sanson disait : « La partie la plus uniformément belle de l'exposition était celle des vaches, *d'une finesse et d'un engraissement parfaits.* Les visiteurs en ont été vivement frappés. Cette première épreuve, ajoute M. Sanson, a montré qu'en réalité *les vaches sont supérieures aux bœufs au point de vue de la boucherie.* »

Le préjugé contre la viande de vache tomberait de lui-même si on ne livrait à la consommation que des vaches encore jeunes, n'ayant pas encore porté, ou n'ayant donné que trois à quatre produits au plus et engraissées avant d'être épuisées par une lactation continuelle. Trop souvent il arrive qu'on ne livre à la boucherie que des vaches dont l'âge est trop avancé pour permettre au propriétaire de compter sur leurs produits, ou chez lesquelles la maigreur est la conséquence d'un état maladif sérieux. Aussi ces vaches, difficiles à engraisser, donnent-elles souvent l'occasion de constater l'existence de lésions pulmonaires, et particulièrement de la phthisie tuberculeuse.

Une vache de cinq à huit ans, pleine de trois à sept mois, bien nourrie, bien soignée, s'engraisse généralement très-bien et donne de la viande de qualité égale, si ce n'est même supérieure, à celle de la viande de bœuf. Chacun sait que l'état de gestation, en annihilant chez la vache tout instinct génésique, favorise l'engraissement; je dirai même, contrairement à ce qui est généralement admis, qu'un état de gestation de huit mois et plus peut encore concorder avec un état de graisse remarquablement beau, comme quantité et comme qualité ; j'ai constaté ce fait en maintes circonstances, et je crois que si l'abatage des vaches avancées en gestation doit être interdit, c'est plutôt parce qu'il cause la destruction de produits prêts à naître, et qui fussent entrés plus tard dans la consommation, que parce qu'il favorise l'usage de viandes ayant perdu complètement leurs qualités nutritives. C'est encore en tenant compte des bons effets produits sur l'engraissement par l'annihilation de l'orgasme génésique, que l'on a conseillé et pratiqué avec succès l'opération de la castration des vaches.

La fréquentation des abattoirs fournit à l'Inspecteur des viandes de nombreux sujets d'étude, au point de vue des jugements qu'il doit porter sur la qualité des vaches amenées sur les marchés d'approvisionnement. Très-souvent, en effet, on constate que des vaches, paraissant maigres de leur vivant, *trompent favorablement* à l'abatage. J'ai été à même de faire plusieurs fois cette observation sur les petites vaches de la race bordelaise, à apparence chétive, à hanches saillantes, à maigreur extérieure très-accentuée, et qui, à l'abatage, donnaient une viande de bonne deuxième qualité, et une quantité de suif intérieur proportionnellement remarquable ; c'est là, on peut le dire, qu'il importe de ne porter un jugement qu'avec une connaissance complète de la race sur laquelle on doit émettre un avis.

Le taureau n'est amené qu'en proportion relativement restreinte sur les marchés, et, dans tous les cas, il ne se vend jamais un prix égal à celui du bœuf. Ce que l'on voit le plus souvent, ce sont des taureaux de quatre à cinq ans, qui, trop âgés ou trop lourds pour faire la saillie, ont été castrés depuis quelques mois et préparés à la boucherie par une nourriture exceptionnelle, ou bien encore des taureaux qui, pour une cause quelconque, ont été écartés de la saillie, et portent encore les traces d'un bistournage récemment effectué dans le but de les faire passer comme bœufs. Ces animaux, aussi bons qu'ils paraissent, ne valent jamais le *véritable bœuf*, qui a été privé jeune de ses organes reproducteurs. Le taureau castré ou tourné tardivement se reconnaît toujours à sa tête forte et large à la base, à son cou court, épais, bombé et plissé supérieurement, à son devant épais et lourd, comparé au train postérieur toujours plus mince, à son œil qui a conservé quelque peu de la fierté masculine. De plus, la main, engagée entre les cuisses, perçoit la présence des testicules, dont l'atrophie incomplète dénote le manque de finesse du sujet. Comparé au bœuf, le taureau est toujours, à âge égal et toutes proportions gardées, plus lourd que lui, et ne saurait jamais être mis au même rang pour la qualité de la viande, ainsi que nous le verrons plus loin.

Le bœuf proprement dit est, sans contredit, l'animal préféré pour la boucherie ; son appréciation repose sur les caractères dont nous nous sommes déjà occupés et sur ceux qu'il nous reste encore à examiner.

4° *Conformation.* — Lorsqu'il s'agit d'apprécier la forme, les contours d'un corps quelconque, on aime assez généralement à supposer ce corps enveloppé d'une figure géométrique régulière, permettant de se rendre compte, au premier coup d'œil, des vides existant entre ce que l'on observe et la figure fictivement admise. C'est ainsi que certains agronomes ont cru, ainsi que nous l'étudierons plus loin, pouvoir rapprocher le corps du bœuf de boucherie de la forme du cylindre et mesurer même le poids de l'animal à l'aide de la formule admise pour mesurer cette figure de capacité.

De même je ne connais pas de moyen plus pratique pour avoir, au simple coup d'œil, une idée de la conformation d'un bœuf de boucherie que celui donné par l'anglais Stephens.

Ce moyen consiste à envisager successivement l'animal sur quatre faces, savoir : de profil (FIG. 14), par devant (FIG. 15), de face par derrière (FIG. 16), et renversé vu par le dos (FIG. 17).

Chacune de ces faces supposée encadrée est d'autant plus parfaite, annonce une conformation d'autant meilleure, qu'elle remplit plus exactement le cadre qui l'entoure. Il faut convenir que bien peu de nos races françaises ont une conformation telle que l'une ou l'autre des quatre faces ne laisse pas de vides dans le cadre qui l'entoure, mais c'est en cela justement que réside l'avantage du procédé Stéphens, c'est qu'il met à même *instantanément* de reconnaître les défauts de conformation de la grande majorité de nos bêtes de boucherie. On se rendra compte du reste très-facilement de l'importance que j'attache à ce moyen en songeant que le plus ou moins de largeur de l'une ou de l'autre des quatre faces admises correspond au développement plus ou moins complet atteint par les parties les plus importantes d'un animal de boucherie, savoir la poitrine, le dos, les reins et la culotte. On le comprend d'autant mieux que l'on sait apprécier davantage le rôle accompli par de vastes poumons, se mouvant à l'aise dans une poitrine haute et large, formée de côtes arrondies et bien arquées, comme aussi celui d'un appareil digestif logé dans un abdomen dont le développement est proportionné à la largeur des reins et des lombes ; on s'explique enfin la valeur du moyen précité lorsqu'on songe que c'est au niveau des lombes, de la croupe et des cuisses qu'existe le plus de viande, et surtout la viande de meilleure qualité.

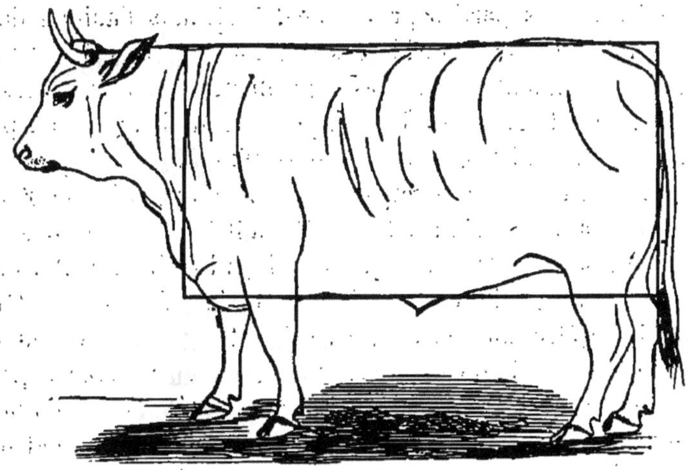

(FIG. 14.)

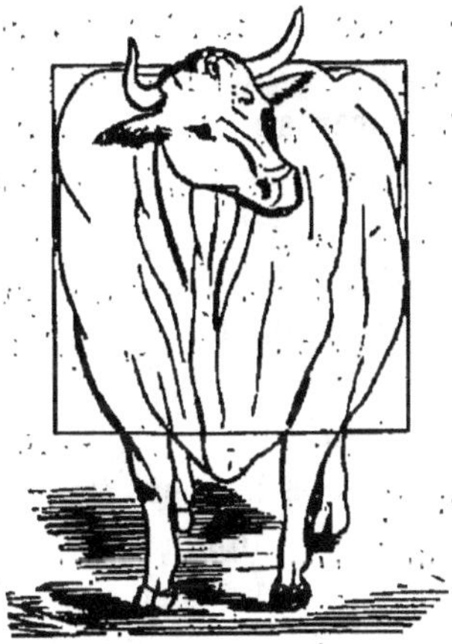

(FIG. 15.)

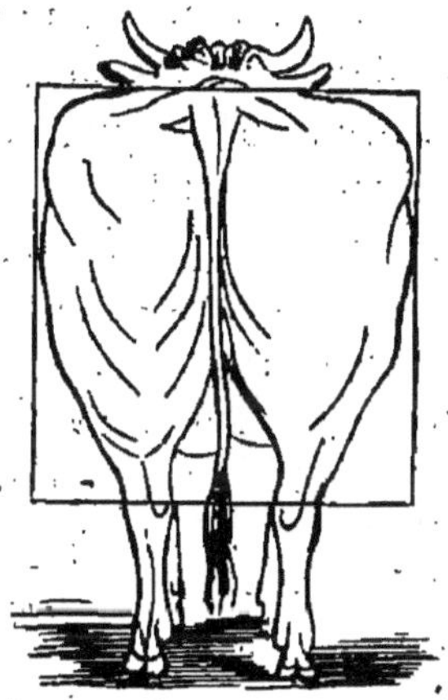

(FIG. 16.)

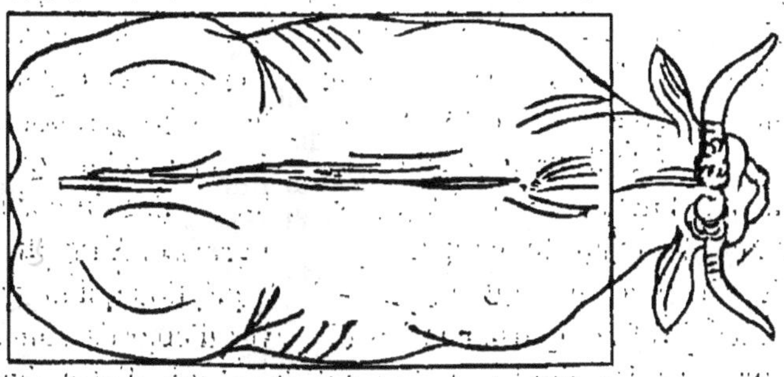

(FIG. 17.)

En dehors de ces parties principales, tout dans l'animal de boucherie ne doit plus être considéré que comme accessoire, et ne doit avoir conséquemment qu'un développement relativement restreint. C'est ainsi que la tête, le cou, les membres seront d'autant plus parfaits qu'ils seront plus petits, plus fins ou plus minces.

David Low trace de la façon suivante la conformation la plus convenable pour la boucherie : « 1° La tête doit être fine, un peu longue et conique vers le mufle, qui doit être mince lui-même ; 2° les cornes doivent être fines, pointues, et placées sur le sommet de la tête ; les oreilles doivent être minces, les yeux saillants et vifs ; 3° le cou ne doit point être grossier ; il doit être grand à son union avec l'épaule et conique vers la tête ; 4° la poitrine doit être ample et se bien projeter en avant des membres antérieurs ; 5° l'épaule doit être large et se confondre doucement avec le cou, et derrière avec l'échine ; 6° le dos et les cuisses doivent être droits, amples et plats ; 7° le tronc, derrière les épaules, doit être grand, et les côtes bien arquées ; 8° les os de la hanche doivent être écartés l'un de l'autre, presque de niveau avec les os du dos ; des os de la hanche à la croupe, le quartier doit être long, large et droit ; 9° la queue doit commencer au niveau du dos, être large au sommet et fine vers l'extrémité ; 10° les jambes doivent être courtes, charnues jusque vers le jarret ou le genou, plates et minces au-dessous, les sabots doivent être étroits ; 11° la peau doit être souple au toucher ; la panse ne doit pas être pendante, et les flancs doivent être bien arrondis. »

On sent que ce portrait du bœuf de boucherie a été tracé par un appréciateur ayant plus particulièrement sous les yeux les animaux perfectionnés de la race anglaise de boucherie, dite de Durham ; mais il nous permet cependant d'apprécier les défauts de conformation de plusieurs de nos races françaises, qui pêchent par une taille trop élevée, un squelette trop développé, un trop grand rapprochement des hanches, des membres trop grands, trop gros et trop lourds, des cuisses minces et plates, une poitrine étroite, une côte sanglée en arrière des épaules, une tête forte, garnie de longues et grosses cornes, et par dessus tout une constitution les rendant difficiles à engraisser.

De ce qui précède il ne faudrait cependant pas conclure qu'une conformation défectueuse, ou pêchant par quelque point du corps, exclut complètement toute aptitude à prendre de la graisse. Admettre ce principe serait méconnaître le côté pratique de la question qui nous occupe ; ce serait nier des faits journellement observés d'engraissement, même avancé, sur des sujets dont la conformation est loin d'être régulière. Je dis, parce que j'en suis certain, qu'un bœuf mal fait peut être gras, et que s'il fallait n'engraisser pour la boucherie que les bœufs à conformation parfaite, la grande majorité de nos bœufs de travail serait exclue de la consommation. Mais ce qu'il faut dire aussi c'est que la quantité plus ou moins grande de graisse ne constitue pas, à elle seule, la qualité d'un bœuf, et que de deux bœufs gras le meilleur en qualité, et le plus productif pour le boucher, celui qui donnera le plus de viande, et surtout de viande de première qualité, sera toujours celui dont la conformation se rapprochera le plus de la régularité et de l'ampleur des formes, parce que cette ampleur et cette régularité concordent avec un jeu parfait des organes chargés de confectionner la meilleure viande et la meilleure graisse, en même temps que la plus grande quantité de l'un et l'autre produit ; ajoutons enfin que c'est avec une bonne conformation que les animaux arrivent plus *promptement* à acquérir le maximum de graisse et de qualité qu'ils peuvent atteindre. Les éleveurs reconnaissent, du reste, la justesse de ces observations en s'appliquant à faire naître et entretenir chez leurs animaux les qualités de conformation que j'ai citées ; le bœuf charolais, le limousin, le bazadais et tant d'autres races, aujourd'hui améliorées, nous en fournissent des exemples.

Baudement a publié, sur la conformation du bœuf, des observations d'une bien grande importance, et qui dénotent au moins toute la persévérance avec laquelle ce professeur regretté a abordé les grandes questions se rattachant à la zootechnie.

Après de nombreuses pesées et un nombre aussi grand de mesures, Baudement a établi comme loi irréfutable que chez le bœuf le poids vif, ou le développement total du corps, est toujours en rapport avec l'ampleur de la poitrine ; qu'en un mot, le développement des diverses parties du tronc, leur conformation, sont intimement liés au développement de la cavité thoracique. Mais le point le plus remarquable des observations de Baudement, c'est que l'ampleur de la poitrine ne témoignerait en aucune façon de l'activité plus ou moins grande des fonctions respiratoire et circulatoire. Calculant cette activité d'après le poids absolu des poumons, et le poids absolu du cœur, Baudemen établit que ce poids est plus élevé chez les sujets aptes au travail, et moins chez ceux disposés à s'engraisser. Le développement des poumons et du cœur n'est donc pas en rapport avec la capacité de la cavité thoracique, mais bien avec l'activité des fonctions qu'ils exécutent, en raison de l'aptitude spéciale des animaux. D'où il suit que l'aptitude au travail, entraînant avec elle une grande activité respiratoire et circulatoire, correspond à des poumons et à un cœur plus denses et plus actifs pour un volume donné ; l'aptitude à l'engraissement s'accompagne, au contraire, d'une moins grande densité de ces organes, et conséquemment d'une activité moindre des fonctions qu'ils accomplissent.

« Dans l'un comme dans l'autre cas, suivant Baudement, l'ampleur de la cavité thoracique a pour corollaire une étendue plus considérable des masses musculaires qui l'entourent, un plus grand développement des épaules, en somme une conformation meilleure; mais la constitution de ces masses musculaires diffère, comme leur volume propre, suivant l'activité des fonctions respiratoire et circulatoire. Les fibres musculaires, les agents contractiles de la force prédominent lorsque l'exercice a développé l'activité de la vie de relation: les matériaux de l'assimilation nutritive, ce qui constitue la viande en augmentant, non la densité, mais le volume du muscle, sont, au contraire, prédominants, lorsque cette activité a été restreinte. » (SANSON. — *Zootechnie.*)

Nous laissons à Baudement tout le côté spécieux de ce raisonnement ultra-théorique; ce qui nous est démontré à nous, d'une façon positive, c'est que la largeur de la poitrine jointe à une ampleur générale des formes, sont les signes les plus positifs de la qualité et du poids des bons bœufs de boucherie.

En règle générale, on peut dire que les animaux à taille moyenne ou de petite taille sont meilleurs pour la boucherie que ceux dont le corps repose sur quatre hauts piliers. Rarement on rencontre chez le bœuf de haute taille cette épaisseur de muscles fessiers, descendant jusque près des jarrets; presque toujours, au contraire, la haute taille appartient aux races à forte charpente, à la fois peu productives au boucher, qui ne sait pas tenir compte du poids représenté par le squelette, et au consommateur, qui paie le poids des os le même prix que le poids de la viande.

Je citerai, à l'appui de ce que j'avance, les appréciations portées sur quelques races par des hommes compétents. Parlant du *bœuf manceau*, M. de Dampierre dit : « Il a la charpente osseuse très-développée; par son croisement avec le durham, il recevrait une précocité qui lui manque, une diminution des os au profit des parties charnues, plus de poitrine et moins d'abdomen, des modifications enfin dans toute sa conformation, qui le rendraient plus économique à élever, plus disposé à l'engraissement précoce qu'il ne l'est aujourd'hui. » Tous les auteurs s'accordent à reconnaître que le bœuf dont nous parlons donne de bonne viande et s'engraisse facilement, mais qu'il a la tête forte, le squelette énorme, et donne à l'abatage une proportion de viande relativement restreinte.

A propos du bœuf garonnais, M. le professeur Magne, après avoir fait ressortir les qualités que présentent certaines variétés du type, ajoute : « Les animaux si grands sont difficiles à engraisser, et même à entretenir, à cause des besoins considérables de leur énorme corpulence. *Il serait urgent de donner plus d'ampleur aux régions qui fournissent la viande de première qualité.* Il y aurait tout avantage à donner à toutes les variétés de la race la largeur du poitrail, l'épaisseur du garrot, l'ampleur de la poitrine et le volume des cuisses, qui distinguent le bon bœuf agenais. »

On observe à cet égard des améliorations bien sensibles, et les bœufs achetés aux foires de La Réole, Meillan, Castillon, etc., nous en donnent la preuve.

Dès 1857, M. Vialard, vétérinaire, alors répétiteur à La Sausaie, disait en parlant du bœuf de Salers : « Les reproches que l'on peut faire aux salers sont les suivants : ils sont grossiers, durs à l'engraissement, ils viennent un peu tard, *ils manquent d'ampleur dans les cuisses et les fesses*, tandis que l'avant-main est développé outre mesure. »

Ces reproches sont encore applicables à nombre de grands bœufs de Salers amenés sur les marchés de Bordeaux. Nous en voyons encore beaucoup dont la taille est trop élevée, les hanches saillantes, les fesses peu charnues, les cuisses minces ; aussi la boucherie leur reproche-t-elle un rendement relativement minime ; dû à un engraissement irrégulier entraînant une légèreté remarquable de la viande, à un manque de viande dans les parties principales ; *ils ne rendent pas au poids*. On reconnaît d'autant mieux ces défauts chez certains salers qu'à côté de ceux-là nous en voyons dont la conformation est bien meilleure, et dont l'engraissement est plus parfait ; ce sont ceux particulièrement qui ont été engraissés dans le Périgord et la Saintonge, pays de l'engraissement par excellence.

Parlant de la race normande, au point de vue de la boucherie, M. Sanson dit ceci : « La viande qu'elle fournit est fort estimée comme qualité, mais on ne peut manquer d'être frappé de l'infériorité de son rendement net et *de la grande proportion d'os, de réjouissance, qu'elle contient.* » Cette grande proportion d'os tient évidemment au développement extrême de la taille, laquelle se maintient, dit M. Sanson, entre $1^{m}65$ et $1^{m}80$. « On a vu des bœufs atteindre jusqu'à l'énorme taille de $2^{m}46$, avec une corpulence à l'avenant. »

Que l'on se figure un animal géant de ce genre, arrivé à un certain degré d'engraissement, et l'on comprendra ce *troisième prix* donné au concours de Paris, en 1874, à un bœuf normand, du poids de

1,551 kilogrammes, poids extraordinaire, atteint, sans contredit, aux dépens des plus grands sacrifices.

La peau fine ou peu épaisse, souple, le poil fin, court et soyeux appartiennent au bon bœuf de boucherie, car ces caractères sont l'apanage d'un tempérament sanguin-lymphatique, dont l'action se fait d'autant mieux sentir que les soins de la main sont plus régulièrement donnés pendant l'engraissement.

Nous verrons plus loin quelle relation peut exister entre la conformation d'un animal et son poids. Disons seulement ici que l'appréciation du poids ne repose pas exclusivement, comme on pourrait le croire, sur l'état de graisse plus ou moins prononcé du sujet. Les bœufs à grande charpente ont toujours beaucoup de poids, mais beaucoup moins proportionnellement que les bœufs trapus, à épaules épaisses, à poitrine large, à cuisses charnues, et dont la fibre est ferme et résistante au toucher.

Il est un dernier point se rattachant à la conformation, dont je dois dire quelques mots, particulièrement au point de vue du choix des bœufs pour l'engraissement; je veux parler de la netteté des membres et de la régularité des aplombs. Il semble, au premier abord, que la présence de tares osseuses aux membres soit peu de nature à influer sur la qualité des bœufs de boucherie, et pourtant on ne peut nier que cette netteté est l'apanage des races fines, à tempérament lymphatique, s'engraissant bien et promptement, parce qu'elles utilisent, le plus complètement possible les matériaux nutritifs à la formation des parties utiles au détriment du squelette, tandis que le contraire s'observe particulièrement chez les animaux qui joignent, à un squelette fortement développé, des formes grossières et saillantes, une constitution robuste, une peau épaisse, garnie d'un poil grossier. Quoi de plus fin, de plus régulier, de plus net que le membre du durham, du charolais ou du limousin ; quoi de plus gros et de plus sujet aux éparvins, à la courbe, etc., que le membre du *grand* bœuf grossier de la Garonne, du Morvan ou du Marais ! Cette qualité, du reste, est d'autant plus à rechercher que nous avons reconnu la nécessité du bœuf à *deux fins*, du bœuf qui n'est engraissé qu'après avoir travaillé pendant cinq à six ans, travail pour lequel l'intégrité des membres est toujours une bonne chose à rechercher.

Quant à la régularité des aplombs, on peut dire, jusqu'à un certain point, qu'elle est aussi indispensable pour le bœuf à l'engrais que pour le cheval de travail, car avec elle coïncident toujours une ampleur, un développement proportionné des grandes cavités splanchiques, dont nous connaissons toute l'importance, au point de vue des qualités du bœuf de boucherie.

5° *État de graisse.* — Pour apprécier la valeur d'un bœuf de boucherie quant à son état de graisse, l'inspecteur, à l'exemple du boucher, doit avoir assez de pratique pour pressentir le mode d'engraissement auquel l'animal a été soumis, car de ce mode découlent la qualité et le rendement.

En général le boucher, tout en recherchant l'animal dont l'apparence extérieure annonce un certain degré d'engraissement, estime davantage encore celui qu'il prévoit devoir lui donner beaucoup de suif aux rognons, parce qu'en effet beaucoup de suif aux rognons correspond le plus ordinairement à un engraissement complet et uniforme. Or, on ne saurait nier que la pratique de l'engraissement a pris depuis quelques années une direction telle que fort souvent des animaux, qui paraissent fin-gras, ont presque toute leur graisse à l'extérieur; ils sont *fleuris,* comme on dit en terme de boucher, mais n'ont rien dedans. Je ne voudrais pas qu'on m'accusât d'une trop grande tendance à la critique, et cependant je ne puis pas ne pas dire que cette manière d'engraisser *tout extérieure* est un peu la conséquence de la spéculation qu'ont engendrée depuis quelques années les concours d'animaux de boucherie. Je ne suis pas le seul, du reste, qui ait constaté cet état de graisse tout extérieur, et Baudement s'est exprimé à ce sujet de la manière suivante : « Les jeunes sujets ont généralement plus de tendance à prendre de la graisse extérieure, à *mettre tout dehors,* comme disent les bouchers; les adultes ont plus de disposition à prendre la graisse intérieure, le suif. La physiologie comprend qu'en *façonnant* pour la boucherie des animaux, dont on hâte la maturité, on obtienne entre autres résultats un développement extraordinaire du tissu cellulaire; que les couches extérieures à la viande prennent ainsi plus d'épaisseur que chez les animaux de travail, où ces couches considérables sont impossibles, *que parfois même ces couches puissantes se remplissent seules de graisse,* ou que la graisse ne pénètre qu'autour des plus gros faisceaux fibreux; mais la physiologie ne voit pas pourquoi la graisse serait, chez les animaux précoces, exclue des mailles du tissu cellulaire interposé aux fibres des muscles, et ne pénétrerait pas jusque dans les profondeurs de la viande, quand les conditions de bon élevage et de bon engraissement sont d'ailleurs remplies. »

Au point de vue physiologique, le raisonnement de Baudement est juste, et vient parfaitement appuyer le fait que j'ai énoncé, à savoir que l'engraissement extérieur est la conséquence d'une mauvaise méthode suivie ou d'une méthode spéculative. Toujours est-il que la pratique met chaque jour sous nos yeux des animaux très-gras au-dehors, qui ont, comme on dit, *tout mis dehors,* et qui n'ont rien ou peu de chose en dedans.

On comprend fort bien qu'il y a avantage pour le boucher, et pour le consommateur, à ce que la graisse existe abondamment aux rognons, au mésentère, à l'épiploon, etc., parce que, lorsqu'elle existe là, elle existe partout, et la viande en est généralement pénétrée. Nous verrons plus loin le moyen à l'aide duquel on peut apprécier cette qualité.

Les vieux animaux sont ceux dont la viande se laisse plus difficilement pénétrer par la graisse; un bœuf de cinq à huit ans sera, à ce point de vue, toujours préférable; à cette période aussi de la vie du bœuf, on rencontre toujours beaucoup plus de graisse intérieure que lorsque les sujets sont engraissés à un âge moins avancé.

Dans son traité d'hygiène, Becquerel dit, à propos de la question qui nous occupe : « Les animaux élevés en liberté, trouvant dans des pâturages riches une nourriture facile et abondante, en même temps que la nuit on leur donne, dans des étables saines, bien disposées, sèches et bien aérées, de bons fourrages, sont dans des conditions qui donnent à leur viande le maximum de puissance nutritive. L'embonpoint qu'ils peuvent présenter et la graisse que contiennent leurs tissus, ne sont pas une garantie que la graisse qui en provient soit de facile digestion; souvent c'est le contraire qui a lieu. Les animaux qui ne se livrent à aucun mouvement présentent, en général, une quantité de graisse plus considérable que ceux qui sont placés dans des conditions opposées. » Ajoutons à cela que les bœufs engraissés dans les pâturages ou soumis à un engraissement mixte, tantôt à l'étable, tantôt au pâturage, apportant la variation dans la nature des aliments, ces bœufs, disons-nous, ont la viande plus ferme, plus uniformément pénétrée par la graisse, et celle-ci est plus blanche, moins huileuse que lorsque l'engraissement s'est fait exclusivement à l'étable, et surtout à l'aide d'aliments farineux chauds; aussi le toucher extérieur perçoit-il une différence sensible entre la résistance de la graisse dans le premier et le second cas.

Les bouchers estiment en général qu'un bon bœuf, un bœuf gras, mais non poussé au dernier degré d'engraissement, donne de 25 à 30 kilogrammes, tant en suif de rognons qu'en suif de tripes, et autant en suif de dégras, c'est-à-dire en graisse extraite de la viande au moment de la vente aux consommateurs; au total, de 50 à 60 kilogrammes de suif; remarquons, en passant, qu'au bout de quatre à cinq jours, le suif subit un déchet de 12 à 14 % environ.

Le commerce de la boucherie adopte des expressions particulières pour désigner les différents degrés d'engraissement auxquels parviennent les animaux.

Un bœuf *en bonne chair, en état*, est celui qui, sans être maigre, a encore beaucoup à gagner pour être gras.

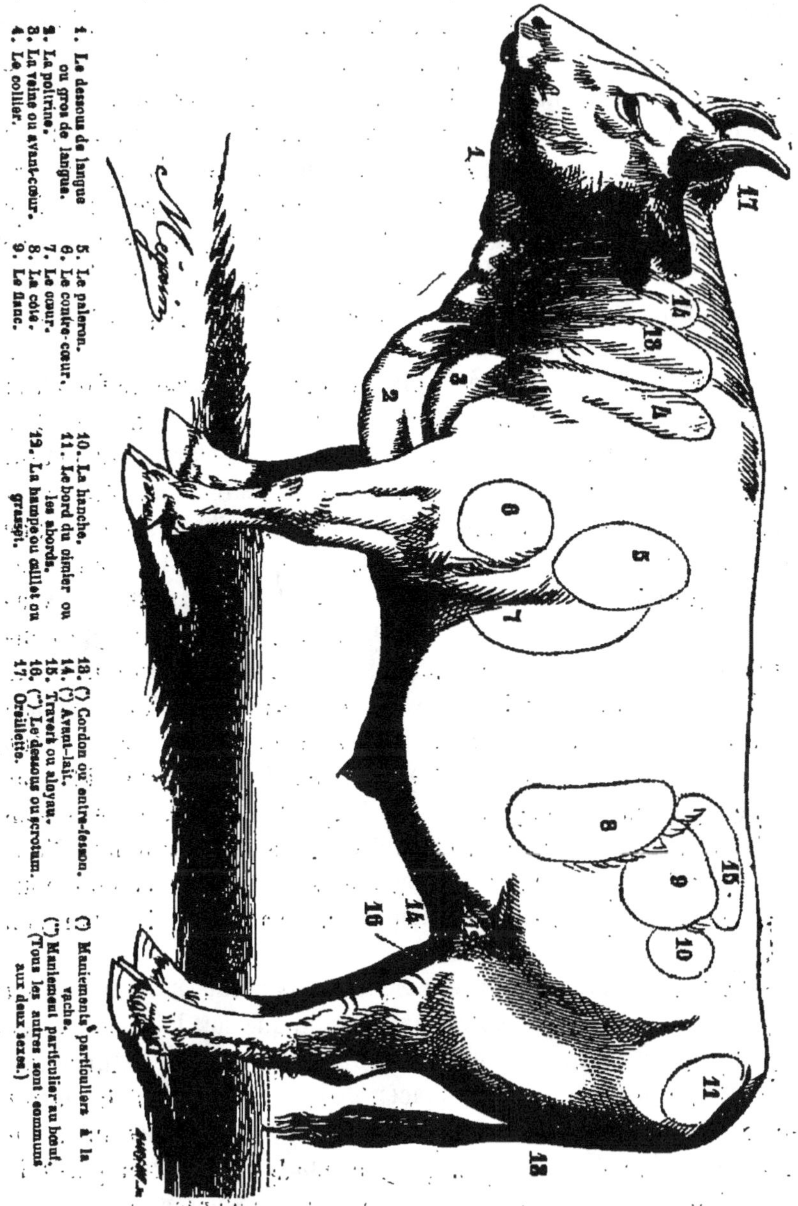

(Fig. 18. — Maniements du bœuf gras.)
Extraite du *Tableau* de M. Mégnin, d'après M. le professeur Goubaux.

On le dit *demi-gras ou fleuri, gras, fin-gras*, suivant que son degré d'engraissement est plus ou moins avancé.

Par opposition à l'animal plus ou moins gras, on peut citer le sujet *dépris*, *maigre*, *étique*, *n'ayant que la peau sur les os*, pour désigner une maigreur plus ou moins prononcée.

L'état de graisse n'appartenant généralement qu'à l'animal en bonne santé, bien soigné et nourri abondamment, on peut admettre *à priori* que la maigreur est la conséquence de l'âge avancé, de la fatigue, de l'épuisement, de la maladie ou de la privation de nourriture.

Maniements. — Pour constater l'état d'engraissement auquel est parvenu un animal, il importe de le toucher, de le *manier* dans les différents points du corps, et particulièrement dans les régions où la graisse se dépose de préférence ; de là, l'expression de *manets* ou *maniements* pour désigner ces saillies plus ou moins apparentes formées sous la peau par l'accumulation de la graisse chez l'animal préparé à la boucherie.

La main sert donc à apprécier la situation, le volume, le poids, la résistance et la finesse propres à ces accumulations de graisse. Des hommes pratiques, tels que MM. Bardonnet-des-Martels, Chamard, Guenon, ont traité habilement la question des maniements ; un savant professeur de l'École vétérinaire d'Alfort, M. Goubaux, en a fait une description basée sur des documents anatomiques ; un éleveur habile, M. Poncet, a étudié les maniements au point de vue de leur formation successive chez l'animal à l'engrais; mais nous croyons que l'auteur qui a le mieux étudié les maniements et leur valeur pratique est le regretté Baudement, auquel je ferai de nombreux emprunts, tout en faisant connaître mon appréciation personnelle. Je diviserai l'étude des maniements en deux parties. Dans la première, j'indiquerai la place occupée par chacun d'eux et le mode d'exploration ou moyen d'en apprécier la forme, le volume, etc. Dans la seconde, j'étudierai l'importance relative de chacun des maniements. Pour l'une comme pour l'autre, j'adopterai l'ordre généralement suivi par le boucher dans son exploration.

A. *Situation et exploration des maniements* (FIG. 18).—Disons tout d'abord, et une fois pour toutes, que, quelle que soit la main destinée à apprécier le maniement, on doit toujours approcher l'animal avec une certaine prudence, et se placer de telle façon que l'on n'ait à redouter ni les pieds ni les cornes du sujet, puis prendre un point d'appui, avec la main restée libre, sur la partie du corps le plus à la portée, relativement à l'endroit que l'on désire explorer.

1° *Cimier, bords ou abords ou couard.* — Ce maniement comprend dans son ensemble, dit M. Goubaux, la base de la queue, la partie postérieure de la croupe, les parties latérales de l'anus (et de la vulve chez la femelle), et enfin l'angle de la fesse. Il faut reconnaître cependant que l'accumulation de la graisse à la base de la queue caractérise un assez haut degré d'engraissement, et que, dans bien des cas, c'est de chaque côté de l'anus, immédiatement au-dessus de l'angle interne de l'ischisim, et en remontant de chaque côté de l'anus que l'explorateur, par l'opposition du pouce aux autres doigts, peut, en comprimant, s'assurer de l'étendue, du volume et de la consistance de l'accumulation graisseuse de forme ovale existant au point désigné. M. Goubaux rappelle qu'on trouve, au milieu du tissu cellulaire ou de la masse graisseuse, un *ganglion lymphatique* situé à la partie postérieure du bassin, et un autre *ganglion* plus petit situé à la partie superficielle et postérieure de la croupe.

2° *Dessous, rognon, brague ou scrotum* (chez le bœuf). — Ce maniement, particulier au bœuf, a pour siége les bourses, dont il occupe la partie supérieure, au point où existent *les ganglions lymphatiques.* L'explorateur, placé derrière l'animal, est obligé de s'approcher le plus près possible des fesses du sujet pour engager la main et l'avant-bras entre les cuisses, jusqu'à ce qu'il puisse saisir et soupeser la masse scrotale dont il apprécie ainsi le volume, le poids et la consistance; j'ajoute que, de la finesse et de l'onctuosité de la peau, il juge de la qualité de la graisse; c'est aussi en explorant ce maniement que l'on peut s'assurer si la castration ou le bistournage de l'animal ont été bien et complètement faits, comme aussi du temps depuis lequel l'opération a été pratiquée. On admet en théorie que bœuf *castré* perd beaucoup mieux les instincts de la masculinité et s'engraisse plus facilement et plus uniformément que le bœuf *bistourné.* Nous croyons que ce principe est erroné, ainsi que l'a démontré, du reste, la discussion qui a eu lieu à ce propos au sein de la société centrale de médecine vétérinaire.

3° *Cordon, entre-fesson, entre-fesses, entre-deux ou braie* (chez la vache). — Ce maniement, propre à la vache, placé à la partie postérieure du corps, entre les deux fesses, le long de la région périnéenne, occupe un espace variable suivant la taille des animaux et est recouvert par un poil fin et soyeux. Sa forme est celle d'un cordon plus ou moins épais.

Pour l'apprécier, l'explorateur, placé derrière l'animal, engage la main ouverte entre les cuisses, perpendiculairement au corps, saisit le dépôt de graisse, et, comprimant légèrement en remontant, se rend compte de l'étendue, du volume et de la consistance de ce dépôt.

4° *Hanche ou maille.* — Ce maniement occupe une situation suffisamment indiquée par son nom. Bien prononcé chez les animaux dont l'engraissement est très-avancé, il manque la plupart du temps chez les bœufs d'approvisionnement; lorsqu'il existe, il se présente sous une forme arrondie, modelée sur la partie osseuse qu'il recouvre; la main, mise à plat, en apprécie l'épaisseur et la consistance.

5° *Hampe, lampe, grasset, fras, œillet ou œillères.* — On peut dire qu'après les abords, c'est le maniement auquel s'arrête le plus souvent le boucher, parce qu'en effet, outre qu'il est un des plus visibles, sa présence dénote toujours une certaine quantité de suif intérieur.

Il occupe le repli de la peau, qui s'étend de la partie latérale du ventre à l'extrémité inférieure et antérieure de la cuisse, au-dessus et en avant de la rotule. La hampe a pour base un amas de graisse, au centre duquel on rencontre un énorme *ganglion lymphatique.*

Pour l'explorer, à droite par exemple, le boucher, prenant un point d'appui sur le dos avec la main droite, engage quatre doigts de la gauche à la face interne du repli que forme la peau en ce point; puis, le pouce occupant la face externe, il soulève la masse et la soupèse pour en apprécier le poids, en même temps qu'il apprécie la consistance de la graisse. L'explorateur doit toujours tenir compte, dans l'appréciation de ce maniement, de l'épaisseur de la peau du sujet.

6° *Avant-lait.* — Particulier à la vache, ce maniement a son point de départ à la face interne de la cuisse, d'où il descend de chaque côté pour gagner le devant des mamelles et former un cordon assez épais, surtout chez les bêtes très-grasses.

Placé à droite de l'animal, l'explorateur place la main gauche dans la région inguinale et la descend en avant, jusque vers la ligne médiane, en suivant le contour du pis. A ce maniement correspond un gros *ganglion lymphatique.*

7° *Travers, aloyau ou râble.* — Ce maniement, dont l'importance est très-grande, occupe le bord supérieur horizontal du flanc au niveau des apophyses transverses des vertèbres lombaires. Il se confond avec le maniement du *flanc* dans les animaux très-gras. Son exploration se fait en appliquant la main à plat, transversalement aux reins, le pouce étant engagé dans le creux du flanc, et pressant conséquemment sur la face inférieure des apophyses transverses des vertèbres lombaires, ainsi que sur les muscles qui s'y attachent; plus l'épaisseur embrassée par la main est considérable, plus il y a de suif aux rognons; plus la résistance opposée à l'application du pouce est grande, meilleure est la qualité de l'animal. Lorsque dans les bêtes grasses le *travers* et le *flanc* forment ensemble une masse bien épaisse, remplissant complètement le creux du flanc, on dit que l'animal est *bien fermé.*

8° *Flanc.* — Ce maniement occupe l'espace compris entre le bord postérieur de la dernière côte en avant, la pointe de la hanche en arrière et le bord libre des apophyses transverses en haut.

D'après M. Goubaux, on trouve en arrière de la moitié supérieure de la dernière côte, et au-dessous de l'extrémité des apophyses transverses des quatre premières vertèbres lombaires, *quatre petits ganglions lymphatiques,* placés dans un espace triangulaire à côtés égaux. Nous avons vu que, dans les animaux très-gras, ce maniement se confond en haut avec l'aloyau; il se confond aussi en avant avec la côte.

9° *Côte.* — On pourrait appeler ainsi tout dépôt de graisse occupant le tissu cellulaire lâche et abondant qui recouvre les arcs costaux; mais la véritable exploration de ce maniement se fait particulièrement au niveau de la côte qui délimite le flanc de la poitrine. Pour cette exploration, on procède de la manière suivante :

Étant placé à droite de l'animal, la main droite appuyée sur le dos ou le garrot, la main gauche, placée parallèlement à la côte, fait faire saillie à l'accumulation graisseuse en la saisissant entre les quatre doigts en arrière, et le pouce en avant.

10° *Paleron ou veine de l'épaule.* — Ce maniement est placé à la partie supérieure du bord postérieur de l'épaule, et occupe quelquefois les deux tiers de l'étendue totale de ce bord. Il a pour base, dit M. Goubaux, du tissu cellulaire lâche et abondant, au milieu duquel existent deux petits *ganglions lymphatiques.* Quoique des hommes compétents enseignent l'exploration du paleron avec la main ouverte, et les doigts tournés en haut, j'ai toujours vu les bouchers procéder en mettant la main à plat, parallèlement au corps, et en saisissant la masse entre les quatre doigts en avant, et le pouce faisant résistance en arrière.

11° *Contre-cœur.* — Ce maniement, qui se confond souvent avec le paleron, occupe l'angle compris entre le bord postérieur de l'épaule et la face postérieure de l'os du bras. Son exploration se fait comme celle du paleron.

12° *Cœur.* — Ce maniement est situé en arrière du contre-cœur, où, comme l'explique anatomiquement M. Goubaux, en arrière et vers le milieu de la masse musculaire olécranienne. Il répond aussi à peu près à la place occupée par le cœur dans la poitrine, d'où lui vient le nom qu'il porte. Même mode d'exploration que pour le précédent.

13° *Collier.* — Ainsi nommé, parce qu'il correspond à l'endroit où s'applique le collier chez les bêtes de trait; ce maniement que, dans l'exploration, les bouchers confondent souvent avec la *veine,* occupe les trois quarts supérieurs du bord antérieur de l'épaule. Pour le saisir, l'explorateur, placé à droite de l'animal, plonge vigoureusement et perpendiculairement au corps les quatre doigts de la main droite dans la gouttière, qui sépare la base du cou du bord antérieur de l'épaule correspondante, et oppose à cette résistance la pression du pouce appliqué le long de ce même bord du scapulum. De cette façon le maniement se détache comme une sorte de bourrelet, dont il est facile d'apprécier l'épaisseur et la consistance. Sur les bœufs qui ne sont pas bien gras, il est indispensable, pour bien saisir ce maniement, de faire tourner par un aide la tête de l'animal du côté de l'explorateur.

14° *Veine ou avant-cœur.* — Ce maniement, dont M. Goubaux a donné la situation réelle, se confond le plus souvent avec le collier ; il est placé à l'angle antérieur de l'épaule, et correspond profondément à un ganglion volumineux. Son exploration se fait comme celle du précédent.

15° *Poitrine ou bout de poitrine.* — Constitué par une accumulation de graisse dans le tissu cellulaire, situé à la partie antérieure du sternum, ce maniement correspond à l'extrémité flottante du repli de la peau, qui, sous le nom de fanon, part de la tête et descend jusqu'à l'entrée du thorax. Il est très-développé chez les sujets fin-gras des concours de boucherie; son appréciation repose tant sur son volume que sur son poids et sa résistance à la pression des doigts.

16° *Dessous de langue, gros de langue, sous-machelière.* — Ce maniement est placé dans l'auge; il entoure l'extrémité inférieure des deux glandes maxillaires, la jugulaire, et descend de chaque côté de la trachée. *Il dessine*, dit Baudement, *quand il est très-développé, une série d'ondulations au-dessous des machoires;* mais j'ai remarqué qu'il fait assez souvent défaut, ou tout au moins qu'il est peu souvent saillant. Placé du côté droit, on saisit, pour explorer ce maniement, la corne du même côté, de façon à éviter tout mouvement brusque de la tête de l'animal, puis la main libre palpe et apprécie le volume et la consistance du dépôt graisseux.

17° *Oreille ou oreillette.* — Ce maniement, admis par Guenon, non reconnu par Bardonnet-des-Martels, me paraît cependant digne d'attirer l'attention. Il est placé à la base de l'oreille, entre celle-ci et la corne; sa forme est ovale. *Il roule*, dit Guenon, *entre cuir et chair comme s'il était détaché de l'un et de l'autre.* L'oreillette a pour base un dépôt graisseux remplissant la fosse temporale.

Son exploration se fait en « le pinçant entre les doigts », après avoir pris la même précaution que pour le précédent.

B. *Importance relative des maniements.* — Prenant pour base la place occupée par les maniements, Bardonnet-des-Martels les a divisés en *maniements pairs ou doubles* et en *maniements impairs ou simples*. Les premiers existent à droite et à gauche du corps, les seconds n'existent que sur la ligne médiane.

Guenon, après avoir établi trois qualités parmi les bêtes de boucherie, insinue que les maniements sont d'autant plus épais qu'ils appartiennent à des sujets se rapprochant davantage de la première qualité.

Tenant compte des observations publiées par les hommes compétents que j'ai cités, j'ai dressé le tableau suivant des maniements envisagés eu égard à la valeur qu'il faut attribuer à chacun d'eux; j'y ajouterai mes observations personnelles.

N°s de la figure.	NOMS des MANIEMENTS	VALEUR des MANIEMENTS	OBSERVATIONS
11	*Abords ou Cimier.*	Indique la graisse extérieure.	Il est un des premiers à se former; on le constate même chez des animaux âgés, préparés depuis peu pour la boucherie; seulement, il faut remarquer que, alors que chez les animaux adultes et bien engraissés il forme un véritable bourrelet à la base de la queue et de l'anus, il est au contraire limité dans la plupart des cas à une saillie plus ou moins prononcée de chaque côté de l'anus, immédiatement au-dessus de l'angle interne de l'ischion.
16	*Dessous, rognon ou brague.* (Chez le mâle.)	Indique le suif.	On peut être étonné du silence gardé par M. Chamard à propos de ce maniement, car il donne *incontestablement* des renseignements précieux sur la finesse de l'animal, sur la quantité et la qualité du suif; aussi sa présence n'est-elle réellement bien sensible que chez les sujets dont l'engraissement est avancé. On estime que le bœuf est d'autant plus fin, que son engraissement est d'autant plus complet,

Nos de la figure.	NOMS des MANIEMENTS	VALEUR des MANIEMENTS	OBSERVATIONS
			que les *marons* (testicules atrophiés par le bistournage) sont plus petits et plus cachés par la graisse accumulée.
13	*Cordon ou entre-fesson.* (Chez la vache.)	Indique le suif.	Ce maniement se forme un des derniers, à tel point qu'il est beaucoup de vaches chez lesquelles il est inappréciable. Guenon dit, avec raison, qu'il est ferme et dur chez un individu gras.
10	*Hanche ou maille*	Indique la graisse extérieure et le suif.	Quoique les auteurs reconnaissent ce maniement comme se formant un des premiers, je n'ai réellement constaté sa présence chez nos bœufs du Midi que lorsqu'ils sont d'un engraissement avancé; aussi suis-je porté à dire, avec Bardonnet-des-Martels, que lorsqu'il y a de la graisse sur la pointe de la hanche, il y a de la graisse partout.
12	*Hampe ou grasset.*	Indique le suif.	Il se forme un des premiers et l'on estime qu'un bœuf sera bon intérieurement, qu'il aura du poids, du suif, que la coupe sera belle et la viande persillée lorsque ce maniement *pèse à la main* et est ferme au toucher; mais, ainsi que je l'ai dit précédemment, il faut savoir tenir compte dans l'appréciation de ce maniement de l'épaisseur de la peau au point qu'il occupe.
14	*Avant-Lait.* (Chez la vache.)	Indique le suif.	Il se forme un des derniers et ne se constate que lorsque la vache est bien grasse ; on peut même dire qu'il manque chez la plupart des vaches ordinairement livrées à la consommation.

Nos de la figure.	NOMS des MANIEMENTS	VALEUR des MANIEMENTS	OBSERVATIONS
15	*Travers ou aloyau.*	Indique le suif ou rognon.	Le grand développement de ce maniement annonce un état de graisse intérieur très-prononcé ; il se forme un des derniers. Il faut noter cependant que chez certaines races, où la présence de ce maniement semble faire défaut, les animaux trompent fort souvent avantageusement à l'abatage. Son absence complète coïncide, dans la plupart des cas, avec une maigreur générale du sujet ; sa consistance permet, jusqu'à un certain point, de juger le poids de l'animal, dans quelles conditions il a été engraissé ou s'il a souffert. L'animal est fin-gras lorsque ce maniement se confond avec le *flanc*.
9	*Flanc.*	Indique le suif et la graisse extérieure.	Ce maniement n'existe pas dans la plupart des bœufs du commerce ; lorsqu'il existe, il correspond à un état de graisse tellement prononcé qu'il se confond en haut avec l'aloyau et en avant avec la côte. Il se forme un des derniers.
8	*Côte.*	Indique la graisse extérieure.	Ce maniement est toujours un des premiers formés ; aussi le rencontre-t-on aussi bien chez les animaux demi-gras ou fleuris que chez les sujets fin-gras. Lorsqu'en même temps qu'il est très-développé, il est ferme, on peut être certain de la qualité de la viande. Chez les jeunes sujets dont l'engraissement a été activement poussé, tels que certains bœufs de concours, il est souvent très-épais, mais n'a pas toujours la consistance qui caractérise la véritable qualité.

N°s de la figure.	NOMS des MANIEMENTS	VALEUR des MANIEMENTS	OBSERVATIONS
			Ce peu de consistance peut tenir à l'usage de boissons farinées chaudes ou d'aliments huileux tels que tourteaux de lin, de colza, etc.
5	*Paleron ou veine de l'épaule.*	Indique la graisse extérieure.	On peut dire du paleron comme de la côte que lorsqu'il est bien développé et ferme, il annonce le poids et la qualité.
6	*Contre-cœur.*	Indique le poids et la graisse extérieure.	Il se montre un des derniers et fournit les mêmes renseignements que le précédent.
7	*Cœur.*	Indique le poids et la graisse extérieure.	C'est un des maniements se formant en dernier; aussi manque-t-il dans bien des cas, ou bien est-il tellement peu développé que le boucher ne le consulte pas.
4	*Collier.*	Indique le poids et le suif.	Ce maniement, quoiqu'existant toujours, n'est réellement bien appréciable que chez les sujets dont l'engraissement est avancé. Lorsqu'il est bien ferme, il annonce de la qualité : jamais il n'est bien résistant chez les sujets trop jeunes.
3	*Veine ou avant-cœur.*	Indique le poids et le suif.	Mêmes observations que pour le précédent.
2	*Poitrine ou bout de poitrine.*	Indique la graisse extérieure et le poids.	Quoiqu'un des premiers formés, ce maniement manque très-souvent ou n'est que peu développé chez nos races de travail alimentant nos marchés. Sa présence dénote toujours de la qualité. Chez les sujets très-gras il devient une véritable boule de graisse correspondant alors à un poids très-élevé, conséquence d'un engraissement extérieur et intérieur très-prononcé.

Nos de la figure.	NOMS des MANIEMENTS	VALEUR des MANIEMENTS	OBSERVATIONS
1	*Dessous de langue.*	Indique le suif.	Ce maniement manque souvent ou n'est que très peu développé. Il se forme un des derniers.
17	*Oreille ou oreillette.*	Indique le suif.	Ce maniement sert surtout à apprécier les animaux chez lesquels les autres maniements sont peu apparents. J'ai observé que, chez des sujets maigres en apparence, on rencontre souvent *une bonne oreille* promettant de rencontrer un peu de suif aux rognons.

Guenon cite encore un maniement, qu'il appelle la *veine du cou,* qui serait représenté par un cordon roulant sous les doigts le long de la veine jugulaire et indiquerait la présence du suif ou de la graisse intérieure. Ce maniement me paraît devoir être confondu avec le collier.

Des détails dans lesquels nous sommes entrés il résulte :

1° *Que les maniements qui se développent les premiers sont :*

Les abords ou cimier,
La hampe ou grasset,
La côte,
La poitrine,
Le paleron,
L'oreillette.

Nota. — C'est à tort, à mon avis, que certains auteurs rangent la *hanche* parmi les maniements apparaissant les premiers; j'ai déjà eu occasion de dire que ce maniement correspond à un engraissement assez avancé.

2° *Que les maniements qui se développent les derniers sont :*

Le dessous, brague ou rognons (chez le bœuf),
Le cordon ou entre-fesson (chez la vache),
L'avant-lait,
Le travers ou aloyau,
La hanche,
Le flanc,

Le cœur,
Le contre-cœur,
Le collier,
La veine ou avant-cœur,
Le dessous de langue.

3° *Que les maniements annonçant la graisse extérieure sont :*

Les abords,
La côte,
Le paleron,
Le cœur,
Le contre-cœur.

Nota. — *La poitrine* est rangée aussi par les auteurs comme dénotant la graisse extérieure. Je crois que cela est vrai pour les jeunes animaux dont l'engraissement est précoce, et appartenant plus spécialement aux races dites perfectionnées; mais la pratique démontre suffisamment, je crois, que chez les animaux engraissés après avoir travaillé jusqu'à six ou huit ans, le maniement de la *poitrine* dénote une grande qualité intérieure jointe à beaucoup de poids.

4° *Que les maniements annonçant la graisse intérieure ou le suïf sont :*

Le brague, le dessous ou rognon (chez le bœuf),
Le cordon ou entre-fesson (chez la vache),
La hampe,
Le travers ou aloyau,
La veine,
Le collier,
L'oreille ou oreillette.

5° *Que les maniements annonçant plus particulièrement le poids sont :*

Le paleron,
La poitrine,
Le cœur,
Le contre-cœur,
Le travers ou aloyau.

Au point de vue essentiellement pratique, on peut dire que les maniements les plus consultés par le boucher, dans les circonstances ordinaires, sont : les abords, le dessous (chez le bœuf), le cordon (chez la vache), le travers, la hampe, la côte, le paleron, la veine, le collier et l'oreille (ce dernier, particulièrement chez les vaches dénotant peu de qualité par leur apparence extérieure).

Pour compléter cette étude des maniements, je citerai les observations suivantes exposées par Baudement : « En général, dit-il, les maniements qui se prononcent les premiers par l'engraissement sont les derniers à disparaître par l'amaigrissement, et *vice versâ*. Les premiers sont, pour ainsi dire, plus fondamentaux que les seconds, plus tenaces, moins accidentels; ils sont plus solides et moins fleuris. On peut dire aussi en général, et sauf les différences relatives à l'importance des dépôts de graisse, que l'accumulation de la matière grasse s'opère de l'intérieur du corps à l'extérieur, et de l'arrière-main à l'avant-main. » Une dernière observation toute pratique : c'est que les animaux qui viennent de faire un parcours de 15 à 20 kilomètres à pied ont généralement les maniements plus prononcés que ceux qui ont voyagé par chemin de fer; c'est particulièrement à la hampe et à la brague que s'accentue cette influence de la marche.

6° *État de santé.* — J'ai dit, dans un chapitre précédent, que la mission de l'inspecteur de la boucherie avait un caractère des plus sérieux, parce que c'est derrière lui que s'abrite la municipalité qui l'a nommé, lorsque des plaintes plus ou moins fondées se font entendre sur la qualité et sur l'état plus ou moins sain des animaux livrés à la consommation.

Il serait donc à désirer que tout inspecteur possédât la sûreté de vue, la pratique du diagnostic, *le coup d'œil médical* en un mot, sans lesquels on peut ou bien compromettre les intérêts des producteurs, ou bien porter atteinte à la santé des consommateurs. Cela vient du reste à l'appui de ce que j'ai déjà avancé, à savoir que l'on ne peut être inspecteur de boucherie, un véritable gardien de la santé publique, si l'on n'est pas vétérinaire, et surtout vétérinaire ayant exercé la médecine des animaux pendant plusieurs années.

Quelque restreintes que puissent être mes connaissances à cet égard, je vais essayer cependant de présenter, aussi brièvement que possible, les signes et les symptômes que peut offrir un bœuf au moment de sa visite sur pied, en observant que cette étude ne s'applique qu'aux animaux réservés pour la boucherie.

Pour apprécier avec assurance un état maladif quelconque d'un animal, il importe d'être fixé, au préalable, sur les signes caractérisant *la santé;* en un mot, il faut savoir faire la différence entre le bœuf sain et le bœuf malade.

Lorsque le bœuf est conduit sur les marchés d'approvisionnement ou dans les foires, il a parcouru, dans bon nombre de cas, soit à pied, soit en chemin de fer, une route plus ou moins longue. Aussi paraît-il, lorsqu'il n'a pu se reposer, être sous le coup d'une fatigue d'autant plus prononcée qu'il est plus gras ou plus lourd. La position debout n'est donc pas toujours régulière, ni constante. Tantôt l'animal piétine, tantôt un membre est complètement soustrait à l'appui ; sa marche est pénible, si même l'animal ne boite.

J'ai vu très-souvent des bœufs tellement fatigués que, peu d'instants après leur arrivée sur le marché, leur corps se couvrait d'une sorte de rosée perlant après les poils, même par la température la plus froide.

Lorsque le bœuf est couché, la fatigue se traduit soit par un décubitus latéral complet, soit par l'appui de la tête sur le sol par la machoire inférieure.

Le bœuf bien portant a l'habitude, lorsqu'il se lève, de vousser fortement en contre-haut la colonne vertébrale, mouvement auquel succèdent un abaissement proportionné de la ligne dorso-lombaire, en même temps qu'une forte extension des membres, et particulièrement des membres postérieurs. On nomme *pandiculations* ces contractions passagères des muscles, et l'on peut dire que l'absence des pandiculations caractérise le plus souvent un état maladif ; le boucher dit que le bœuf *s'étend*.

Dans l'état de santé, la peau du bœuf est souple, onctueuse, et se détache facilement des parties qu'elle recouvre. L'état plus ou moins propre de la peau dépend de la saison et des habitudes locales d'élevage. Les bœufs d'hiver ont la peau garnie de crottes ; la même malpropreté s'observe chez certaines races qui vivent constamment sur une litière humide et rarement renouvelée ; elle peut encore être la conséquence d'une disette de litière ou être provoquée par une diarrhée persistante, particulièrement lorsque les animaux mangent du vert.

Les bœufs qui ont voyagé en chemin de fer ont souvent la peau légèrement entamée ou dépilée, particulièrement à la base de la queue et à la pointe des fesses ; le frottement produit par les arrêts brusques, ou les *coups de tampon*, déterminent ces dépilations. Les animaux qui sortent des pâturages ont le poil moins brillant, moins lisse que ceux engraissés à l'étable. Ceux qui ont manqué de soins présentent fort souvent, outre la maigreur, des dépilations, des dartres, des traces de gale, des poux même quelquefois, sur des points du corps plus ou moins étendus. La peau sèche, adhérente aux côtes, le poil piqué, joints à de fréquents frissons, annoncent la souffrance. A l'état normal, la température de la peau du bœuf varie entre 38°5 et 39°5 ; dans le début de certaines affections, telles que le typhus, cette température s'élève à 41°, et même 42° ; elle s'abaisse sensiblement dans les dernières périodes des maladies inflammatoires. Lorsqu'au printemps ou à l'automne, ou bien encore lorsqu'à un temps chaud des mois de juillet et d'août succèdent des pluies abondantes, on aperçoit sur les bœufs sortant des contrées marécageuses des tumeurs isolées, molles, crépitantes, plus ou moins étendues, augmentant presque à vue d'œil pour arriver à former des engorgements œdémateux, recouverts d'une peau tendue et crépitante, on peut soupçonner l'existence du *charbon,* maladie terrible, sur laquelle nous aurons à revenir plus tard.

Quoique attachée bas généralement, la tête du bœuf conduit sur le marché jouit encore d'une liberté de mouvements assez grande pour que l'on puisse reconnaître si elle prend une direction et une attitude anormales. La tête portée en avant annonce une gêne des organes respiratoires. L'abattement qui accompagne toute maladie grave fait porter bas la tête. Est-elle penchée à droite ou à gauche, on redoutera quelque catarrhe des cornes ou quelque tumeur ou cœnure dans l'un des hémisphères cérébraux. Si, lorsque l'animal est couché, il tourne souvent la tête vers le ventre ou s'il la maintient longtemps dans cette position, on peut soupçonner l'existence d'une maladie sérieuse des organes digestifs, telle que gastro-entérite simple ou compliquée de péritonite.

Chez le bœuf en bonne santé l'œil est vif et brillant, la conjonctive rosée. L'œil à paupières gonflées, à conjonctive rouge-foncé, dénote une pléthore sanguine ; pâle et sans vigueur, il annonce l'anémie, la misère, la souffrance. La couleur rouge-noir coïncide fort souvent avec l'existence des symptômes caractéristiques des maladies charbonneuses. On signale aussi comme symptômes du typhus contagieux du gros bétail une grande prostration, la tête portée basse, une physionomie inquiète, l'œil rouge, la cornée vitreuse, et d'abondantes larmes irritant et dépilant la peau du chanfrein.

Le regard menaçant, joint à des mouvements désordonnés de l'animal, peut provenir soit d'un caractère méchant, soit d'un état de surexcitation génésique, comme cela se voit chez le taureau ardent ou la vache en rut ou en feu ; ces animaux sont rarement gras.

L'œil doux, tranquille, appartient particulièrement aux animaux lymphatiques ou à ceux que les soins journaliers de l'homme et le travail ont rendus familiers et dociles. « Les animaux qui se laissent manier, qui ne craignent pas l'approche de l'homme, dit M. Magne, prennent rapidement la graisse.

Les oreilles du bœuf bien portant ont la température normale propre à tout le corps entier ; celles dont la température s'élève annoncent un travail fébrile ; les oreilles alternativement chaudes et froides correspondent à une maladie grave des voies digestives. Les cornes fournissent les mêmes renseignements que les oreilles.

En bonne santé, quelle que soit la couleur de sa robe, le bœuf a toujours le mufle couvert d'une rosée abondante qui disparaît sous l'influence de la fièvre due à un travail inflammatoire quelconque. Les maladies graves de la poitrine ou du ventre, telles que hémorrhagies intestinales, pleurite ou péritonite sur-aiguë s'accompagnent toujours d'une contraction particulière de la face, qui fait dire qu'elle est *grippée.*

La bouche fraîche annonce la santé ; la bouche chaude et sèche coïncide avec un grand échauffement intestinal. Un écoulement abondant de salive correspond soit à une angine, soit à la présence d'un corps étranger dans l'œsophage, soit aussi à la présence d'aphthes dans la bouche et sur les gencives ; j'ai vu encore le ptyalisme coïncider avec une maladie grave de l'os des machoires, ou une carie des molaires rendant la mastication difficile. Je citerai aussi le ptyalisme particulier aux bœufs atteints de typhus ; la salive est alors écumeuse et l'on remarque que sur le bourrelet de la machoire supérieure, sur les gencives et sur les papilles de la face interne des joues, l'épiderme est soulevé par de la sérosité et détaché par les mouvements de la langue laissant à nu des plaies d'un rouge vif.

Le grincement des dents caractérise particulièrement l'inflammation des muqueuses gastriques.

En repos, le bœuf bien portant rumine et l'on peut dire que la rumination dénote un état normal et physiologique des fonctions digestives ; toutefois, il faut remarquer que le bruit qui se fait dans un marché, les attouchements fréquents, les changements de place dont l'animal est l'objet, ont souvent pour effet d'empêcher la rumination.

Le bœuf qui n'a pas mangé depuis longtemps beugle fréquemment ; il en est de même de la vache *en feu*, et de celle qui est séparée depuis peu de son veau. Le beuglement diffère essentiellement de la *plainte* ou gémissement court qui accompagne les maladies graves et qui apparaît surtout pendant que les animaux sont couchés. La surcharge de la panse peut aussi provoquer la plainte.

En santé, le bœuf ne tousse qu'exceptionnellement pendant son séjour sur nos marchés. Lorsqu'il tousse, il importe de s'assurer de la nature et de la fréquence de la toux. La toux naturelle est faible et traînée et s'accompagne d'une violente secousse de l'abdomen et de l'allongement de la tête. C'est surtout lorsque dans une contrée existent quelques raisons de craindre la péripneumonie qu'il faut attacher une grande importance à la nature de la toux. Au début de cette affection la toux est petite, sèche et douloureuse ; elle s'accompagne à une période plus avancée d'un jetage blanchâtre mêlé de stries sanguines, d'une plainte à peu près continue et d'une sensibilité extraordinaire de la colonne vertébrale. Une toux sèche, sifflante et souvent répétée annonce dans tous les cas une affection grave des voies respiratoires, notamment la phthisie tuberculeuse. Observons cependant que, pendant l'été, la poussière des marchés ou des champs de foire, aidée de la forte chaleur, provoque souvent des quintes de toux; on peut dire aussi que le même symptôme peut dénoter l'arrêt dans la gorge de quelques débris de fourrage sec.

A l'état sain, on ne s'aperçoit pas de l'existence d'un jetage par les naseaux, l'animal ayant l'habitude de nettoyer avec la langue chaque orifice nasal; mais, lorsque par ces orifices s'écoulent des matières sanieuses ou un pus grumeleux, associé même quelquefois à des stries sanguines, lorsque, joint à cela, l'air expiré a une odeur fétide, on doit redouter, ainsi que nous venons de le voir, une maladie sérieuse des poumons, et conséquemment porter son attention d'une façon particulière vers la poitrine. Le rejet, par les cavités nasales et par la bouche, de mucosités associées à des matières alimentaires, coïncide, soit avec une inflammation du pharynx, soit avec un état d'atonie de l'œsophage, soit avec une affection de l'orifice cardiaque, soit enfin avec une véritable indigestion de la panse.

Chez le bœuf adulte, le nombre des respirations est de 15 à 18 par minute; il est de 18 à 21 chez le jeune animal; enfin il varie de 12 à 15 chez l'animal âgé.

La régularité des mouvements respiratoires accuse la santé. L'accélération de la respiration peut être provoquée par différentes causes telles qu'un exercice violent ou une longue marche, un état de graisse très-prononcé, une plénitude extrême de la panse, un état de gestation avancée chez la femelle, la surexcitation ou la frayeur, enfin l'existence d'une maladie d'un point quelconque de l'appareil respiratoire.

Chez tous les bœufs, en général, la pression de la colonne vertébrale faite avec la main en arrière du garrot provoque la flexion de la dite colonne ; je dis même, avec Cruzel, que c'est un signe de vigueur et de bonne santé; mais si la compression provoque une flexion exagérée, *douloureuse*, accompagnée de toux sèche et sifflante, alors on peut soupçonner l'existence de la phthisie tuberculeuse. M. Coculet signale la sensibilité extrême de la colonne vertébrale, jointe à la plainte exagérée et même au gémissement, comme appartenant à l'inflammation des séreuses diaphragmatiques. Nous avons dit qu'elle pouvait coincider aussi avec l'existence de la péripneumonie.

L'examen de la cavité abdominale permet de constater soit une augmentation, soit une diminution du volume de cette cavité.

L'augmentation peut être générale ou partielle.

L'augmentation générale coïncide le plus souvent avec l'indigestion, l'épanchement péritonéal, l'ascite, ou avec l'existence d'abcès ou de kystes volumineux dans l'abdomen.

Parmi les causes les plus importantes à signaler comme provoquant une augmentation partielle de la cavité abdominale, il faut placer les *hernies*. La situation de la tumeur herniaire, son volume, permettent de soupçonner la nature de l'organe hernié ; mais c'est surtout par la palpation et l'auscultation que l'on obtient le résultat cherché. On peut enfin, s'il y a doute, compléter l'examen par l'exploration rectale. « Si, dit M. le professeur Lafosse, qui a traité cette question avec un talent pratique remarquable, dans l'organe que vous avez ainsi extrait du sac, vous sentez les mouvements, les contours, la consistance d'un fœtus, c'est la matrice qui forme la hernie ; si, au contraire, vous n'y sentez qu'une masse pâteuse, ou l'élasticité des gaz, ou même seulement ces mouvements lents et ondulés, nommés vermiculaires, la hernie est intestinale ; il y a de fortes présomptions qu'elle est épiploïque, si vous ne constatez aucun des précédents caractères. »

Les hernies les plus communes à constater sont celles de l'intestin ; mais on doit aussi signaler celles du rumen, apparaissant toujours du côté gauche dans les deux tiers inférieurs de la cavité abdominale. Récentes, ces hernies s'accompagnent d'une infiltration du tissu cellulaire sous-cutané, d'un œdème plus ou moins considérable suivant le temps plus ou moins long qui s'est écoulé depuis l'apparition de la hernie plus, d'une fièvre de réaction très-intense. Occasionnés pour la plupart par des coups de corne, ces accidents s'accusent aussi par des traces de blessures, des dépilations superficielles plus ou moins étendues.

Un état proéminent du flanc gauche peut dépendre, soit d'une surcharge d'aliments dans la panse, ce qu'accuse à la main la sensation molle et pâteuse des matières accumulées, soit d'une indigestion avec météorisation, ce que dénotent la tension du flanc et le son clair, tympanique, produit par la percussion. L'ingestion d'une grande quantité d'eau froide dans un appareil digestif à peu près vide d'aliments, occasionne souvent des coliques avec distension de l'abdomen et frissons généraux.

Chez la vache, le développement exagéré du côté droit du ventre annonce un état de gestation d'autant plus avancé que le ventre est plus abattu ; cependant, chez les vieilles vaches, le développement extrême du ventre peut être la conséquence de nombreux vêlages ; c'est par la palpation méthodique que l'on peut se rendre un compte positif de la situation.

M. Lafosse fait remarquer que, dans la fièvre charbonneuse, la rate fait parfois une saillie assez sensible le long de l'hypochondre gauche, surtout chez les ruminants maigres. L'hypertrophie ou l'inflammation du foie peut soulever assez visiblement la dernière côte et le flanc droits.

La diminution du volume du ventre est le plus souvent la conséquence d'une abstinence prolongée se rattachant à toutes les maladies graves, susceptibles d'ôter à l'animal le besoin de manger ou de diminuer sensiblement l'appétit. La privation extrême de nourriture peut aussi donner lieu au même symptôme.

Dans l'état de santé, les matières fécales du bœuf, *la bouse*, ont une consistance variable avec le genre de nourriture auquel l'animal est soumis. La diarrhée simple est assez commune, et ne donne lieu à aucune crainte dans la plupart des cas ; mais si les matières expulsées sont à la fois molles, gluantes et mêlées de stries sanguinolentes, alors il faut craindre un état inflammatoire très-violent de la muqueuse intestinale. Dans le cas de gastro-entérite, les matières sont, suivant la période de la maladie, ou très-dures, moulées et coiffées, ou de consistance molle, et recouvertes de mucosités sanguinolentes, à odeur fétide. L'état relevé, levretté du ventre, joint à des efforts continuels sans résultat et à l'expulsion réitérée de gaz, annonce un grand échauffement intestinal, associé quelquefois à une péritonite grave. Ce dernier état s'observe très-fréquemment sur les animaux de boucherie.

De violentes coliques, accusées par le lever et le décubitus successifs et réitérés de l'animal, ainsi que par une agitation extraordinaire de la queue et de violentes contractions ou battements de l'urètre suivies du rejet de quelques gouttes d'urine, donnent à supposer l'existence de calculs dans la vessie, et préviennent ainsi l'inspecteur qu'il doit s'assurer, après la mort du sujet, si les derniers efforts ou la chute sur le sol au moment de l'abatage n'ont pas provoqué la rupture de la vessie, auquel cas la viande devient inutilisable pour la boucherie.

L'écoulement d'une urine sanguinolente peut tenir à une maladie par altération du sang, à l'usage de plantes âcres et irritantes, ou à la présence de calculs dans les reins ou les uretères.

Chez la vache, une urine trouble ou légèrement colorée en rouge peut aussi tenir à une inflammation de la vessie, ou à une association à l'urine de débris ou de matières provenant d'une récente parturition. On rencontre souvent sur les marchés des vaches dont la vulve semble être placée au fond d'un véritable cul-de-sac, limité en haut par la base de la queue, et de chaque côté par la saillie très-prononcée des ischiums. Le plus souvent, ces vaches sont vieilles et doivent à cette disposition particulière de l'organe génital externe, d'être l'objet incessant des tentatives amoureuses inutiles des taureaux avec lesquels elles vivent en commun; nos bouchers bordelais donnent à ces vaches la qualification d'*encourues*, et considèrent leur viande comme étant de qualité inférieure.

Le bœuf, qu'il soit castré ou bistourné, a quelquefois des abcès au niveau du scrotum. La vieille vache peut aussi avoir des engorgements du pis, des abcès plus ou moins durs et plus ou moins douloureux. J'ai vu, rarement il est vrai, des bœufs maigres ayant des sarcocèles volumineux, gênant la marche et paraissant faire souffrir considérablement les sujets atteints.

Parmi les affections des membres susceptibles de porter atteinte à la qualité de la viande, je citerai *les plaies, les blessures* plus ou moins pénétrantes dans quelque région musculaire; le *rhumatisme articulaire* qui, par les douleurs qu'il occasionne, amène le dépérissement prompt de l'animal, et quelquefois même l'émaciation de toute la portion musculaire principale du membre malade; la *fourbure,* maladie commune surtout chez les animaux préparés à la vente par une abondante et riche nourriture, et auxquels on a fait faire une longue route à pied, ou que l'on a contraints à rester debout durant un long parcours en chemin de fer; la *limace* ou furoncle, intéressant d'abord le coussinet graisseux situé en dessous du ligament inter-digité, pour arriver à détruire ensuite le tissu cellulaire, les ligaments et la peau.

La raideur des membres appartient soit à la fatigue, soit à une maladie grave; elle peut aussi être la conséquence d'un refroidissement brusque déterminant un arrêt de la circulation générale.

La *paralysie* d'une région amène soit le relâchement des muscles de cette région, soit l'émaciation des muscles paralysés. L'*ankylose* d'une articulation entraîne l'immobilité, et, comme conséquence aussi, l'émaciation des muscles appartenant au membre atteint.

Tel est, aussi raccourci que possible, le tableau des symptômes que l'inspecteur peut rencontrer sur les bœufs ou les vaches conduits sur les marchés d'approvisionnement. En le traçant, je n'ai pas eu la prétention de traiter la question des maladies du bœuf, ainsi que le comportent les ouvrages spéciaux sur la pathologie. J'ai voulu simplement attirer l'attention de l'inspecteur sur la nécessité d'assister à l'ouverture des sujets à l'égard desquels il a émis un diagnostic, afin de s'assurer de l'état et de la qualité de la viande que fourniront ces animaux.

Conclusions, rendement, poids vif, poids net. — Étant donnés les divers renseignements fournis par la *race*, l'*âge*, le *sexe*, la *conformation*, l'*état de graisse* et l'*état de santé* d'un animal, il importe à l'inspecteur, désireux d'apprécier cet animal sur pied, de pouvoir tirer, de l'examen qu'il a pu faire, des *conclusions sur le poids vif* du sujet en même temps que sur la quantité de *viande nette* et de *suif* qu'il donnera à l'abatage.

Le rapport entre le *poids vif* et le *poids net* est susceptible de varier, et il n'est guère qu'une longue pratique du commerce de la boucherie ou une fréquentation journalière des abattoirs qui puissent autoriser à formuler des jugements assurés sur cette question, à apprécier, en un mot, ce que l'on est convenu d'appeler le *rendement* d'un animal.

Étant donc donnée comme point de départ la nécessité de connaître le poids vif d'un animal, il est incontestable que la meilleure manière de connaître ce poids est de peser cet animal à la bascule ; c'est là, en effet, le moyen employé sur les marchés spécialement affectés à la vente des animaux de boucherie. Le boucher expérimenté sait cependant se passer de bascule, et se trompe rarement de beaucoup sur le poids vif d'un bœuf; il est du reste, dans la plupart des cas, intéressé à ne pas se tromper, car il achète le plus ordinairement *à l'œil*, c'est-à-dire par approximation personnelle, basée sur les caractères dont nous avons parlé jusqu'ici dans ce chapitre.

On a proposé des méthodes pouvant guider pour arriver à trouver le rendement d'un bœuf. « Ces méthodes, dit Baudement, sont de deux sortes différentes d'après les moyens d'appréciation qu'elles emploient. Les unes cherchent à déterminer le poids net d'après le poids vif préalablement constaté de l'animal ; les autres veulent arriver à la connaissance du poids net ou du poids vif, d'après certaines mensurations, c'est-à-dire en se basant sur le volume de l'animal. »

Je citerai simplement dans la première catégorie la méthode d'Anderdon qui consiste à prendre la moitié du poids vif de l'animal, à y ajouter les 4/7 du même poids vif, et diviser le tout par 2 ; le quotient donne le poids net. Soit, par exemple, un bœuf pesant 700 kilogrammes : la moitié de 700 est de 350

les 4/7 de 700 sont . . . 400

TOTAL. . . 750

qui divisés par 2 = 375 kilog., chiffre représentant le poids net. En définitive, ajoute Baudement, cette méthode revient à admettre un rendement net de 53, 5 pour 100 du poids vif. »

Parmi les méthodes reposant sur la connaissance du volume de l'animal et utilisant la *mensuration* pour arriver à trouver le rendement net, nous plaçons en première ligne celle de Mathieu de Dombasle.

Mathieu de Dombasle, ayant établi que le poids de viande nette fourni par un animal est en rapport avec le périmètre de sa poitrine, procède au mesurage de la manière suivante :

L'animal étant placé sur une surface plane, dans la position la plus naturelle possible, c'est-à-dire les membres antérieurs également avancés et la tête en position ordinaire, on prend un décamètre ou cordon gradué, inextensible, dont un côté est divisé en centimètres et l'autre porte des nombres représentant les poids en viande nette correspondant aux divisions centimétriques. On place l'extrémité du cordon au sommet du garrot, on le fait passer ensuite en arrière du coude gauche par exemple, puis sous la poitrine, entre les avant-bras, et on le fait remonter sur le plat de l'épaule droite pour joindre le premier point de départ. Le résultat obtenu est inscrit, puis on répète la même opération en passant derrière le coude droit de façon à croiser la direction prise dans la première mesure. Le plus ordinairement ces deux opérations donnent des résultats semblables, mais, en cas de longueurs différentes, on prend la moyenne. C'est en procédant de la sorte que Mathieu de Dombasle a établi le tableau suivant :

Mesurage des bêtes à cornes par le Cordon Dombasle.

MESURE	POIDS	MESURE	POIDS	MESURE	POIDS	MESURE	POIDS
mètr. c.	Livres.	mètr. c.	Livres.	mètr. c.	Livres.	mètr. c.	Livres.
1 81	350	2 05	507	2 29	710	2 53	950
1 82	356	2 06	514	2 30	720	2 54	962
1 83	362	2 07	521	2 31	730	2 55	975
1 84	368	2 08	528	2 32	740	2 56	987
1 85	375	2 09	535	2 33	750	2 57	1000
1 86	381	2 10	542	2 34	760	2 58	1012
1 87	387	2 11	550	2 35	770	2 59	1025
1 88	393	2 12	558	2 36	780	2 60	1037
1 89	400	2 13	566	2 37	790	2 61	1050
1 90	406	2 14	575	2 38	800	2 62	1062
1 91	412	2 15	583	2 39	810	2 63	1075
1 92	418	2 16	591	2 40	820	2 64	1087
1 93	425	2 17	600	2 41	830	2 65	1100
1 94	431	2 18	608	2 42	840	2 66	1112
1 95	437	2 19	616	2 43	850	2 67	1125
1 96	443	2 20	625	2 44	860	2 68	1137
1 97	450	2 21	633	2 45	870	2 69	1150
1 98	457	2 22	641	2 46	880	2 70	1162
1 99	464	2 23	650	2 47	890	2 71	1175
2 »	471	2 24	660	2 48	900	2 72	1187
2 01	478	2 25	670	2 49	910	2 73	1200
2 02	485	2 26	680	2 50	920		
2 03	492	2 27	690	2 51	930		
2 04	500	2 28	700	2 52	940		

Il ressort de ce tableau que le poids augmente de 3 kilogrammes par centimètre, depuis 1^m81 jusqu'à 1^m96 de circonférence du thorax, et qu'ensuite il croît progressivement de 4, 5, 6 et 7 kilogrammes par chaque centimètre.

J'ai pour ma part essayé et vu essayer plusieurs fois le cordon Dombasle pour l'appréciation des animaux de boucherie, et je dois dire que si les résultats qu'il donne sont assez rapprochés de la vérité, lorsqu'il s'agit d'animaux à conformation à peu près régulière, ils sont rarement aussi exacts que ceux fournis par la bascule. On conçoit, du reste, les différences que l'on constate entre le cordon et la bascule, en songeant aux cas, assez nombreux dans nos races de travail, où le développement de la poitrine n'est pas relativement proportionnel à celui des parties postérieures du corps. On ne peut donc se servir avantageusement du cordon qu'avec une connaissance pratique des autres caractères inhérents à la race, à l'âge, à la conformation et à l'état de graisse du sujet, caractères sur lesquels nous avons déjà insisté.

Baudement, parlant de la méthode Dombasle, dit ceci : « En définitive, on trouve que cette méthode est fondée sur le principe que le poids est constamment dans un certain rapport avec le périmètre du thorax. Il y a beaucoup de vrai dans ce principe, comme je l'ai montré par mes expériences sur le développement de la poitrine ; mais il s'en faut qu'il soit absolument vrai, comme cela résulte des mêmes expériences. Aussi les résultats trouvés par M. de Dombasle restaient-ils généralement exacts pour les animaux de sa contrée et pour les animaux analogues par les caractères, les aptitudes, le développement, l'âge, l'état de graisse. Mais on comprend combien est rare cette ressemblance, portant sur tant de points, et c'est seulement des indications que l'on peut chercher dans cette méthode, en corrigeant les chiffres d'après la connaissance que l'on peut avoir de ces animaux. »

La seconde méthode, reposant sur la mensuration des animaux, est due à M. Quételet, directeur de l'observatoire de Bruxelles. M. Quételet compare le corps de l'animal à un cylindre d'eau qui aurait pour circonférence celle de la poitrine, et pour hauteur les onze dixièmes de l'espace compris entre le milieu du bord antérieur de l'épaule et la pointe de la fesse. Les mesures sont prises en centimètres, et les poids donnés en kilogrammes.

Pour procéder suivant la *méthode Quételet* on prend, comme pour le procédé Dombasle, un long cordon inextensible gradué en centimètres ; on en place une extrémité sur le sommet du garrot, puis, entourant la poitrine de façon à faire passer le cordon en arrière des deux coudes, on revient au point de départ. On a ainsi un premier chiffre qui vous donne la circonférence de la poitrine. Cela fait, on mesure la distance qui sépare le bord antérieur de l'épaule d'une perpendiculaire touchant à la partie postérieure de la cuisse correspondante et l'on obtient un nouveau nombre.

Il suffit ensuite de se reporter aux tables établies par M. Quételet pour trouver le poids vif demandé. On trouve ce poids à l'endroit de la colonne verticale correspondant à la rencontre des deux données fournies par le mesurage.

Nous donnons ici les tables Quételet, persuadé que, dans certaines circonstances, elles peuvent rendre service; on y voit, par exemple, qu'un bœuf dont la circonférence, en arrière des épaules, est de 144 centimètres, et qui mesure 124 centimètres de longueur, donnera 225 kilogrammes poids vif. (Voir les tableaux ci-après.)

Poids brut des bêtes à cornes en kilogrammes

Circonférence prise derrière l'épaule	Longueur en centimètres depuis le bord antérieur de l'épaule jusque derrière la cuisse															
	120	124	128	130	132	134	136	138	140	142	144	146	148	150	152	154
140	206	213	220	223	226	230	233	237	240	244	247	250	254	257	261	264
142	212	219	226	229	233	236	240	244	247	251	254	258	261	265	268	272
144	218	225	232	236	240	243	247	250	254	258	261	265	269	272	276	280
146	224	231	239	242	246	250	254	257	261	265	269	272	276	280	284	287
148	230	238	245	249	253	257	261	265	268	272	276	280	284	288	291	295
150	336	244	252	256	260	264	268	272	276	280	283	287	291	295	299	303
152	243	251	259	263	267	271	275	279	283	287	291	295	299	303	307	311
154	249	257	266	270	274	278	282	286	291	295	299	303	307	311	316	320
156	256	264	273	277	281	285	290	294	208	302	307	311	315	319	324	328
158	262	271	280	284	288	293	297	302	306	310	315	319	323	328	332	337
160	269	278	287	291	296	300	305	309	314	318	323	327	332	336	341	345
162	276	285	294	299	303	308	312	317	322	326	331	335	340	345	349	354
164	282	292	301	306	311	315	320	325	330	334	339	344	348	353	358	362
166	289	299	309	314	318	323	328	332	338	342	347	352	357	362	366	371
168	296	306	316	321	326	331	336	341	346	351	356	361	366	370	375	380
170	304	314	324	329	334	339	344	349	354	359	364	369	374	379	385	390
172	311	321	331	337	342	347	352	357	362	368	373	378	383	383	393	399
174	318	329	339	344	350	355	360	366	371	376	382	387	392	397	403	408

Poids brut des bêtes à cornes en kilogrammes.

Circonférence prise derrière l'épaule	Longueur en centimètres depuis le bord antérieur de l'épaule jusque derrière la cuisse															
	140	142	144	146	148	150	152	154	156	158	160	162	164	166	168	170
176	380	385	390	396	401	407	412	418	423	428	434	439	445	450	455	461
178	388	394	399	405	411	416	422	427	432	438	444	449	455	460	466	471
180	397	403	408	414	420	425	431	437	442	448	454	459	465	471	477	482
182	406	412	417	423	429	435	441	446	452	458	464	470	475	481	487	493
184	415	421	427	433	438	444	450	456	462	468	474	480	486	492	498	504
186	424	430	436	442	448	454	460	466	472	478	484	490	496	503	509	515
188	433	439	445	452	458	464	470	476	483	489	495	501	507	514	520	526
190	442	449	455	461	468	474	480	487	493	499	506	512	518	525	531	537
192	452	458	465	471	477	484	490	497	503	510	516	523	529	536	542	549
194	461	468	474	481	487	494	501	507	514	520	527	534	540	547	553	560
196	471	477	484	491	498	504	511	518	524	531	538	545	551	558	565	572
198	480	487	494	501	508	515	521	528	535	542	549	556	563	570	576	583
200	490	497	504	511	518	525	532	539	546	553	560	567	574	581	588	595
202	500	507	514	521	529	536	543	550	557	564	571	579	586	593	600	607
204	510	517	524	532	539	546	554	561	568	575	583	590	597	605	612	619
206	520	527	535	542	550	557	565	572	579	587	594	602	609	616	624	631
208	530	538	545	553	560	568	576	583	591	598	606	613	621	628	636	644
210	540	548	556	563	571	579	587	594	602	610	618	625	633	641	648	656

Poids brut des bêtes à cornes en kilogrammes.

Circonférence prise derrière l'épaule	Longueur en centimètres depuis le bord antérieur de l'épaule jusque derrière la cuisse																	
	152	154	156	158	160	162	164	166	168	170	172	174	176	178	180	184	188	192
212	598	606	614	622	629	637	645	653	661	669	677	685	692	700	708	724	740	755
214	609	617	625	633	641	649	657	665	673	681	689	698	705	713	721	737	754	769
216	621	629	637	645	653	662	670	678	686	694	702	711	719	727	735	751	768	784
218	632	641	649	657	666	074	682	691	699	707	715	724	732	740	749	765	782	799
220	644	652	661	669	678	686	695	703	712	720	729	737	746	754	763	780	797	813
222	656	664	673	681	690	699	707	716	725	733	742	751	759	768	776	794	811	828
224	668	676	685	694	705	712	720	729	738	747	755	764	773	782	700	808	826	843
226	680	688	697	706	715	724	733	742	751	760	769	778	787	796	805	822	840	858
228	692	701	710	719	728	737	766	755	764	773	783	792	801	810	819	837	855	874
230	704	713	722	732	741	750	759	768	778	787	796	806	815	824	833	852	870	889
232	716	725	735	744	754	763	773	782	791	801	811	821	830	839	849	868	887	905
234	728	738	748	757	767	776	786	796	805	815	824	834	843	853	863	882	901	920
236	741	751	760	770	780	790	800	809	819	829	839	848	858	868	878	897	916	936
238	754	763	773	783	793	803	813	823	833	843	853	863	873	883	893	912	932	952
240	766	776	786	797	807	817	827	837	847	857	867	877	887	897	907	928	948	968

Tout en reconnaissant à la méthode Quételet une certaine valeur, lorsqu'il s'agit de bœufs bien faits, bien gras, comme ceux des concours, nous pensons que, appliquée à la majorité de nos races françaises, et surtout à la majorité des animaux conduits sur les marchés pour l'approvisionnement, cette méthode ne donne que des appréciations imparfaites, tant sont loin de se rapprocher du cylindre les sujets dont nous venons de parler.

C'est par cette raison qu'en Angleterre on a combiné, dit Baudement, avec la mensuration, les circonstances d'état de graisse, de race, de sexe, et que l'on a pu former des tables donnant le poids net de tous les animaux.

Je ne m'arrêterai pas plus longtemps sur les moyens de mensuration préconisés pour apprécier le poids vif ou le poids net d'un bœuf sans avoir recours à la bascule, car je suis intimement persuadé que la grande pratique, basée sur des connaissances sérieuses, est le meilleur guide dans l'appréciation des animaux de boucherie. Ce que l'on peut toujours assurer, c'est qu'un bœuf *fait*, dont le poitrail est large, les épaules bien écartées, le garrot épais, les côtes arrondies, les reins larges et épais est un bœuf lourd. Ce que l'on peut dire encore, c'est que la race, l'âge du sujet, le développement des parties musculaires, le volume plus ou moins considérable de la charpente osseuse, la quantité et la nature de la graisse, l'état de plénitude ou de vacuité de la panse, la présence d'un fœtus plus ou moins gros, etc., sont autant de circonstances dont il faut tenir compte pour déterminer le rendement net probable d'un bœuf ou d'une vache. Ajoutons enfin que, dans cette estimation approximative, il faut aussi tenir compte de la saison dans laquelle on se trouve. Les bouchers savent fort bien que, depuis le mois de mai jusque fin septembre, le bœuf engraissé aux pâturages ne rend pas proportionnellement à ce que semble promettre son état; qu'il est, en un mot, plus léger que celui conduit au marché pendant ou à la sortie de l'hiver.

On est dans l'habitude d'établir les rendements de la manière suivante :

	POIDS NET,	POIDS DU SUIF.
Bœufs en chair............	50 à 55 %	4 à 5 %
Bœufs demi-gras..........	55 à 60 %	5 à 8 %
Bœufs gras...............	60 à 65 %	6 à 10 %
Bœufs fin-gras............	65 à 70 %	10 à 12 %

Voici, à propos du rendement, quelques renseignements relatifs aux bœufs alimentant la boucherie de Paris :

Le rendement net des bons bœufs de boucherie qui viennent à Paris varie un peu selon la nature et les races ; il est urgent aussi de tenir compte, dans les appréciations, du mode de pesage à Paris, qui comprend la tête et les rognons, ce qui n'est pas compris dans les régions du Nord et de l'Est, où le pesage se fait sans tête, sans queue, sans rognons de chair et de graisse, et sans onglet et hampes, diaphragme.

Race nivernaise	Rendement	66 %	du poids vif.
— limousine	—	64 %	—
— choletaise	—	62 %	—
— comtoise	—	61 %	—
— salers	—	58 %	—
— mancelle	—	57 %	—
— normande	—	56 %	—

Races croisées et sous-races peu connues. Rendement moyen 52 à 54 %.

En somme, on peut évaluer à très-peu de chose près le rendement des bons bœufs de boucherie qui alimentent Paris *à une moyenne de 60 %*.

Et la moyenne générale de toutes les qualités, à 52 %.

Nous avons pu également recueillir les données suivantes sur le rendement des bœufs qui approvisionnent ordinairement les marchés de Bordeaux :

Bœufs âgés de trois à cinq ans.

Limousins et périgourdins,	de trois à cinq ans,	fin-gras.	70 %
Bazadais et landais	—	—	70 %
Limousins et périgourdins.	—	gras.	65 %
Garonnais	—	—	60 %
Bazadais	—	—	55 à 62 %
Landais	—	—	65 %

Bœufs âgés de plus de six ans.

Limousins, bazadais et landais	demi-gras.	52 à 54 %
Garonnais	—	50 à 52 %
Périgourdins	—	52 à 55 %

Les observations nombreuses faites tant en Angleterre qu'en France ont fourni, sur les rendements, des renseignements qu'il est bon de signaler brièvement. C'est ainsi que l'on a observé qu'à poids vif égal les vaches donnent un rendement en poids net plus élevé que les bœufs; que le rendement net des races perfectionnées en vue de la boucherie, est toujours proportionnellement supérieur au rendement des races élevées et entretenues dans un but tout autre que la boucherie; que, pour les taureaux, le rapport du poids net au poids vif est plus élevé, tandis que ce même rapport doit être abaissé pour les vaches ayant fait plusieurs veaux ou les bœufs d'un âge avancé; qu'enfin il faut tenir compte, dans l'évaluation des produits croisés, de l'influence des parents, le père généralement auquel le produit ressemble le plus.

CHAPITRE IV

Examen du veau

Les développements dans lesquels je suis entré à propos de l'examen du bœuf de boucherie me dispenseront de donner de longs détails à propos du veau ; aussi, mettrai-je à profit les lignes consacrées à l'étude de ce jeune animal pour tracer, aussi brièvement que possible, les caractères à l'aide desquels il est permis de se rendre compte de son âge aux différentes périodes de la vie fœtale. Ces caractères seront puisés, les uns dans les ouvrages spéciaux d'anatomie et de physiologie dont je puis disposer, les autres dans les notes particulières que j'ai recueillies sur la question. J'insiste d'autant plus sur l'importance de cette question qu'elle me paraît être imparfaitement connue par bon nombre de vétérinaires n'ayant que peu de rapports avec les travaux d'un abattoir et qu'elle me paraît, en outre, avoir une certaine importance au point de vue de la médecine légale.

§ Ier — CARACTÈRES DE L'AGE DU VEAU AVANT LA NAISSANCE.

Le veau que l'on rencontre dans la matrice de la vache au moment de l'abatage est désigné par la boucherie sous la dénomination de veau *mort-né,* expression assez exacte, lorsqu'on songe que le sacrifice de la mère par effusion de sang entraîne toujours la *mort* du fœtus, mais qui cesse d'être vraie si l'on envisage que l'animal ne vient réellement au monde, *ne naît réellement* que lorsqu'il est naturellement chassé de la matrice par les efforts de la mère.

Nous rappellerons brièvement qu'à l'ouverture de la cavité abdominale la présence d'un fœtus s'accuse par le développement plus ou moins considérable qu'a pris la corne de la matrice dans laquelle il est logé, la droite le plus ordinairement ; que les membranes enveloppant le fœtus sont, en procédant de l'extérieur à l'intérieur, et sans compter la matrice :

1° Le *chorion*, dont la face externe est garnie de plaques vasculaires concaves, véritable placenta embrassant exactement les cotylédons utérins ;

2° L'*allantoïde,* sorte de sac constitué par un épanouissement du canal de l'ouraque, et considéré comme un réservoir urinaire contenant un liquide roussâtre dans lequel l'analyse chimique démontre, durant les premiers mois de la vie fœtale, une certaine quantité de sucre ;

3° L'*amnios*, second sac enveloppant directement le fœtus et contenant un liquide citrin, légèrement salé, renfermant 99 °/₀ d'eau, plus de l'albumine et plusieurs sels, dont les principaux sont du chlorure de sodium, du sulfate et du phosphate de chaux.

Nous rappellerons enfin que l'union du fœtus à la matrice de la mère se fait par l'intermédiaire du *cordon ombilical*, dans la composition duquel entrent deux artères et deux veines, ces dernières se réunissant en un seul tronc à leur entrée dans l'abdomen, plus l'*ouraque* qui, par sa dilatation terminale, constitue le sac allantoïdien.

L'appréciation de l'âge du veau avant la naissance repose sur les caractères fournis : *1° par ses dimensions et son poids ; 2° par son état physique extérieur ; 3° par l'état de ses viscères intérieurs.*

1° *Dimensions.* — Voici, d'après Gurlt, les dimensions du fœtus de vache aux sept périodes de son évolution embryonnaire :

Première période..	dans les deux premières semaines, l'œuf a.	2 mill. 2
Deuxième période..	3e et 4e semaine, le fœtus a.............	9 —
Troisième période..	5e à 8e semaine........................	48 —
Quatrième période..	9e à 12e semaine......................	149 —
Cinquième période..	13e à 20e semaine.....................	325 —
Sixième période....	21e à 32e semaine.....................	650 —
Septième période... *finisant à la naissance.*	33e à 40e semaine.....................	812 —

Dans son remarquable traité de physiologie, M. le professeur Colin donne le tableau suivant, indiquant l'accroissement du fœtus de vache (1) :

Tableau de l'accroissement du fœtus de vache

NUMÉROS d'ordre	POIDS TOTAL de l'utérus et de son contenu	POIDS de l'utérus	POIDS des enveloppes fœtales	POIDS du fœtus	POIDS du liquide allantoïdien	POIDS du liquide amniotique	OBSERVATIONS
			Fœtus de vache				
	GR.	GR.	GR.	GR.	GR.	GR.	
1	1665	790	312	83	167	275	
2	7870	2300	850	1345	1100	2660	
3	7020	1515	845	1505	1010	2120	
4	13100	2470	825	3550	1050	5220	
5	14200	3080	1100	3830	2450	3670	
6	15700	4040	2290	5900	2250	1140	765 gr. de suc cotylédonaire
7	19765	3936	1730	9604	2770	1725	
8	51000	»	»	14000	»	»	L'utérus, les enveloppes et les liquides pèsent 37000 gr.
9	50600	6735	2820	31500	6700	2500	
10	71000	14000		28500	28000		

(1) Colin, *Physiologie comparée*, 2e édition.

Voici un relevé publié dans le récent traité d'*Obstétrique vétérinaire*, de M. le professeur Saint-Cyr, de Lyon, indiquant le poids du veau à la naissance, d'après divers auteurs :

32 kilog.	....	schwitz.
36 —	....	—
36 —	....	—
49 — 500	....	—
40 —	....	—
41 —	....	—
45 —	....	—
44 —	....	—
46 —	....	—
31 — 500	....	—
36 —	....	mancelle-normande.
20 à 25 kil.	....	durham-bretonne.
35 à 45 —	....	flamande.
38 —	....	durham-normande.
8 à 9 —	....	algérienne.

Sur soixante-neuf veaux nés à La Sausaie en un an, trente-trois pesèrent en moyenne de 31 à 35 kilogrammes.

J'ai procédé moi-même au pesage d'un grand nombre de veaux morts-nés, les uns appartenant aux grandes races de la Garonne, du Périgord, du Limousin, etc., les autres extraits de vaches bretonnes pures ou bordelaises, croisement hollandais-breton, et je crois pouvoir donner les chiffres suivants comme indiquant des moyennes exactes :

AGE DES VEAUX.			POIDS.			
2 à	3	mois de vie fœtale...	2 à	3	kilog.,	suivant races.
3	4	—	3	5	—	—
4	5	—	5	7	—	—
5	6	—	6	8	—	—
6	7	—	7	10	—	—
7	8	—	15	20	—	—
8	9	—	20	30	—	—

Comparés aux chiffres qui précèdent, ceux que je donne fournissent une différence bien remarquable entre le poids des veaux morts-nés des races méridionales et celui des veaux normands ou flamands. J'ai rarement trouvé de veau arrivé à neuf mois de gestation qui dépassât 30 kilog., ce qui semblerait dénoter, de la part des vaches méridionales en général, une infériorité sensible au point de vue de leur faculté formatrice comparée à celle des belles et puissantes vaches du nord ou de l'est.

2° *État physique extérieur.* — Durant les trois ou quatre premiers mois de la gestation, le veau se présente sous un aspect muqueux ; sa couleur est rose-pâle, sa surface est glissante ; toutes les parties qui le constituent sont molles, les os eux-mêmes manquent de consistance et plient facilement. Les yeux sont clos par les paupières intimement soudées. La soudure des os de la tête étant incomplète, le doigt perçoit facilement l'existence d'une fontanelle supéro-postérieure large. Les onglons sont mous et jaunâtres ; les attributs extérieurs du sexe sont parfaitement marqués.

Vers l'âge de quatre à cinq mois, l'aspect du sujet est encore rosé, mais quelques poils clair-semés existent sur les lèvres et au menton. Les yeux sont clos ; un bourrelet muqueux, tendre, sur lequel se dessine la trace des emplacements qu'occuperont les incisives existe à la machoire inférieure. Les os des membres sont plus résistants ; les onglons, constitués par une corne molle, jaune et de texture fibreuse, se continuent avec la peau par un léger sillon circulaire.

De cinq à six mois, mêmes caractères que précédemment ; seulement, les poils sont plus abondants à la lèvre inférieure et au menton, et clair-semés autour des naseaux ; fontanelle moins large ; onglons tendres, la moitié supérieure plus dure, jaune et d'aspect cartilagineux, la moitié inférieure molle.

De six à sept mois, la peau, qui a pris une épaisseur plus grande, est recouverte d'un léger duvet sur toute son étendue, mais moins apparent à la face interne des cuisses, aux ars et sous le ventre ; les poils sont plus longs sur la moitié inférieure des membres, à la queue et à la tête ; une sorte d'épis circulaire, existant de chaque côté du front, annonce la future place des cornes ; les lèvres, le menton, les oreilles sont particulièrement garnis de longs poils. Les paupières sont distinctes et se séparent facilement, laissant à découvert un œil terne. Parmi les incisives, les pinces et les premières mitoyennes sont peu profondément placées sous le bourrelet muqueux de la machoire ; extraites de leurs alvéoles, ces dents constituent comme une sorte de cornet creux, très-mince, dont la base, de forme quadrangulaire, livre passage à la pulpe dentaire. Os de la tête à sutures distinctes, mais à bords rapprochés. La fontanelle résultant de la soudure incomplète des deux noyaux d'ossification du frontal, ayant encore près d'un centimètre de diamètre. Cordon ombilical, gros de près de 8 centimètres de circonférence. Onglons hauts de 5 centimètres, la moitié inférieure molle et blanchâtre, la supérieure jaune et de consistance cornée.

Depuis cette période jusqu'au terme de la vie fœtale, on observe un accroissement d'autant plus sensible des caractères assignés aux périodes précédentes que l'on s'approche davantage du terme normal de la gestation. Dans toutes ses parties, le corps acquiert plus de consistance, les os des membres deviennent tout à fait durs, ceux de la tête se rapprochent, la fontanelle disparaît. La peau, recouverte d'un vernis caséeux, se garnit de poils sur toute son étendue; les onglons, qui à huit mois étaient durs dans leurs deux tiers supérieurs et mous inférieurement, deviennent, au dernier moment, complètement durs et cornés. Les pinces et les premières mitoyennes sont sorties, ou d'autant plus près d'apparaître que l'âge du fœtus se rapproche davantage du moment normal de la mise bas; les autres dents sont placées peu profondément, et le doigt en perçoit facilement la présence. Le cordon ombilical est gonflé et mesure, au dernier moment, près de dix centimètres de circonférence.

Ajoutons à ces détails que le liquide amniotique, aussi bien que le liquide allantoïdien, est en quantité relative d'autant plus grande que le fœtus est plus jeune; que, de plus, le liquide allantoïdien se rapproche d'autant plus par sa nature de la composition de l'urine qu'on l'examine à une période plus rapprochée du terme de la vie fœtale.

3° *État des viscères intérieurs.*— Comme mon intention n'est pas de faire ici un traité complet d'embryogénie, je me contenterai de rappeler, aussi brièvement que possible, les modifications subies par les viscères intérieurs durant la vie fœtale, renvoyant aux ouvrages spéciaux pour une étude approfondie de la question.

L'ostéogénie, ou étude des transformations successives qu'éprouvent les os pendant leur développement, a été décrite de la manière suivante par Rigot dans son *Traité d'anatomie :*

« 1° A l'état que l'on est convenu d'appeler *muqueux* ou *celluleux*, les os sont fluides ou demi-fluides, incolores, transparents, et conséquemment invisibles, comme le sont d'ailleurs, à cette même période de la vie embryonnaire, toutes les autres parties de l'organisme, avec lesquelles ces organes ne forment qu'une masse homogène, au milieu de laquelle il n'apparaît encore aucune trace d'organisation;

« 2° A cette première phase de développement, dont la durée est toujours très-courte, succède l'*état cartilagineux*, dans lequel tous les os, prenant simultanément une teinte blanche et une consistance supérieure à celle des autres parties de l'organisme, commencent à se montrer avec la forme qu'ils devront conserver;

« 3° A cette seconde période de développement, pendant laquelle les os croissent en tous sens, succède l'*état pierreux*, ou, en d'autres termes, la transformation progressive du cartilage en os. »

Il y a plusieurs parties du squelette, dit M. Chauveau, qui ne subissent pas là transformations osseuse et qui restent le plus souvent, pendant toute la vie de l'animal, à l'état cartilagineux. Ces cartilages permanents se rencontrent dans les points où la charpente osseuse devait présenter une certaine flexibilité et sur les surfaces articulaires (1).

Dans les premiers mois de la vie fœtale les os sont tendres et plient facilement sous les doigts ; la majeure partie d'entre eux est constituée par une substance cartilagineuse ; seuls le frontal, les pariétaux et les os de la face ont une organisation particulièrement fibreuse. L'ossification s'effectuant graduellement, les extrémités des os ou *épiphyses*, d'abord unies au corps de l'os au moyen d'un cartilage, se transforment en *apophyses* par les progrès de l'ossification.

Vers l'âge de trois à quatre mois, les os de la tête sont encore minces et se coupent facilement ; leurs noyaux d'ossification sont faciles à isoler les uns des autres par la traction ; les sinus frontaux commencent à se former. Les os des membres, durs dans les deux tiers de leur épaisseur, sont plus tendres et injectés à leur centre. Les arcs costaux sont flexibles. Les cartilages articulaires sont tendres et de couleur rosée.

Le cerveau est de consistance molle, et s'écrase facilement en bouillie grisâtre ; les deux hémisphères sont isolables par le développement de la cloison transparente, les circonvolutions sont appréciables, la vascularisation très-visible ; les enveloppes encéphalo-rachidiennes sont formées. Les paupières sont bien formées et unies par leurs bords ; sous la peau existe l'orifice du cornet acoustique. D'après M. Chauveau, les osselets de l'ouïe apparaissent à l'état cartilagineux vers le troisième mois ; ils s'ossifient graduellement et ont à peu près acquis leur volume définitif à la naissance.

« Le corps des vertèbres se développe plus vite que la partie spinale ; ainsi, vers la fin du deuxième mois, tous les corps vertébraux sont déjà cartilagineux que les lames vertébrales ne sont encore qu'à l'état membraneux. C'est dans le troisième mois que commence l'ossification de la colonne vertébrale. » (Chauveau, *Anatomie.*)

Les muscles sont pâles, mous, gélatineux et s'écrasent facilement. Les cerceaux de la trachée sont formés ; les poumons sont de couleur pâle, mous, s'écrasent en pulpe sous les doigts ; mis dans l'eau, ils tombent au fond du vase ; il est impossible de les gonfler par l'insufflation. Le thymus apparaît comme une sorte de bourgeon placé de chaque côté de l'origine de la trachée. Le cœur est pâle, sans consistance, et la cloison inter-auriculaire est traversée par le trou de Botal.

La bouche, qui jusqu'au troisième mois était restée confondue avec

(1) Chauveau et Arloing : *Traité d'anatomie comparée*, 2e édition.

les cavités nasales, en est séparée par la voûte palatine; les glandes salivaires sont formées. L'œsophage est complètement séparé de la trachée. Les quatre compartiments gastriques sont distincts, et l'aspect caractéristique de la muqueuse de chacun d'eux est appréciable. A la surface de l'intestin existent les villosités et les glandes particulières à cet organe. Le foie remplit presque entièrement la cavité abdominale. La rate, les reins sont bien formés; les poches scrotales sont constituées, mais les testicules n'y sont pas descendus.

La vessie proprement dite n'existe pas, ou plutôt elle est constituée par une dilatation abdominale du canal de l'ouraque, lequel n'est, comme on le sait, qu'un prolongement de l'allantoïde.

Après les détails qui précèdent, je ne m'arrêterai pas à décrire les modifications subies par les viscères aux différentes périodes de la vie fœtale; je prendrai seulement le fœtus dans les derniers moments de la gestation, laissant à chacun le soin de déduire les caractères de ces périodes de ceux appartenant aux limites dont j'aurai ainsi tracé le tableau.

Dans le dernier mois de la gestation (FIG. 19.), les organes ont pris les caractères suivants :

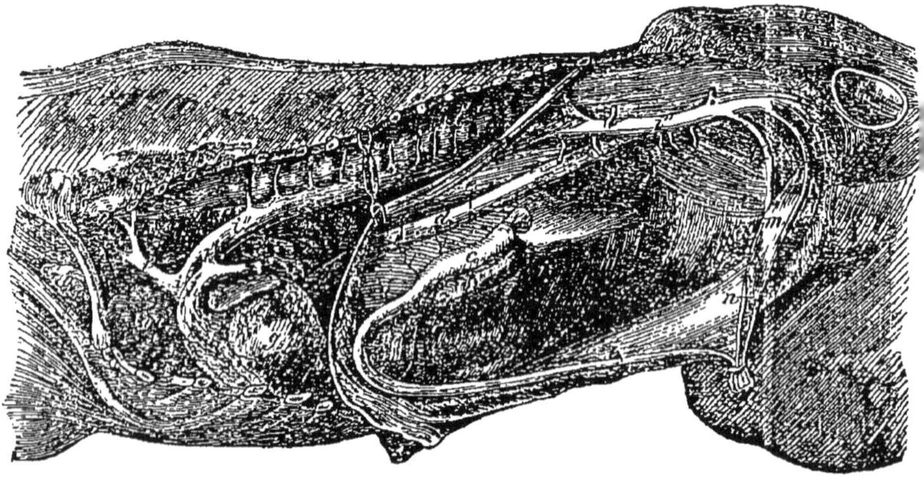

(FIG. 19.)

Extraite du *Traité d'anatomie* de MM. Leyh et Zundel.

Principaux organes du fœtus à terme.

a. Cordon ombilical coupé et lié. — *bb*. Veine ombilicale. — *c*. Veine-porte liée en arrière se confondant avec la veine ombilicale. — *dd*. Veine cave postérieure. — *ee*. Veines hépatiques (sus-hépatiques coupées. — *f*. diaphragme coupé et relevé par un crochet. — *g*. Cœur. — *h*. Artère pulmonaire. — *i*. Tronc commun des deux arbres. — *i'*. Aorte antérieure. — *i''*. Aorte postérieure. — *k*. Trou de Botal. — *l*. Artère ombilicale gauche. — *l'*. Artère ombilicale droite. — *m*. Vessie. — *n*. Ouraque. — *oo*. Thymus.

Le plus souvent les pinces et les premières mitoyennes sont sorties. Les noyaux d'ossification de la tête se sont rapprochés et soudés; les os des membres sont durs, ainsi que les côtes; toutefois ces dernières plient facilement sous la pression; la moelle des os longs, quoique de teinte rosée, est d'autant plus ferme que le fœtus est plus proche de sa sortie; les cartilages articulaires sont d'un blanc rose, et d'autant plus résistants qu'on se rapproche davantage du terme de la gestation. Les yeux sont ouverts; des poils, enduits d'un mucus gluant, recouvrent tout le corps; les onglons, durs dans leurs deux tiers supérieurs, sont encore mous à leur partie inférieure, mais cette mollesse, cette sorte d'état fibreux se transforme en corne, d'autant plus résistante que le terme de la mise bas est plus rapproché. Les muscles sont rosés. Les poumons ont pris leur consistance à peu près normale; le thymus ou ris est très-gros; le cœur est complet, le trou de Botal ayant 0,003 millimètres de diamètre. Dans l'abdomen les quatre compartiments gastriques sont bien distincts, la muqueuse du rumen est rosée, celle du liber est blanche, celle du réseau d'un blanc rosé; dans la caillette elle est rosée et recouverte de méconium. Le foie est volumineux, la vésicule biliaire petite. La vessie proprement dite n'est pas encore formée; elle ne le sera que dans les derniers moments, alors qu'elle se constituera par l'oblitération complète du canal de l'ouraque.

§ 2. — APPRÉCIATION DU VEAU DE BOUCHERIE.

On peut dire, d'une manière générale, que les meilleurs veaux pour la boucherie sont ceux âgés de six semaines à deux mois. Cependant, dans certaines villes, notamment à Bordeaux, il s'abat beaucoup de veaux ayant trois et quatre mois. Cette pratique a pour conséquence de fournir de la viande de veau plus colorée, plus ferme et moins savoureuse que la viande provenant d'animaux plus jeunes.

Les provenances des veaux sur les marchés de Paris, nous écrit M. Nicol, inspecteur à La Villette, sont à peu près par ordre d'importance comme nombre :

Eure,
Eure-et-Loir,
Loiret,
Seine-et-Marne,
Marne,
Pas-de-Calais,
Oise,
Seine-et-Oise,
Puy-de-Dôme,
Aube,
Calvados.

La moyenne d'âge des meilleurs veaux élevés pour la boucherie de Paris est de trois mois; leur rendement est de 70 à 80 kilos. Les ordonnances de police interdisent sur le marché l'exposition en vente de veaux de moins de six semaines.

Il en vient sur le marché de quatre mois et plus, mais ils sont peu recherchés par la boucherie.

J'ajoute à ces détails que généralement à Bordeaux on abat des veaux trop âgés ; la viande est alors rouge et non savoureuse. On tue même quelquefois des veaux tardifs dits *broutards*, d'une qualité fort médiocre.

Le boucher doit rechercher toujours de préférence le veau dont la viande est *blanche*, ce qu'il reconnaîtra à la pâleur de la muqueuse de la bouche, des paupières et de la vulve chez la femelle. Les veaux jeunes et gras, qui ont été presque exclusivement nourris avec le lait d'une ou deux mères, sont ceux qui donnent généralement la viande la plus blanche.

Au point de vue de la conformation, le meilleur veau est celui dont la poitrine est large, le garrot épais, le dos large et droit, la fesse ronde et bien descendue, les membres fins et délicats. Il ne faut pas oublier toutefois que chez le veau les os des membres et les articulations sont toujours *relativement* plus volumineux que chez l'animal adulte ou âgé.

Les *maniements* du veau les plus consultés sont :

1° *La bouche* dont la couleur annonce, comme je l'ai dit, la couleur et la qualité de la viande. Ce n'est pas là, à proprement parler, un maniement ; mais la bouche est tellement appréciée par les bouchers que son examen et partant sa valeur s'ajoutent à ceux des maniements véritables; aussi doit-elle être considérée comme fournissant, ainsi que l'*œil* et la *vulve*, un indice précieux.

2° *La poitrine* dont l'exploration se fait comme chez le bœuf et dont le grand développement annonce aussi, comme chez ce dernier, beaucoup de graisse intérieure en même temps que du poids.

3° *Le cordon ou entrefesson* qui, chez la génisse comme chez la vache, correspond à un état de graisse très-avancé et est d'autant meilleur qu'il est plus dur et plus prononcé.

4° *Le rognon ou dessous* dont le volume en même temps que la finesse indiquent la quantité et la qualité du suif.

5° *Le travers ou la longe* qui, exploré comme chez le bœuf, donne la mesure de la largeur et de l'épaisseur de l'un des meilleurs morceaux du veau, en même temps qu'il annonce la quantité et la qualité de la graisse entourant les rognons.

6° *La hampe ou œillère* qui, ainsi que pour le bœuf, annonce la qualité intérieure, lorsqu'en même temps qu'elle est bien développée, elle est ferme au toucher.

7° *Le cimier ou abords* qui annonce la graisse extérieure et s'apprécie comme chez le bœuf.

8° *L'avant-lait*, petite masse sphérique existant en avant des mamelles, chez les génisses très-grasses seulement.

9° *L'aiguillette.* Ce maniement, rarement consulté, est placé de chaque côté de la base de la verge, au devant des bourses; il annonce, du reste, un engraissement très-avancé.

Le *rendement* moyen d'un veau peut être évalué à plus de 60 0/0 de viande nette.

Le veau en *bonne santé* est généralement gai et difficile à conduire; il aime à sauter, à gambader et à s'échapper de la main qui le conduit; il sait aussi fort bien doter d'un coup de pied le chien qui le poursuit; son mufle est rosé et frais, sa peau souple, son poil fin.

Parmi les *maladies* capables de porter atteinte à la qualité des veaux on peut citer la *diarrhée* qui, au bout de quelques jours, les fait considérablement maigrir. Le principal symptôme de la maladie est le rejet par l'anus de matières liquides abondantes, de couleur jaunâtre et d'une odeur très-fétide; ces matières s'attachent autour de l'anus et salissent la queue et les fesses. Le boucher qui veut combattre cette maladie des veaux doit leur faire avaler des œufs entiers qu'il écrase dans la bouche; des tisanes émollientes, des boissons légèrement farineuses additionnées de blancs d'œufs favorisent également la guérison de l'affection; on fait également usage dans le même but de la magnésie calcinée ou décarbonatée.

J'ai vu très souvent aussi les veaux tomber du *haut-mal* ou *épilepsie*. Dans ce cas, le boucher se contente d'attendre la fin de la crise pour tuer l'animal; quelquefois aussi il lui jette un peu d'eau froide sur la tête, et bientôt l'animal revient à lui, marche comme s'il n'avait éprouvé aucun malaise.

Les veaux qui, ayant été achetés sur un marché, restent pendant vingt-quatre ou quarante-huit heures sans manger, contractent une *inflammation d'intestins* qui s'annonce par de la tristesse et par le rejet d'excréments durs et coiffés. Aussi ne saurait-on trop conseiller de laisser continuellement de l'eau fraîche à la disposition des veaux que l'on conserve pendant quelques jours, avant de les abattre; mieux vaut même encore leur faire avaler deux fois par jour un ou deux litres d'eau farineuse.

J'ai eu quelquefois l'occasion de constater la mort presque subite de veaux qui, conduits sur les marchés pendant les grandes chaleurs, buvaient aussitôt arrivés à l'étable une grande quantité d'eau froide, et l'autopsie m'a démontré dans ce cas une congestion sanguine très-prononcée de la muqueuse gastro-intestinale.

Je signalerai aussi l'existence de la *bronchite vermineuse* chez quelques veaux sortant des marais, maladie due à la présence dans les bronches d'un helminthe appelé *strongylus micrurus*, et s'accusant par une toux sonore et quinteuse, accompagnée d'un rejet de mucosités dans lesquelles on voit se remuant en tous sens les strongles isolés ou réunis en paquets.

La région ombilicale peut être le siége d'une *tumeur phlegmoneuse*. Cette tumeur est de forme conique, son volume varie de 25 à 40 centimètres de circonférence et de 10 à 15 centimètres de hauteur. Elle contient un pus grumeleux, blanchâtre, renfermant soit des débris de matières organiques, soit des débris de cordon ombilical.

J'ai rencontré quelquefois aussi des pertes d'urine par l'ombilic, pertes dues à une oblitération incomplète du canal de l'ouraque.

Dans l'un comme dans l'autre cas, les veaux prennent moins bien la graisse que les autres et leur développement s'en ressent.

On peut enfin observer sur les veaux des *arthrites* plus ou moins anciennes, des *hydarthroses*, etc., toutes affections qui, en faisant souffrir les sujets, nuisent aussi à leur développement et les empêchent de prendre de la qualité.

CHAPITRE V

Organisation du mouton et examen du mouton sur pied

§ Ier. — ORGANISATION

Le mouton est, après le bœuf, l'animal qui joue le plus grand rôle dans l'alimentation. Les travaux de statistique estiment à trente ou trente-cinq millions le nombre de moutons existant en France. A Bordeaux seulement la consommation annuelle du mouton s'élève à près de cent mille têtes, et celle des agneaux à cinquante mille.

Comme le bœuf, le mouton est rangé par les naturalistes dans la classe des *ruminants à cornes;* c'est assez dire qu'il partage avec lui les avantages qui se rattachent à la possession d'un estomac à quatre compartiments, et que, comme lui aussi, il jouit de la faculté de *ruminer*. Je ne reviendrai donc pas sur les détails que j'ai déjà donnés à propos de l'organisation et du rôle de ces quatre compartiments gastriques. Il est toutefois certaines particularités spéciales au mouton sur lesquelles il est bon d'insister.

D'après le professeur Delafond, de regrettable mémoire, quatre systèmes principaux prédominent chez l'animal qui nous occupe; savoir: le système veineux, le système gastrique, le système lymphatico-sanguin et le système cutané. Aussi, physiologiquement parlant, est-il facile de se rendre compte de l'influence de ces principaux appareils organiques dans la vie et l'amélioration du mouton, au point de vue de la boucherie ou au point de vue de la production de la laine, comme aussi des effets produits sur ces appareils par les conditions d'élevage et d'entretien dans lesquelles est placé cet animal.

Je ne partage pas l'opinion trop commune qui tend à considérer le mouton comme un être peu intelligent et sans grande spontanéité. Il ne paraît tel que parce qu'il n'est généralement l'objet d'aucune culture; mais le mouton qu'on élève avec des enfants, par exemple, pour leur servir de compagnon de jeux, manifeste une intelligence qui témoigne que sa stupidité proverbiale n'est qu'apparente. Dans nos races de landes ou de côteaux, le mouton fait preuve d'une énergie et d'une intelligence très-remarquables. Dans les landes, nous le voyons parcourant avec rapidité l'espace qui le sépare du pâtre qui l'appelle;

sur les côteaux son agilité se traduit par la facilité avec laquelle il recherche sa nourriture journalière.

Comment expliquer ces mouvements d'impatience, cette sorte de *piaffement* auquel se livrent certains moutons à la vue d'un chien, si ce n'est par une véritable irritabilité de caractère et une grande excitabilité musculaire. Je citerai contre la prétendue stupidité du mouton l'intelligence de celui qui, dans un troupeau, devient un véritable chef allégissant considérablement le travail du berger et accourant à l'appel de celui-ci, quelque éloigné qu'il en soit; je puis encore parler de la lutte qu'il engage quelquefois avec le chien qui le poursuit. C'est à l'abattoir qu'il est également permis de constater maintes fois combien sont grandes l'agilité et l'adresse du mouton, s'échappant ou se refusant à suivre le boucher qui le conduit plus ou moins brutalement à la mort. Du reste, en le dotant si mal en armes défensives, la nature ne pouvait lui refuser l'agilité nécessaire et l'instinc de conservation suffisant pour fuir son ennemi. Ce qu'aime le mouton, c'est d'être en troupes, par bandes; seul, il s'inquiète, bêle souvent, et finalement dépérit.

Un fait que l'on ne peut nier par exemple, c'est l'influence de l'homme sur la nature et le tempérament *primitif*, si je puis dire, du mouton. Cette influence a eu deux buts en perspective, savoir : la production de la laine et la production de la viande, et c'est par l'intermédiaire du système gastro-intestinal, dont le développement est exceptionnel chez le mouton, que cette action modificatrice de l'homme s'est principalement fait sentir. C'est en Angleterre que les efforts les plus persévérants ont été entrepris pour donner au mouton la plus précieuse de ses qualités, *l'engraissement facile et précoce.*

Le squelette du mouton est constitué par des os longs, relativement au volume et à la taille de l'animal; il est formé par cent quatre-vingt-seize os, comme celui du bœuf. Au nombre des améliorations poursuivies et obtenues par l'élevage, on peut placer la diminution du squelette dans le but de permettre l'utilisation des matériaux destinés à sa formation, à l'avantage des parties plus utiles, notamment de la viande et de la graisse. Les cornes sont ou tournées en spirale ou simplement contournées en arc; mais le développement précoce de l'animal empêche fort souvent l'évolution de ces appendices.

Chez le mouton adulte les *muscles* sont d'une belle couleur rouge; leur coupe met à découvert les lames fibreuses qui séparent les gros faisceaux musculaires; mais le tissu cellulaire, plus dense, plus serré que chez le bœuf, se laisse aussi plus difficilement pénétrer par la graisse. Celle-ci se dépose de préférence dans des endroits spéciaux, tels que sur les côtes, à la base de la queue, aux rognons, à la poitrine, etc.; elle est toujours plus blanche et plus ferme que celle du bœuf. C'est, croyons-nous, à la résistance de la fibre musculaire, à son tassé, à sa pénétration difficile par la graisse que le mouton doit cette agilité que nous lui connaissons et cette force musculaire dont il donne la preuve lorsqu'on le saisit par une patte, soit pour s'assurer de son état de santé, soit pour le conduire en un point voulu. Que l'élevage ait, dans certaines circonstances données, modifié cette disposition organique, que l'influence climatérique, que la nourriture à la bergerie, sur les montagnes ou dans les pâturages salés des bords de la mer, que l'emploi de reproducteurs particuliers, aient facilité le développement du tissu cellulaire et sa pénétration par la graisse au point de provoquer un engraissement intérieur et extérieur très-remarquable, et une qualité exceptionnelle de la viande : tout cela n'est pas douteux ; mais la constitution musculaire proprement dite ne dénote jamais à la coupe ce marbré, cet entrelacement cellulaire que nous avons reconnu au muscle du bœuf gras.

Le *rendement* en viande du mouton est évalué, en moyenne, à 50 % du poids vif, et peut aller jusqu'à 60 et 70 % dans les bêtes de choix; celui du suif peut être estimé de 2 à 6 %, suivant l'âge, la race et le degré d'engraissement.

Caractères de l'âge du mouton. — C'est à l'aide des dents que s'apprécie l'âge du mouton. Ces dents sont au nombre de trente-deux, dont huit incisives et vingt-quatre molaires.

Les incisives sont allongées, étroites, sans collet appréciable; elles appuient, par leur extrémité, sur le bourrelet de la machoire supérieure, et ne sont pas, comme chez le bœuf, mobiles dans leurs alvéoles.

Les premières incisives du mouton sont caduques, et à celles-ci en succèdent d'autres dites remplaçantes.

Les caractères de l'âge du mouton ont été parfaitement décrits par M. le professeur Lecoq, dans son *Traité d'extérieur des animaux domestiques ;* aussi lui emprunterai-je les détails suivants, dans lesquels prédomine la lucidité indispensable à une pareille étude :

« Les dents de l'agneau sont rarement sorties au moment de la naissance, quoique l'on sente déjà les pinces et les premières mitoyennes prêtes à percer la gencive.

« En *vingt-cinq jours* environ, le jeune animal complète son arcade incisive, qui arrive au rond vers trois mois par l'achèvement de l'évolution toujours plus tardive des coins. (FIG. 20 .)

« Vers *quinze à dix-huit mois*, les pinces de lait tombent et sont remplacées par deux autres, tellement larges qu'il est impossible de les confondre avec le reste des caduques. L'animal quitte le nom d'agneau pour prendre celui d'*antenais*. (Fig. 21.)

« Vers *deux ans*, les premières mitoyennes sont remplacées comme les pinces, et l'antenais prend, selon son sexe, le nom de *bélier*, *mouton* ou *brebis*. (Fig. 22.)

« *Entre trois ans et trois ans et demi* a lieu le remplacement des secondes mitoyennes, les coins sont alors très-petits, et souvent même ils ont disparu. (Fig. 23.)

« *De quatre ans à quatre ans et demi* l'arcade incisive se complète par l'éruption des coins de remplacement. (Fig. 24.)

« A *cinq ans* l'arcade incisive est au rond; mais les pinces ont déjà effectué en partie leur rasement. Souvent même les premières mitoyennes ne sont pas encore arrivées au frottement que l'étoile dentaire est déjà apercevable dans les pinces.

« Après cinq ans, on doit se régler sur le degré d'usure des dents, et surtout sur le plus ou moins de fraîcheur des coins, dont la table est toujours nivelée à neuf ans (Fig. 25), et souvent avant cette époque. Les pinces et les premières mitoyennes se déchaussent et commencent à branler à six ans. On désigne sous le nom de *queue d'hirondelle* une entaille que portent fréquemment à l'arcade incisive, entre les deux pinces, les moutons qui pâturent sur des terrains où l'herbe est sèche et dure. Cette marque ne se fait guère remarquer avant l'âge de quatre à six ans. »

Ajoutons à cette description que, d'après M. Simonds, les caractères de l'âge du mouton sont avancés dans leur apparition par la

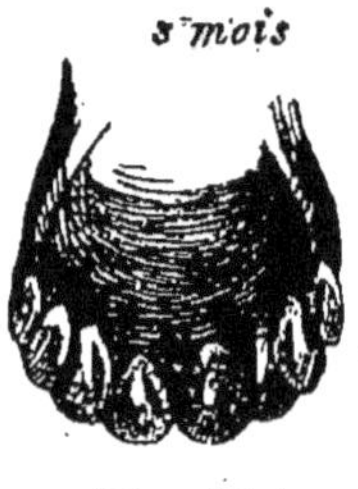

(Fig. 20.)

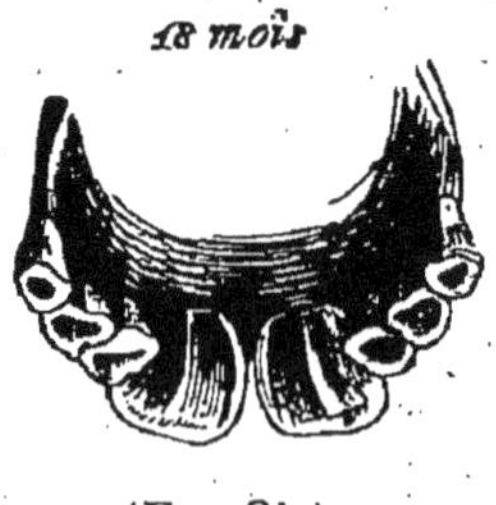

(Fig. 21.)

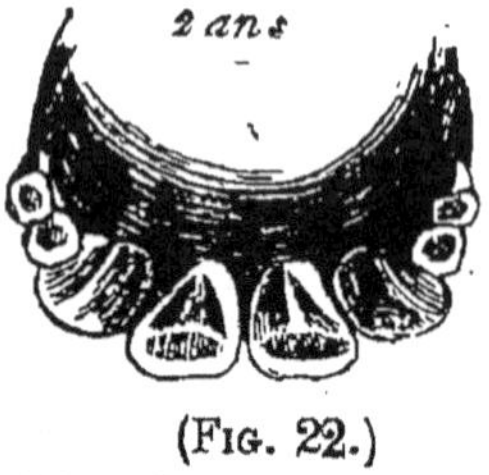

(Fig. 22.)

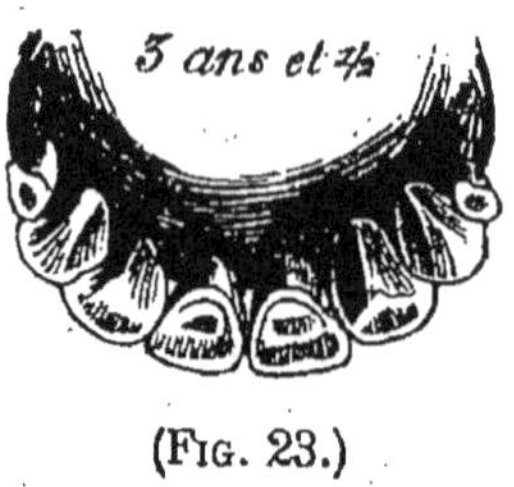

(Fig. 23.)

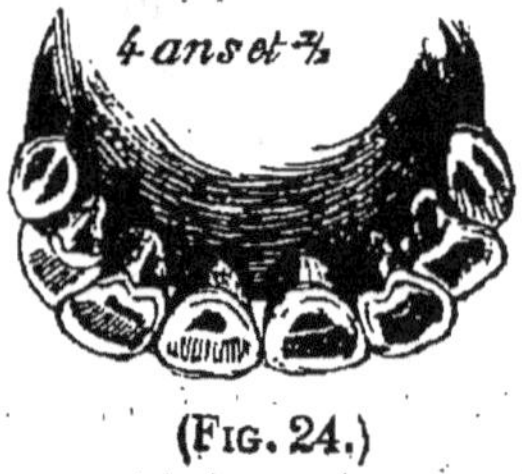

(Fig. 24.)

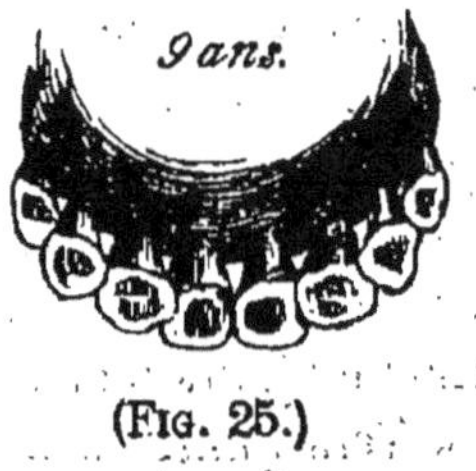

(Fig. 25.)

précocité et par une nourriture exceptionnelle ; ils sont, au contraire, retardés sur les races communes qui se trouvent dans des conditions opposées.

On observe enfin que, chez le mouton âgé, la face se ride, les lèvres s'épaississent et le museau devient plus empâté.

Système tégumentaire. — Nous ne dirons que peu de mots du système tégumentaire ou de la peau du mouton, dont l'étude particulière est en dehors du principal objet de ce travail.

On sait que, chez le mouton, la peau est recouverte d'une infinité de prolongements filamenteux dont l'ensemble reçoit le nom de *laine*.

L'abondance, la qualité et le tassé de la laine sont-ils compatibles avec la qualité de la viande ?

Cette question, qui a été longtemps débattue, paraît être aujourd'hui résolue de la façon suivante par la pratique : Les moutons à toison épaisse, à laine fine, sont généralement plus difficiles à prendre de la graisse que les autres ; leur viande est aussi moindre en qualité. Nous objecterons cependant que l'incompatibilité entre la production de la laine et celle de la viande n'est pas aussi absolue que le prétendent certains auteurs, et que nous avons vu en France des races à laine intermédiaire donnant aussi beaucoup de viande. M. Yvart a établi qu'il existait une corrélation entre l'étendue de la peau du mouton et celle du tube intestinal ; que plus la peau est étendue, plus volumineux est le ventre, et conséquemment plus mauvaise est la conformation au point de vue de la boucherie, ce gros ventre entraînant l'étroitesse de la poitrine, le peu d'épaisseur des cuisses, l'avalure de la croupe, etc. Nous compléterons, du reste, ces données en traitant la question des races.

L'examen des membranes muqueuses fournit, pour l'appréciation de la qualité et surtout de l'état de santé ou de maladie du mouton, des renseignements sur lesquels nous reviendrons en temps opportun.

§ 2. — Examen du mouton sur pied.

Je suivrai, pour l'appréciation du mouton sur pied, le même ordre que celui que j'ai adopté pour l'appréciation du bœuf.

1° **Race.** — L'étude des différentes races de moutons a été faite jusqu'ici bien plus au point de vue de la production et de la qualité de la laine qu'au point de vue de la production de la viande.

Cette préférence s'explique par la nécessité généralement reconnue de donner à la plupart de nos laines françaises une qualité qui leur permette de lutter contre la concurrence des laines étrangères, et particulièrement des laines d'Australie. Cependant, comme la production des laines intermédiaires est et sera toujours un but à atteindre, économiquement parlant, on ne peut méconnaître l'importance qu'il y a à concilier, autant que possible, ce genre de production à la production de la viande. On a fait remarquer, avec juste raison, que la production de la viande est le corollaire inévitable d'une culture intensive,

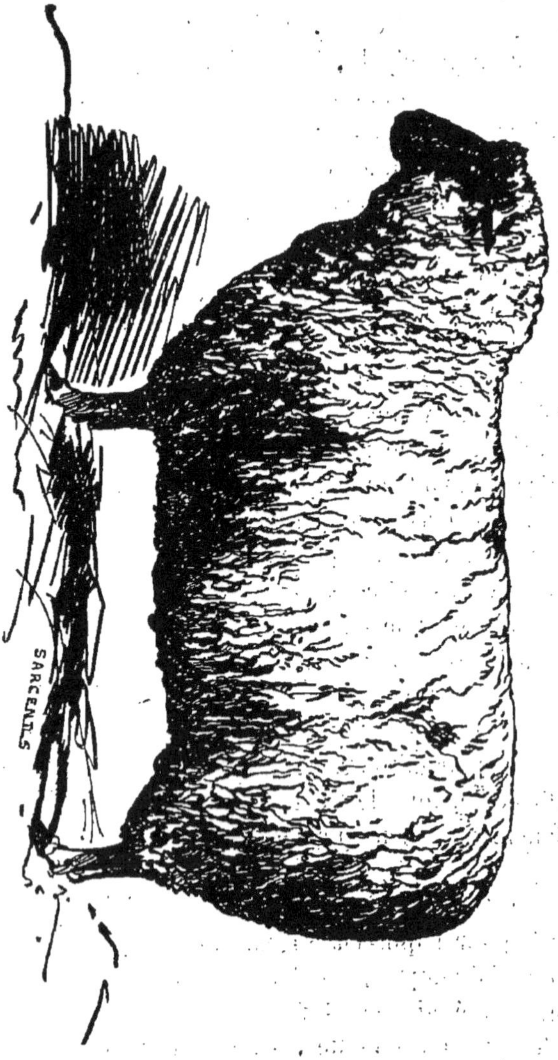

(Fig. 26.) — Race de Southdown.

tandis que le système pastoral favorise la production des races à laine fine. « La première condition pour produire des moutons aptes à donner la viande en quantité notable, dit M. Sanson, c'est de disposer pour leur élevage d'une nourriture suffisante. Là où les individus indigènes trouvent tout juste de quoi s'entretenir avec leurs aptitudes natives, il n'est point possible de songer à développer celles-ci par la seule influence de la génération. »

Parmi les races anglaises les plus perfectionnées au point de vue de la boucherie, il faut citer le mouton *Dishley* ou *New-Leicester*, dont le poids moyen varie entre 60 et 80 kilogrammes, et peut atteindre jusqu'à 100 et 150 kilogrammes, dont le rendement en viande nette atteint jusqu'à 75 %, et celui du suif de 6 à 9 %; la race de *Southdown* (FIG. 26), dont les produits, à l'âge de douze à quinze mois, atteignent communément un poids de 60 à 70 kilogrammes. D'après Weckerlin, le poids moyen en viande nette d'un mouton gras southdown est de 80 à 100 livres. Le southdown est le mouton dont la viande est le plus estimée en Angleterre. La race de *Cotswold*, dont la taille est plus élevée que celle du Dishley, fournit une viande dont la qualité est, dit-on, meilleure que celle de ce dernier. On assure que des moutons ordinaires de consommation atteignent fréquemment le poids de 40 kilogrammes par quartier. M. Magne cite un cas où ce poids est allé jusqu'à 84 livres, ou 336 livres pour les quatre quartiers.

A la tête de nos races françaises pures il faut placer, comme la plus propre à donner des animaux de boucherie, *la race berrichone*, puis la *solognote;* bien loin après, au point de vue de la qualité, viennent la race *flamande* et ses dérivées; le mouton du *Poitou* (FIG. 27), si

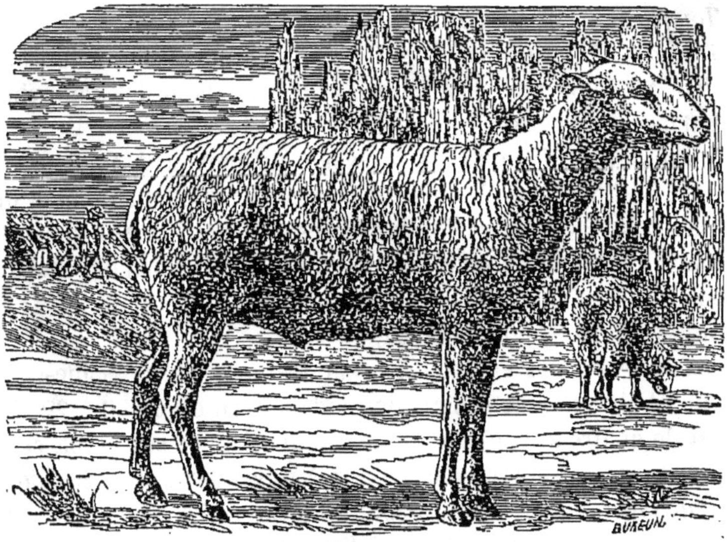

(FIG. 27.) — MOUTON DU POITOU.

recherché par la boucherie bordelaise; le *Champenois*, le *Gâtinais*, dont la viande est très-estimée; le mouton de l'*Ariège*, dont la viande jouit d'une grande réputation, attribuée aux plantes aromatiques qu'il consomme sur les pâturages des montages; le *Languedocien,* venu sur les coteaux rocailleux du département de l'Hérault. Nous citerons encore le petit *Landais,* si susceptible d'acquérir des propriétés bien remarquables au point de vue de la finesse et de la qualité de la viande; le *Champanais,* dont les bouchers de Bordeaux font le plus grand cas, et le mouton du *Périgord* également très-estimé.

M. Nicol nous a communiqué les renseignements suivants fort intéressants sur l'approvisionnement en moutons des marchés de La Villette :

Dans les moutons, la boucherie de Paris recherche de préférence les Allemands, à cause de leur taille et de leur rendement.

En races françaises, on apprécie beaucoup les bons métis de la Brie et de la Beauce, les Champenois de l'Aube et de la Marne; les moutons de la Sologne et du Berry, malgré leur petite taille, sont très-estimés à cause de la saveur de leur viande.

Allemands (Wurtemberg, Bavière, duché de Bade). — Apport d'août en janvier. Poids moyen général, 20 à 23 kilos. Age d'abatage, trois ans.

Prussiens (Prusse Rhénane, Prusse du Nord). — Poids moyen, 16 à 19 kilos. Arrivage, de janvier à juillet. Age d'abatage, trente-six à quarante-quatre mois.

Hongrois. — De juin à fin décembre, 16 à 18 kilos.

Gâtinais et Poitevins. — Arrivage, de juin à fin octobre. Poids moyen, 22 kilos pour les Gâtinais, 20 kilos pour les Poitevins. Age d'abatage, de vingt à trente mois.

Flamands et Picards. — Arrivage, de janvier à fin mars. Poids moyen, 24 à 25 kilos. Il en vient beaucoup moins maintenant que par le passé, la Picardie et les provinces du Nord ayant généralement renoncé à faire naître pour se livrer à l'engraissement des métis champenois.

Soissonnais. — Poids moyen, 20 kilos.

Métis. — Fourni en majorité par Seine-et-Oise, Seine-et-Marne, Marne, Aube, Eure-et-Loir; son poids moyen est de 20 à 22 kilos. On l'abat de quatre à cinq ans; il vient toute l'année sur le marché.

Champenois. — Arrivage, de juin à novembre; 18 à 20 kilos.

Ardennais. — Arrivage, d'août à fin novembre; 20 kilos.

Lorrain. — Arrivage, d'août à fin décembre ; 20 kilos.

Berrichon. — Arrivage, de mai à novembre. Poids moyen, de 15 à 18 kilos.

Nivernais. — Amenés très-jeunes sur le marché, de dix-huit à vingt-quatre mois; de mars à la fin de l'année, mais les grands arrivages ont lieu en août et septembre. Les Nivernais sont généralement croisés avec les races anglaises Dishley et Southdown.

Bocagers. — Amenés du 1er juin à fin août. Poids moyen, de 14 à 17 kilos.

Solognot. — Arrivage de septembre à décembre. Poids moyen, de 16 à 17 kilos.

Mouton du Dorat (Creuse). — Arrivage de juin à fin août. Poids moyen, de 15 à 19 kilos.

Gascon. — Arrivage de mai à fin septembre. Poids moyen, de 16 à 20 kilos. Abatage, de trois à quatre ans.

Africain. — Importation assez considérable sur notre marché pendant deux ou trois ans. Arrivage de mai à fin septembre. Poids moyen, 17 à 18 kilos. Mais cette importation a diminué par suite du peu de cas qu'en fait la boucherie de Paris et de l'écoulement que trouve cette sorte de moutons dans le midi de la France.

Baudement a fait remarquer avec raison que le croisement de la plupart des races françaises par les races anglaises est le meilleur moyen d'obtenir de bons moutons pour la boucherie. « Produites d'abord, dit cet auteur, plus particulièrement en vue de la laine, nos races de moutons ont été dirigées ensuite vers la production plus abondante de la viande, par un revirement dans les procédés, qui suivit un revirement dans les besoins, et le croisement avec les races anglaises a été le moyen adopté le plus souvent pour atteindre ce nouveau but. »

Mais il ne faut pas oublier que l'élevage du mouton est peut-être plus subordonné encore que celui du bœuf, aux conditions spéciales de climat, de nourriture et d'habitudes commerciales. A l'appui de cette vérité, je citerai le passage suivant extrait d'un travail de M. Dupont, de Bordeaux, relatif à l'amélioration des races ovines du Sud-Ouest. « La spéculation dans l'espèce, dit M. Dupont, se divise en deux termes : la *fabrication de l'agneau* et *celle du mouton*. Il me paraît superflu d'approfondir l'étude des conditions qui imposent à l'éleveur la préférence en faveur de l'industrie des agneaux. Elle nous amènerait à la constatation inutile de la gène et de la misère de l'élevage et de la grande culture dans la troisième région. Ce point une fois établi, le bélier southdown mérite-t-il la préférence pour l'élevage de l'agneau de boucherie? » M. Dupont préfère, à ce point de vue, le croisement des races indigènes par le bélier anglo-mérinos ou le mérinos pur, reprochant au southdown de donner à l'agneau une chair rougeâtre et molle sans être tendre.

Il est certain que, les habitudes locales aidant, la production du mouton bordelais proprement dit a complètement disparu pour faire place à l'industrie des agneaux, et l'on peut dire qu'à ce dernier point de vue l'agneau *médocain*, produit du croisement de la race locale par le type anglais à laine longue, réunit toutes les qualités possibles de goût et de finesse.

Parmi les races étrangères importées en France, on a beaucoup fait valoir, au point de vue de l'amélioration des laines, le type espagnol, dit *mérinos*. Dans un travail récent, couronné par la Société centrale d'agriculture de France, M. Sanson a cherché à démontrer comme quoi il était possible d'arriver, par la précocité, à faire du mérinos un animal tout à la fois producteur de viande et producteur de laine; qu'il n'y avait pas, en un mot, incompatibilité entre ces deux productions. Quoique soutenue habilement par son auteur, cette thèse mérite la consécration du temps et de l'expérience; quant à nous, nous croyons, jusqu'à nouvel ordre, que les meilleurs moutons, au point de vue de la boucherie, sont ceux qui doivent leur précocité à un croisement par les races anglaises perfectionnées de Disley et de Southdown.

L'association du mérinos, avec bon nombre de races françaises, a eu pour effet d'augmenter surtout la qualité de la laine chez ces dernières: c'est là un fait incontestable; mais, quant à la qualité de la viande, rien ne prouve jusqu'ici d'une façon irréfutable qu'elle ait été heureusement modifiée par l'emploi du mérinos.

2° Age et sexe. — A l'état d'agneau, on ne saurait, dans les cas les plus ordinaires, tolérer l'utilisation de la viande au-dessous d'un mois; les races précoces peuvent seules faire quelquefois exception à cette règle; j'ai vu, en effet, de bons agneaux southdown âgés de dix-huit à vingt jours. La qualité des agneaux dépendant de la quantité de lait dont ils peuvent se nourrir, les possesseurs de brebis cherchent à se débarrasser le plus tôt possible des moindres agneaux pour donner, à ceux qu'ils conservent, le lait de deux mères. Aussi remarque-t-on que les agneaux qui apparaissent sur les marchés au commencement de la saison (janvier ou février), sont généralement moins bons, moins gras que ceux qui viennent en dernier.

Une spéculation préjudiciable à la qualité des agneaux est celle qui consiste à se défaire le plus tôt possible des agneaux, pour utiliser le lait à la fabrication du fromage. Nous avons souvent lieu de constater le fait à Bordeaux, de la part surtout des éleveurs béarnais; aussi, est-ce particulièrement contre les agneaux de cette provenance que l'inspection a à sévir dans cette ville, soit pour cause d'extrême jeunesse, soit pour trop grande maigreur.

C'est de deux à trois ans que le mouton donne la meilleure viande, surtout lorsqu'il a été castré ou bistourné jeune.

Le bélier, que l'on ne sacrifie que rarement avant l'âge de quatre ans, donne une viande dure, coriace et d'une odeur caractéristique.

On estime en bon élevage que les meilleures brebis, celles qui donnent les meilleurs agneaux, sont celles de deux ans à deux ans et demi. On fait très-souvent emplir les brebis pour les engraisser plus facilement; dans tous les cas, il est sage, pour les engraisser, de ne pas attendre qu'elles soient trop vieilles, car elles ne mangent alors que difficilement et profitent mal des dépenses faites pour l'engraissement. Une brebis de vingt-quatre à trente mois, qui n'a jamais porté, a des qualités exceptionnelles pour la boucherie. Par ses travaux, Baudement a démontré que les races anglaises étaient plus précoces et plus faciles à engraisser que les races françaises, et que, dans les unes comme dans les autres, la qualité des moutons ayant dépassé deux ans est supérieure à celle des moutons plus jeunes.

3° Conformation. — La destination finale du mouton, celle qui nous occupe spécialement, étant de fournir de la viande pour la consommation, il est évident que la meilleure conformation est celle qui doit donner le plus de viande, et la viande de meilleure qualité. Au point de vue de la quantité, la conformation dont l'ensemble remplit le mieux le cadre que nous supposons entourer l'animal sur ses quatre faces, est sans contredit la plus parfaite. Donc, un poitrail large, un garrot épais, flanqué de deux épaules écartées par le sommet, le dos et les reins larges et droits, la côte arrondie, le ventre rond, la croupe se rapprochant le plus possible de l'horizontalité, des hanches écartées, des fesses larges, épaisses et descendant jusque près des jarrets; une tête fine, dépourvue de cornes ou n'en portant que de petites, des membres courts, secs et fins : tel est le modèle de conformation que l'on devrait désirer rencontrer chez tous les moutons, et plus spécialement chez ceux destinés à la boucherie. Il s'en faut de beaucoup cependant que la plupart des moutons marchands réunissent toutes ces qualités de conformation; mais le portrait que nous en avons fait peut tout au moins servir de base pour tout homme réellement connaisseur, parce qu'il repose tout à la fois sur les données de la théorie et de la pratique.

Faut-il, au point de vue de la boucherie, préférer les grandes aux petites races, ou inversement les petites aux grandes?

A cela nous pourrions répondre que l'on trouve de bons moutons, des moutons bien gras, aussi bien dans les grandes que dans les petites races. La boucherie de Bordeaux pourrait au besoin témoigner de la qualité des grands et beaux moutons du Poitou aussi bien que de la finesse du petit landais. Cependant, d'une manière générale, on peut dire que le mouton de taille moyenne, à poitrine ouverte, à gigots courts, épais et fermes, est meilleur et plus productif que le mouton élevé sur jambes et étroit dans son ensemble.

J'ai dit précédemment que les effets produits par la nourriture sur le développement des aptitudes du mouton étaient très-remarquables; or, on peut dire avec M. Sanson que la proportion prise par le squelette, à mesure que les conditions d'alimentation deviennent meilleures pour l'individu, à mesure que son squelette peut atteindre l'état d'achèvement en un moindre temps, diminue d'une manière plus ou moins sensible. Le développement hâtif du squelette est donc l'apanage de cette précieuse qualité qui, sous le nom de *précocité*, est tout aussi utile à rechercher dans la production du *mouton de boucherie* que dans celle du bœuf.

4° **État de graisse.** — Les anciens bouchers assurent que lorsque le suint est tellement abondant qu'il colle la laine en mèches ou plaques brunes sur les côtés du corps, le mouton est gras. Chacun a pu ou pourra constater la véracité de ce jugement. Mais, comme les moutons ne portent pas toujours leur laine lorsqu'ils arrivent sur les marchés, il importe de savoir explorer les *maniements* du mouton qui, comme ceux du bœuf, fournissent de précieux renseignements.

Les *maniements* les plus consultés pour apprécier la qualité du mouton sont :

1° *Le travers ou la longe*, qui a pour base la région lombaire. Pour constater ce maniement, il suffit d'embrasser la région avec la main, et l'on sent à la fois si les reins sont larges et recouverts d'une bonne couche de graisse, en même temps que l'on reconnaît l'épaisseur de la viande et de la graisse voisines des rognons;

2° *L'abord ou cimier* occupant particulièrement le repli de la peau qui se trouve de chaque côté de la base de la queue; il permet d'apprécier l'engraissement intérieur ;

3° *Le dessous ou brague;* particulier au mâle, ce maniement se perçoit comme chez le bœuf, et annonce par son poids et sa consistance la quantité et la finesse de la graisse intérieure. Il permet aussi de reconnaître si l'émasculation ou le bistournage ont été complètement pratiqués ;

4° *La poitrine* qui, chez le mouton bien fait et bien gras, forme une large, épaisse et belle saillie en avant. Le toucher de ce maniement peut se faire l'animal étant debout, mais certains bouchers préfèrent qu'il soit renversé de façon à ce que sa croupe repose sur le sol. Ajoutons que, dans la plupart des cas, la vue suffit pour constater le développement de ce maniement;

5° *La côte*, appréciée particulièrement en arrière des coudes, et dont l'épaisseur et la consistance dénotent la qualité et l'épaisseur des chairs;

6° *La mamelle* chez la brebis; maniement placé en avant de la mamelle proprement dite, et annonçant beaucoup de suif intérieur en même temps que beaucoup de graisse extérieure. Je citerai aussi comme étant beaucoup consulté, quoique n'étant pas un véritable maniement, l'*œil*, dont la couleur rosée ou rouge annonce la santé, et dont la teinte pâle indique, au contraire, l'anémie, la mollesse des chairs et souvent la pourriture ou cachexie aqueuse.

L'appréciation de l'agneau exige une certaine pratique, et la connaissance exacte des qualités ou défauts inhérents aux différentes races que l'on examine.

L'agneau conduit sur le marché a généralement les quatre pattes réunies ensemble par un lien; aussi profite-t-on de cette disposition pour soupeser l'animal. Mais comme son poids, plus ou moins lourd, peut tenir à la présence de nourriture dans la panse, on ne saurait se fier d'une façon exclusive au renseignement que fournit ce poids; il est utile d'avoir recours aux quatre maniements suivants :

1° *La queue.* — L'animal étant couché, l'explorateur apprécie, au toucher de la queue, son épaisseur en même temps que la finesse de la peau qui la recouvre. Chez le bon agneau la queue est ronde à sa base, ferme, bien épaisse, la peau en est fine et les os coccygiens sont cachés par l'abondance de la graisse. Les caractères opposés annoncent la maigreur. Je ferai remarquer en passant que souvent il arrive que, pour faire paraître la queue plus grosse qu'elle n'est réellement, le marchand la roule sur le sol avec le pied; mais l'engorgement consécutif à ce genre de fraude ne saurait tromper l'inspecteur expérimenté;

2° *Le dessous :* maniement occupant les bourses; bien développé, il se prolonge en arrière pour former un bourrelet facile à isoler avec les doigts. Joint au maniement précédent, il annonce une grande qualité et une grande finesse du jeune animal. Chez la femelle la mamelle fournit les mêmes renseignements;

3° *La poitrine.* — Ce maniement doit être celui qui se forme le premier, car il arrive fort souvent, et dans certaines races surtout, que des agneaux ont la poitrine bonne, épaisse et la queue médiocre;

4° *Les reins.* — Soulever l'animal d'une main, puis apprécier avec l'autre la largeur, l'épaisseur et la couche de graisse garnissant les reins; tel est le moyen d'utiliser les renseignements fournis par ce maniement. Chez l'agneau maigre la main perçoit la présence des os dénudés de chair et de graisse.

On peut estimer en moyenne qu'un bon agneau, un agneau fait, pèse, vivant et suivant la race à laquelle il appartient, de 9 à 11 kilogrammes, surtout lorsqu'il a tété deux mères jusqu'à l'âge de cinq à six semaines.

Le *rendement* des moutons, toute proportion gardée, varie beaucoup suivant l'âge, la race et l'état de graisse des animaux. En moyenne, on peut estimer ce rendement à 50 % *de viande nette;* cependant, il peut aller jusqu'à 55, 60 et 70 % dans les animaux précoces, de race perfectionnée, ou préparés en vue d'un concours de boucherie.

Le rendement en *suif*, que l'on a vu s'élever jusqu'à 12, 15 et 17 % du poids vif chez des animaux de concours, n'est en moyenne que de 3 à 5 % sur les moutons ordinaires; il peut même descendre plus bas chez certains individus, jusqu'à ce que l'on arrive à ne plus trouver que de légères traces, tant dans les mésentères qu'autour des rognons.

5° État de santé. — En bonne santé, le mouton est gai, son attitude est fière; la tête n'est généralement portée bas que pendant les fortes chaleurs. Cherche-t-on à le saisir par une patte de derrière, il se défend en secouant vigoureusement le bras de la personne qui le tient. Au bout du nez, autour des yeux, en dedans des oreilles, la peau est rose-clair; la laine est douce, onctueuse, élastique et s'arrache difficilement. La conjonctive est d'un beau rose, particulièrement chez les jeunes bêtes. Lorsque le mouton se couche, il repose sur le sternum et sur le ventre, les membres antérieurs et postérieurs repliés sous la poitrine et sous le ventre; en se levant, il s'étire en voussant la colonne vertébrale.

Lorsqu'il est atteint de quelque affection à marche lente et progressive, sa gaîté a disparu, ainsi que la résistance qu'il oppose à la main qui veut le saisir; ses yeux sont plus ou moins pâles et infiltrés; sa peau est pâle, sa laine s'arrache facilement et est devenue cassante; sa tête est portée bas, et souvent aussi de ses naseaux s'écoule un jetage gluant tombant en longues mèches. Couché, sa respiration est accélérée, pénible et s'accompagne fréquemment de météorisme ou gonflement du flanc gauche; la rumination est lente ou fréquemment interrompue, les pandiculations ont disparu.

La pâleur des muqueuses, jointe à l'infiltration de l'auge, à la pâleur de la peau et à la maigreur, fait soupçonner l'existence de la *cachexie aqueuse* ou *pourriture*.

Une toux petite, répétée, accompagnée de battements du flanc et de sécheresse de la peau, annonce une maladie grave des poumons, et particulièrement la *phthisie tuberculeuse;* les mêmes symptômes peuvent aussi appartenir à la *bronchite vermineuse*, maladie très-commune à constater chez certaines races du Midi.

L'injection de la conjonctive et de la muqueuse nasale, la présence de taches violettes sur la muqueuse de la lèvre inférieure, les battements du cœur tumultueux, l'abaissement sensible de la température du corps, des tremblements généraux, des sueurs froides à la peau, etc., font craindre la présence du *sang de rate*, affection charbonneuse des plus graves.

La présence des aphthes sur la langue et sur les gencives provoque une salivation abondante; le *muguet* ou *stomatite aphtheuse* est, en effet, une maladie très-commune à rencontrer, particulièrement chez les agneaux.

Le *tournis*, maladie due à la présence dans l'intérieur du cerveau d'un hydatide *(cœnurus cerebralis)*, s'accuse par la tristesse, l'inclinaison ou l'oscillement de la tête, la dilatation de la pupille, un décubitus prolongé, et par l'action de tourner toujours du même côté, l'animal décrivant ainsi un cercle allant toujours en se resserrant jusqu'à ce qu'il tombe. J'ai vu aussi cette affection se caractériser par une marche rapide, la tête portée haut, l'animal ne se conduisant plus, comme s'il était aveugle, et venir heurter violemment la tête contre le premier obstacle venu, pour ensuite tomber brusquement sur le sol.

La boiterie due au décollement de la corne des onglons, et accompagnée de la production d'une matière purulente infecte, sont les signes du *piétin* ou pourriture des pieds, maladie qui, en faisant considérablement souffrir les animaux, engendre la maigreur.

La présence de petites taches rouges ou de boutons à bords plus élevés que le centre, d'un volume variant entre celui d'un petit grain de blé et celui d'une pièce de cinquante centimes ou d'un franc, apparaissant à la surface de la peau, autour des yeux, aux lèvres, aux ailes du nez, à la face interne des cuisses, des aines, du fourreau, etc., annonce la période d'éruption de la *clavelée* ou variole du mouton, maladie contagieuse dont les effets et les conséquences peuvent devenir plus ou moins désastreux, suivant qu'elle est *discrète* ou *confluente.*

Lorsque le mouton se mord, se gratte avec le pied ou se frotte le long des corps durs au point de faire allonger la laine et lui faire faire saillie sous forme de mèches sur la surface régulière de la toison, on peut à coup sûr soupçonner l'existence de quelque maladie de peau, et particulièrement de la *gale*, maladie contagieuse aux animaux de la même espèce, mais non à l'homme. Le mouton peut également avoir des *poux*, qui se multiplient quelquefois considérablement, au point de le faire souffrir et maigrir promptement.

Parmi les maladies attaquant les agneaux, je citerai la *diarrhée*, qui apparait surtout lorsque les mères sont exclusivement nourries d'herbe verte ; la *constipation* qui doit, au contraire, être attribuée à une nourriture exclusivement sèche prise par les brebis ; le *muguet* dont j'ai déjà parlé.

CHAPITRE VI

Abatage et préparation des animaux de boucherie.

Après avoir apprécié les animaux sur pied, il incombe *surtout* à l'inspecteur de boucherie le devoir de juger de leurs qualités et des maladies dont ils peuvent être atteints une fois sacrifiés ou abattus, soit avant, soit après leur *habillage* ou travail préparateur à leur débit.

Dans la majeure partie des cas, la mission de l'inspecteur est rendue plus facile par le travail de préparation auquel le boucher a soumis l'animal abattu. Cet artisan, en effet, enlève la peau et met à découvert les organes splanchniques par l'ouverture des grandes cavités dans lesquelles sont enfermés ces organes. Il ne faut pas se dissimuler pourtant que, dans bien des circonstances, le boucher, désireux de soustraire à l'inspecteur les lésions susceptibles de servir de pièces à conviction, fait disparaitre, par des moyens adroits, tout ce qui serait de nature à mettre l'inspecteur sur la trace d'un état anormal capable de provoquer la saisie de l'animal malade ou malsain.

J'ai donc pensé qu'il était utile, dans le but de mettre l'inspecteur à même d'acquérir l'habitude nécessaire pour juger *promptement* de l'état intérieur d'un animal abattu, de rappeler d'abord brièvement les différentes opérations effectuées en vue de préparer l'animal à être livré à la consommation. Cette description nous permettra de suivre le boucher pas à pas dans l'exercice de ses manipulations, en nous basant sur les données anatomiques qui s'appliquent à chaque organe et sur les règles qui doivent présider à l'exécution d'une autopsie méthodique.

Les différentes opérations à l'aide desquelles le boucher prépare les animaux, pour que leur viande puisse satisfaire les exigences des consommateurs, sont : 1° l'*abatage*; 2° l'*habillage*, et 3° le *dépeçage*.

A. *Abatage des grands ruminants (bœuf, vache et taureau).* — Deux procédés sont particulièrement employés en France pour l'abatage des grands ruminants, savoir : l'*assommage* (1) et l'*égorgement* ou sacrification. Quelquefois l'un ou l'autre moyen est complété par l'*énervation* ou section de la moelle épinière. L'emploi exclusif de l'énervation ne se fait que rarement dans nos abattoirs; on la dit plus sou-

(1) Nous avons conservé l'expression d'*assommage*, quoique n'étant pas française, parce qu'elle est généralement adoptée par la boucherie.

vent mise en usage en Angleterre, en Espagne et dans plusieurs autres contrées du midi de l'Europe.

L'*assommage* (FIG. 28 et 29) consiste à renverser l'animal, dont la

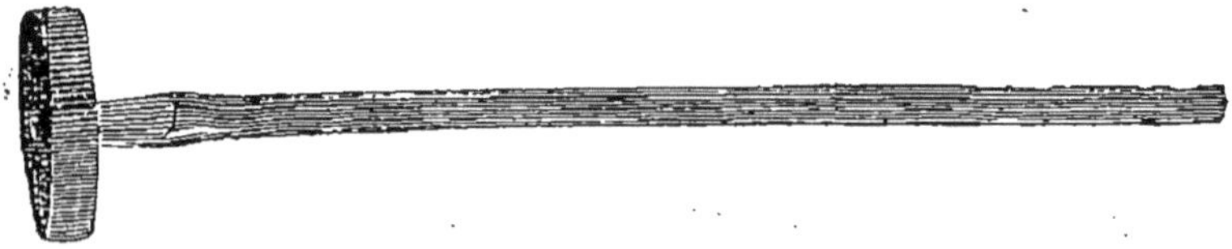

(FIG. 28.) — Masse ordinaire pour l'abatage des animaux de boucherie.

tête est maintenue attachée près du sol, par un coup de masse appliqué soit sur la nuque, soit sur le front, et à compléter le premier étourdissement produit, par d'autres coups du même genre, jusqu'à ce que l'œil du sujet ait perdu toute expression, et que les mouvements de la tête et des membres soient anéantis. Généralement le coup donné sur la nuque fait brusquement tomber l'animal sur les genoux et entraîne

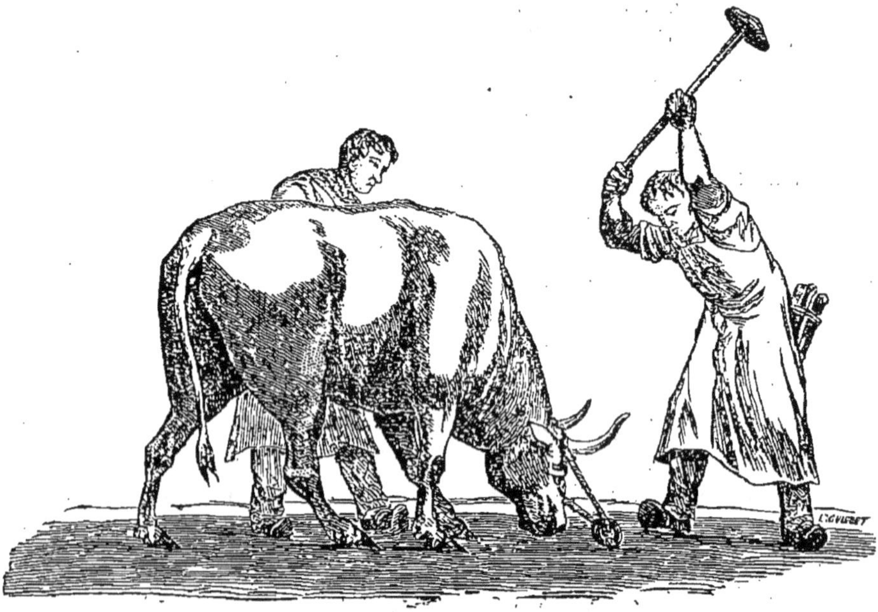

(FIG. 29.) — Abatage d'un bœuf par la masse ordinaire.

un anéantissement à peu près complet; mais les bouchers lui reprochent de produire une chute trop brusque, qui occasionne des ecchymoses sur les points heurtant violemment le sol, et de provoquer des déchirures musculaires et des épanchements sanguins à la face interne des cuisses, par suite de l'écartement des membres postérieurs. Ils préfèrent donc frapper l'animal au milieu du front ; l'effet est moins brusque, et la chute sur le sol a lieu les quatre membres pliés sous le corps.

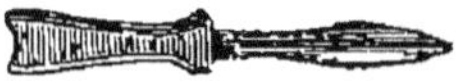

(Fig. 30.) — Stylet employé pour l'énervation des animaux de boucherie.

On reproche à l'assommage les inconvénients suivants : exécuté par des mains inhabiles, il prolonge la douleur du patient, dont l'anéantissement ne survient quelquefois qu'après douze ou quinze coups de

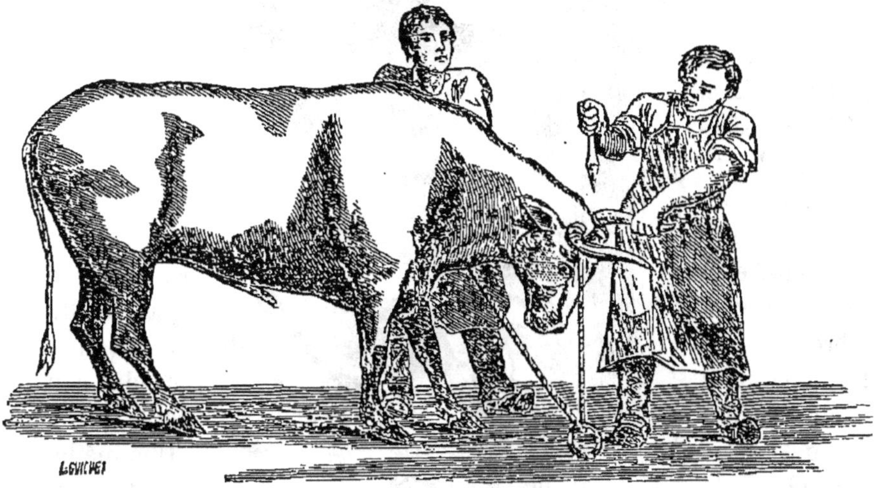

(Fig. 31.) — Enervation d'un bœuf.

masse ; de plus, certains animaux ont ce que les bouchers appellent *la tête molle*, c'est-à-dire paraissent ne s'apercevoir que fort peu du coup de masse, et leur agonie est par cela même prolongée. Cette sorte

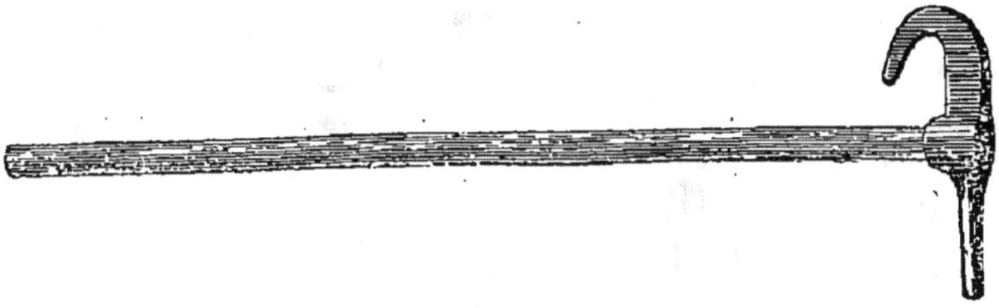

(Fig 32.) — Merlin anglais pour l'abatage du bétail.

d'élasticité contre laquelle lutte l'assommeur me paraît devoir être attribuée à la grande capacité des sinus frontaux, et conséquemment à la résistance offerte par l'air emprisonné que renferment ces sinus. Ajoutons enfin que l'assommage provoque un épanchement sanguin dans le cerveau et ses enveloppes, souvent même un écrasement, qui rendent la vente de cet organe difficile, tout en en facilitant la décomposition, particulièrement pendant l'été.

Pour abréger les souffrances de l'animal, certains bouchers complètent l'assommage ordinaire par l'*énervation* ou section de la moelle épinière faite en introduisant un stylet étroit et effilé, ou simplement la lame aiguë d'un couteau entre l'occipital et la première vertèbre cervicale, opération que le voisinage des pays à combats de taureaux fait appeler à Bordeaux *lancer* le bœuf. L'effet produit par ce moyen est instantané; l'animal est comme foudroyé.

Je n'ai jamais vu employer à Bordeaux l'*énervation* (FIG. 30 et 31) comme moyen d'abatage proprement dit; elle est, dit-on, quelquefois usitée à Paris, mais la viande des animaux ainsi abattus est moins estimée que celle provenant de sujets abattus par les autres procédés connus.

Une méthode d'assommage beaucoup plus expéditive que la précédente, et d'une action beaucoup plus rapide sur les centres nerveux, consiste dans l'emploi d'un instrument appelé *merlin anglais*, instrument dont on se sert beaucoup aujourd'hui à l'abattoir de La Villette (FIG. 32 et 33).

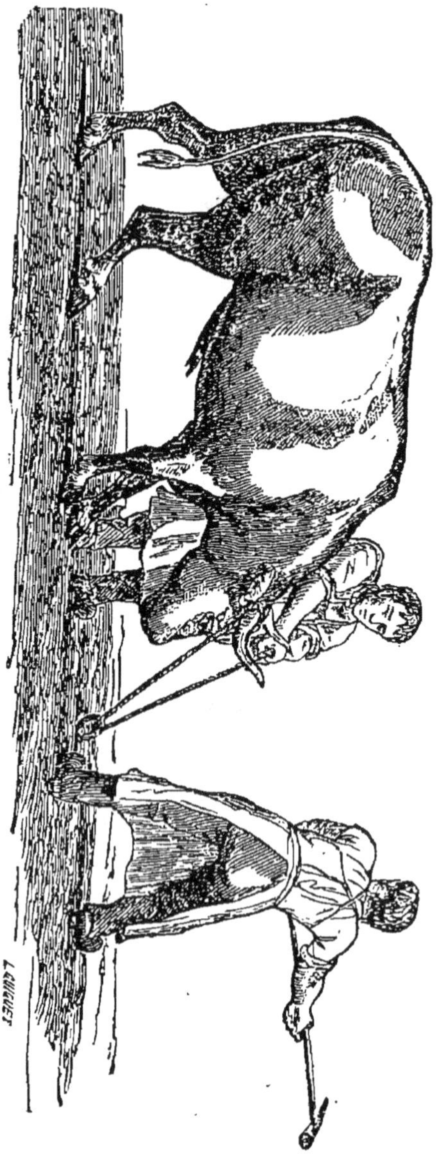

(FIG. 33.) — Abatage du bœuf par le merlin anglais.

Ce merlin est une sorte de masse en fer pesant 2 kilogrammes, emmanchée à l'extrémité d'un manche long de 90 centimètres. Disposée d'un côté sous forme d'emporte-pièce, cette masse se termine à l'extrémité opposée par un crochet.

L'animal à abattre étant maintenu par une corde à un anneau scellé en terre, la tête moins basse que pour l'assommage ordinaire, le boucher doit d'un seul coup, fortement et habilement porté, enfoncer l'emporte-pièce soit au milieu du front, soit dans la nuque, à égale distance des deux cornes. L'animal frappé tombe comme foudroyé; ses derniers mouvements sont ensuite anéantis, à l'aide d'une baguette en osier flexible (Fig. 34), introduite dans le trou pratiqué dans la tête, et dirigée de façon à suivre l'axe de la moelle épinière.

Il est incontestable qu'entre des mains expérimentées l'emploi du *merlin anglais* constitue un mode d'abatage très-expéditif, en même temps qu'il abrège les souffrances de l'animal; seulement cet emploi

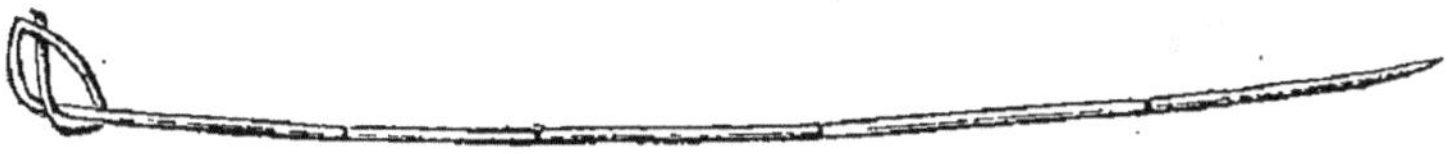

(Fig. 34.) — Baguette en osier pour achever les bœufs abattus.

exige tout d'abord de la part du boucher une force musculaire assez développée; de plus, il doit, à mon avis, être précédé de l'application sur la tête du bœuf à abattre d'un masque quelconque, faute de quoi l'animal voyant arriver le coup cherche à l'éviter, et le boucher de frapper alors à côté du point voulu.

Je préfère donc, comme étant d'un usage beaucoup plus facile, l'emploi de l'appareil suivant, inventé par un honorable boucher de Paris, M. Bruneau, et dont j'emprunte la description si exacte au *Journal d'agriculture*, publié par M. Barral, numéro d'août 1873 :

« Il (l'appareil) consiste en un masque en cuir que l'on met devant les yeux du bœuf, et qu'on maintient par deux courroies, l'une qui passe par-dessus la tête, et l'autre sous la gorge (Fig. 35.) Au milieu de ce masque, et sur l'emplacement du front, M. Bruneau a fait encadrer dans le cuir une plaque en fer, dont le dessous s'applique parfaitement sur le front; il a fait mouler dans ce but des têtes de bœuf. Au milieu de cette plaque est un trou cylindrique dans lequel on introduit un boulon. La figure 36 représente le plan de cette plaque, et la figure 37 la coupe verticale montrant le trou qui guide le boulon. Aussitôt le bœuf arrivé à l'échaudoir, on lui met le masque, on introduit le boulon dans le trou de la plaque, puis on frappe avec un maillet en bois sur la tête du boulon, qui pénètre de 5 à 6 centimètres dans la cervelle de l'animal, lequel est tué presque instantanément. Le boulon était d'abord en pointe (Fig. 38), mais M. Bruneau ayant reconnu que la mort serait plus prompte si l'air pénétrait dans la cervelle, fait aujourd'hui usage d'un boulon évidé à la partie inférieure, de manière à former emporte-pièce.

« Ce boulon est représenté par les figures 39 et 40. Lorsque le boulon pénètre dans le crâne, en découpant le trou nécessaire à son passage,

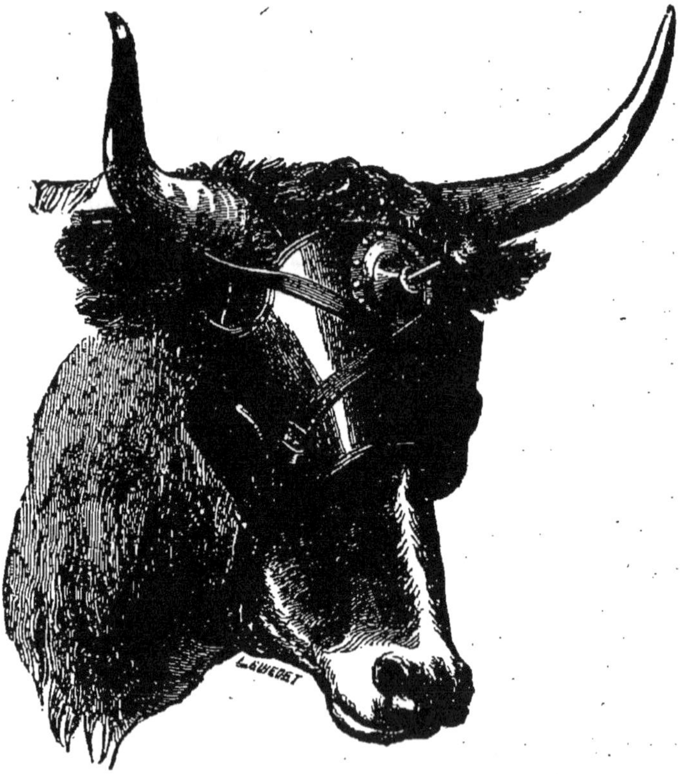

(FIG. 35.) — Tête d'un bœuf recouverte du masque et de l'appareil d'abatage de M. Bruneau.

il y introduit l'air contenu dans sa cavité inférieure. Cette petite quantité d'air suffit pour foudroyer l'animal. Lorsque le bœuf est tombé, on introduit la baguette en osier qui sert aussi dans l'abatage par le merlin anglais, et le mouvement des membres est instantanément arrêté. Le maillet employé par M. Bruneau est représenté par la figure 41 ; il pèse 2 kilogrammes 700 ; la longueur de l'instrument a 30 centimètres. L'animal ayant les yeux couverts par le masque, il est inutile de l'attacher aussi solidement que lorsqu'il s'agit de tout autre procédé d'abatage. L'animal même méchant ou vicieux, étant aveuglé, ne fait aucune résistance ; il ne voit ni les préparatifs, ni le coup qui va le frapper. La figure 42 montre l'ensemble de l'opération, qui est si simple et si aisée qu'un homme de force moyenne, et même un jeune homme de quatorze ou quinze ans, peut abattre d'un seul coup de maillet, et sans aucun danger, le bœuf ou le taureau à la tête la plus épaisse et la plus dure. La mollesse des têtes, qui a de si graves inconvénients avec l'emploi de la masse ordinaire, n'en présente aucun avec

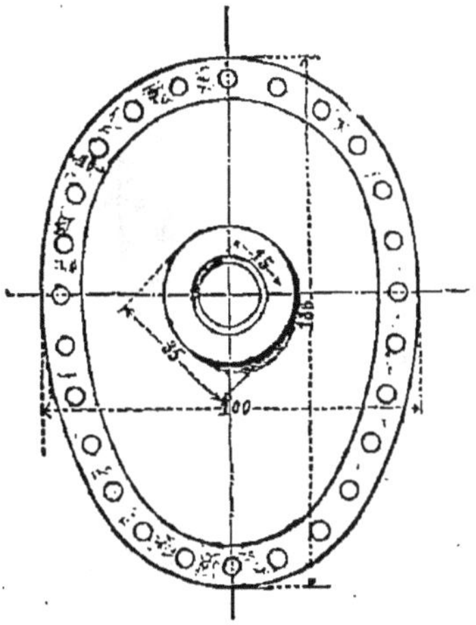

(Fig. 36.) — Plan de la plaque en fer du masque de l'appareil Bruneau.

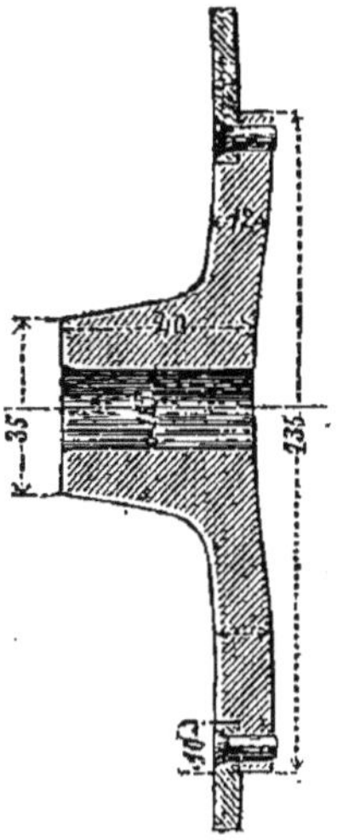

(Fig. 37.) — Coupe verticale de la plaque du masque

l'appareil Bruneau. En effet, si la tête de l'animal est molle, le boulon pénètre avec plus de facilité, le coup de maillet demande moins de force, et la longue agonie du bœuf à tête molle est entièrement supprimée.

« L'abatage du bœuf avec l'appareil de M. Bruneau se fait avec beaucoup moins de temps qu'il n'en faut pour en faire la description. L'opération prend à peine 30 à 40 secondes. On pratique ensuite immédiatement la saignée. M. Bruneau vient, en outre, d'apporter un perfectionnement à son appareil; il consiste à faire frapper le boulon non pas droit, mais un peu penché, de manière à ce qu'il attaque le cervelet et que l'animal soit tué immédiatement, sans qu'il soit besoin le plus souvent d'introduire le jonc dans le trou du boulon. »

Nous avons vu abattre et fait abattre plusieurs animaux à l'aide du procédé Bruneau, et nous devons à la vérité de dire qu'il nous a paru infiniment préférable aux autres méthodes d'assommage connues, et surtout beaucoup plus à la portée d'un grand nombre de garçons bouchers peu expérimentés dans l'art d'abattre un bœuf. Nous ne lui reprochons, comme du reste à l'usage du merlin anglais, que l'emploi de la baguette en osier pour annuler les mouvements de l'animal, manipulation qui complique trop l'opération et qui la fait même repousser par certains bouchers; du reste, nous croyons que, dans la majeure partie des cas, la baguette n'est pas indispensable. Les avantages de l'appareil Bruneau ont été résumés de la manière suivante, dans un rapport

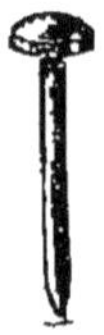

(Fig. 38.) — Premier boulon en pointe employé par M. Bruneau.

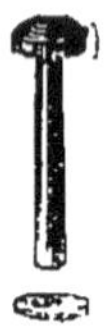

(Fig. 39.) — Boulon emporte-pièce actuellement employé par M. Bruneau.

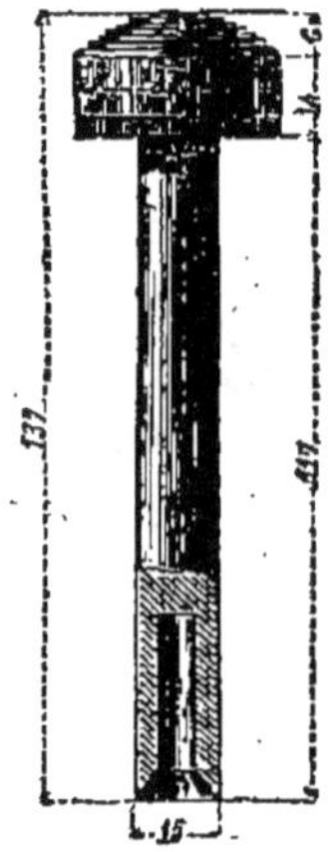

(Fig. 40.) — Coupe verticale du boulon, montrant la cavité de la partie inférieure.

adressé au gouvernement belge, au nom d'une commission spéciale, par M. Van Hertsen, inspecteur en chef de l'abattoir de Bruxelles :

1° *La mort survient rapide et sans souffrances;*

2° *La viande se conserve parfaitement;*

3° *L'abateur, en pleine sécurité, ne manque jamais son but.*

A cela nous ajouterons, ce qui commercialement parlant n'est pas

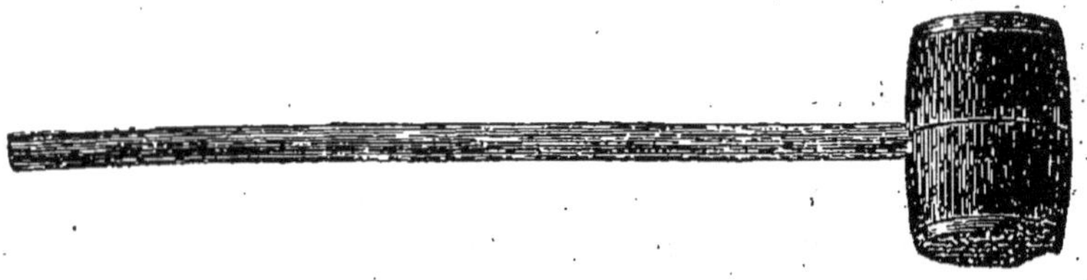

(Fig. 41.) — **Maillet en bois pour l'abatage d'après le système Bruneau.**

sans importance, que la cervelle du bœuf abattu par ce procédé n'est nullement détériorée, qu'elle est conséquemment d'une conservation plus facile et aussi beaucoup plus présentable à l'acheteur que lorsque l'on s'est servi du mode d'assommage par la masse ordinaire.

Disons enfin, en faveur de ce procédé qui ne saurait trop être connu de la boucherie, que, par une circulaire récente, M. le Ministre de la guerre a ordonné que l'armée en campagne fût pourvue de l'appareil Bruneau, dont le maniement peut être confié à la première personne venue.

Quelle que soit la méthode employée, l'assommage est suivi de

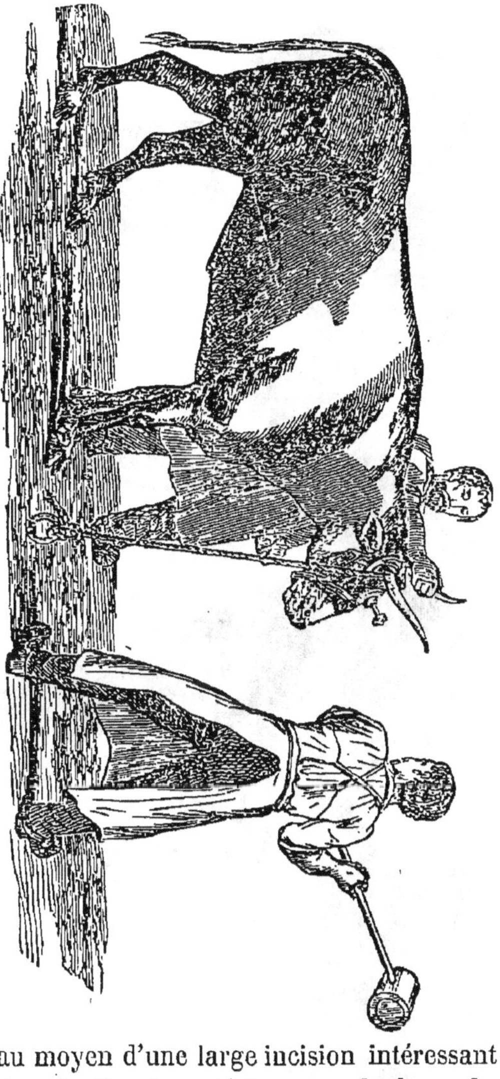

(Fig. 42.) — Abatage d'un bœuf d'après le système imaginé par M. Bruneau.

la saignée, faite au moyen d'une large incision intéressant d'abord la peau, puis l'origine de l'aorte antérieure ou la base de la carotide primitive. Quelques bouchers saignent le bœuf au niveau du gros vaisseau formé de chaque côté par la réunion des deux veines jugulaires. La sortie du sang est favorisée par le *foulage* ou pression exercée avec le pied sur les parois du flanc, et accompagnée d'un mouvement de va et vient imprimé, au moyen d'une corde placée au membre antérieur correspondant.

Le procédé de l'*égorgement* (Fig. 43) est spécialement mis en usage pour fournir la viande destinée aux israélites.

Il consiste, l'animal étant couché, les quatre membres réunis par

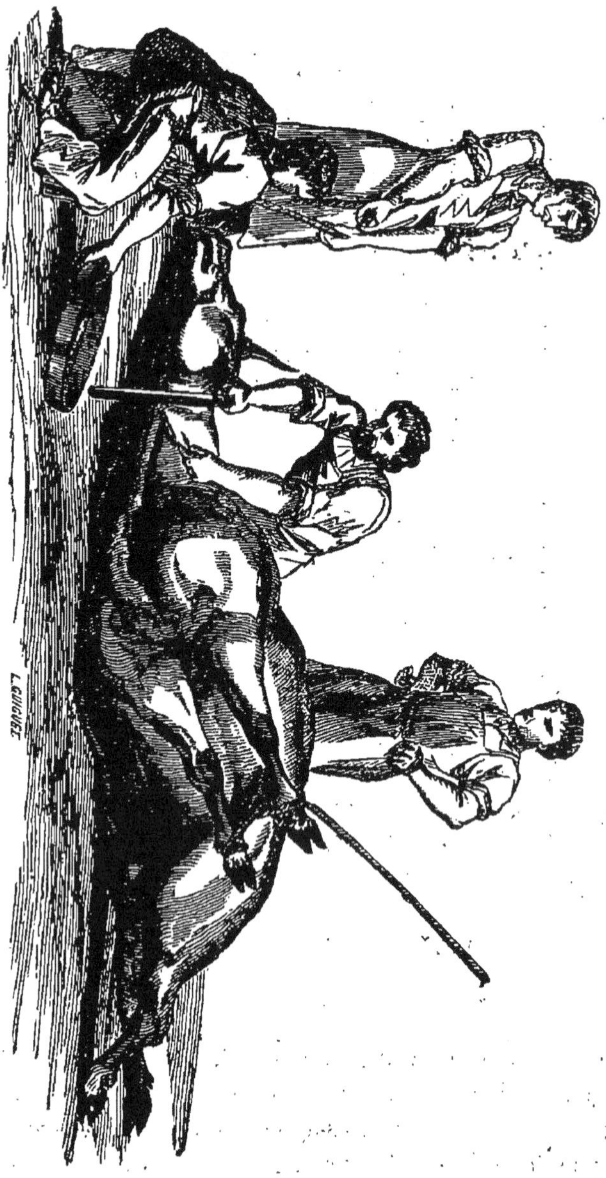

(Fig. 43.) — Immolation d'un bœuf à l'abattoir de La Villette, selon le mode israélite.

des cordages, le cou fortement tendu, à trancher la gorge avec une sorte de *damas* à manche très-court et à lame longue, arrondie à son extrémité et à fil très-tranchant. De la section nette et rapide faite par le *sacrificateur* ou *chokhet* résulte une large plaie béante, de laquelle s'échappe avec force le sang lancé à un mètre et plus en avant ; la lame a donc tranché toutes les parties molles, mais le sacrificateur doit éviter d'atteindre les vertèbres, *car la viande serait impure... Ce spectacle effrayant* s'accompagne d'un violent bruit de *souffle* correspondant à l'entrée de l'air par l'orifice béant de la trachée pendant les derniers mouvements respiratoires. J'ai constaté, montre en main, que l'agonie dure environ dix minutes, pendant lesquelles l'animal fait de violents efforts, accompagnés d'une souffrance extrême que traduisent les mouvements et l'œil du patient.

On ne peut nier qu'au point de vue de la qualité nutritive de la viande, la pratique de l'assommage est préférable à l'égorgement, en raison de la quantité de sang relativement plus considérable dont la viande reste pénétrée ; mais on doit reconnaître aussi que, pendant l'été, la viande d'un animal tué suivant le mode israélite se conserve plus longtemps que celle provenant d'un bœuf assommé. Ce n'est pas ici le lieu d'examiner les motifs religieux, à coup sûr très-respectables, en vertu desquels les juifs préfèrent l'*égorgement* à l'*assommage ;* seulement on peut dire que, eu égard à la souffrance, le premier de ces moyens est incontestablement plus barbare que le second.

« En Angleterre, dit M. Zundel, on commence assez généralement à ne plus saigner les animaux de boucherie, et on les tue par asphyxie, en insufflant de l'air sous les côtes, dans le sac pleural ; cependant cette viande, dite *patent-meat,* se conserve facilement et est, dit-on, plus agréable à consommer ; il en est là comme du gibier qui n'est pas saigné non plus, et est très-bon à manger. »

B. *Abatage des veaux.* — L'abatage du veau diffère quelque peu de celui des gros animaux. L'animal, saisi au moyen d'un lien placé au-dessus des jarrets, est brusquement hissé à une hauteur telle que sa tête se trouve au niveau des mains du boucher qui doit pratiquer la saignée. Dans certaines localités la saignée, qui à Bordeaux par exemple se pratique immédiatement en arrière de la branche montante du maxillaire inférieur, est précédée d'un coup de masse appliqué soit sur la nuque, soit sur le front. Ce coup de masse assomme immédiatement l'animal ; ses membres se raidissent, et presque aussitôt a lieu l'écoulement, par la bouche et par les naseaux, des matières alimentaires solides et liquides nouvellement ingérées dans l'estomac, conséquence de la paralysie brusque dont cet organe et l'œsophage sont le siége. Dans d'autres endroits on n'a pas recours à l'assommage préalable, afin d'éviter de meurtrir la cervelle, qui, comme on le sait, se vend pour mets recherché. Le plus grand reproche, en dehors du précédent, que l'on puisse adresser à l'assommage, c'est que les matières s'échappant des naseaux se mêlent au sang *fort souvent utilisé* par les charcutiers comme adjuvant du sang de porc destiné à la confection des boudins, et donnent à ceux-ci, si ce n'est une propriété nuisible, au moins un caractère de malpropreté incontestable. A Paris, les veaux sont égorgés, et non saignés en arrière du maxillaire ; nous croyons que cette méthode a pour principal avantage de concourir à donner à la viande la couleur blanche si recherchée comme indiquant la qualité.

L'égorgement israélite des veaux se pratique comme celui des bœufs, moins le coucher préalable à l'aide des cordes.

C. *Sacrifice du mouton.* — Le mouton qui doit être saigné est, au préalable, étendu sur une sorte d'établi creux (appelé *banchet* à Bordeaux), les deux pattes de derrière croisées de façon à ne pouvoir s'échapper. Le boucher, appuyant un genou sur le corps de l'animal, enfonce son long couteau en arrière du maxillaire et tranche tout à la fois artères et veines, après quoi il paralyse tout violent mouvement et annule toute douleur en imprimant une demi-torsion à la tête. A Paris, on égorge les moutons, procédé qui, dans la circonstance, me paraît surtout avoir pour but de rendre le travail plus prompt et plus facile.

Habillage des grands animaux. — Je résumerai les différents temps de l'habillage de la manière suivante : 1° L'animal étant saigné, *abattre les cornes* préalablement détachées au moyen d'une sorte de hachette ou couperet (ganivette à Bordeaux) ; 2° *couper les pieds,* soit au niveau des genoux et des jarrets, comme cela se fait à Bordeaux, soit simplement au-dessus des onglons, ainsi que cela se pratique à Paris et dans plusieurs villes du nord et de l'ouest ; 3° *souffler l'animal,* c'est-à-dire soulever régulièrement la peau au moyen de l'air que l'on fait pénétrer dans le tissu cellulaire à l'aide d'un fort soufflet, dont la douille pénètre par une ouverture faite le plus souvent au niveau de la poitrine ; 4° *dépouiller* presque complètement, ne laissant la peau attenante que sur le dos et les reins ; 5° *ouvrir l'abdomen* pour en sortir les *issues*, dont le séjour amènerait la décomposition, savoir : les estomacs, les intestins, la vessie, suivie de la verge chez le mâle, la matrice chez la femelle ; 6° *ouvrir la poitrine* par la fente longitudinale du sternum ; 7° *suspendre le cadavre* la tête en bas, à l'aide de poulies et d'un cabestan, ou d'un appareil à engrenages, jusqu'à hauteur d'homme, afin de terminer l'enlèvement de la peau et des viscères pectoraux et abdominaux, en même temps que pour favoriser l'écoulement au-dehors du sang épanché ou arrêté dans quelques vaisseaux ; 8° *fendre verticalement* la colonne vertébrale à l'aide du couperet, afin de diviser l'animal en deux moitiés égales. Le mode d'habillage diffère un peu avec les localités ; aussi n'insisterons-nous pas davantage sur ce point de la question.

L'insufflation ne se pratique pas toujours ni partout ; les bouchers l'emploient particulièrement pour les bêtes maigres ou de qualité inférieure ; quelquefois ils ne soufflent que le devant, et non le derrière. A Paris, l'insufflation est de rigueur, même pour les plus beaux animaux.

L'insufflation me paraît être une opération dont les plus grands avantages sont de donner de l'apparence à la viande qui en manque ; d'augmenter le volume de parties par nature peu saillantes, de muscles peu couverts ; de faciliter le travail de débit de viandes qui, par elles-mêmes, manquent de consistance et de donner aux chairs un ton d'un rouge vif, conséquence probable de l'oxydation. On invoque, encore, en faveur de cette pratique, la dessiccation, le *nettoyage* de la viande par le rejet au-dehors des liquides, sang et sérosités, qui gorgent les tissus, et dont la présence nuirait à la conservation de ces tissus. Tout en reconnaissant à l'insufflation la propriété de chasser les liquides au-dehors, je la crois aussi capable de favoriser la décomposition des viandes en facilitant la déchirure des cloisons cellulaires et la pénétration générale des tissus par l'air chargé des germes fermentescibles (Pasteur) et par les liquides refoulés. Du reste, une preuve du mauvais effet produit par l'insufflation nous est fournie par la boucherie anglaise, laquelle s'abstient de souffler les viandes destinées à voyager ; à Bordeaux, nos meilleurs bouchers ne soufflent plus les grands animaux.

Habillage du veau et du mouton. — L'habillage du veau et du mouton se fait à peu près de la même manière que celui du bœuf ; les seules différences sont que l'opération s'effectue l'animal étendu sur un banc ou banchet ; que les viscères ne sont enlevés qu'après que l'animal est suspendu ; qu'enfin le sujet n'est fendu que lorsqu'il est rendu à l'étal du boucher.

Dépeçage. — Nous nous occuperons du dépeçage des viandes dans la partie de notre travail traitant des propriétés nutritives des différentes catégories admises par la boucherie.

CHAPITRE VII

Autopsie méthodique des animaux de boucherie

PREMIÈRE PARTIE. — CONSIDÉRATIONS GÉNÉRALES

« L'autopsie, disent Littré et Robin, est l'examen de toutes les parties d'un cadavre, et, par extension, la description de l'état de ces différentes parties. »

Prise dans son acception la plus large, cette définition concorde parfaitement avec le but que poursuit l'inspecteur de la boucherie, dont la mission, dans la circonstance, est de s'assurer, par l'inspection des organes, de l'état sain ou maladif de l'animal abattu.

Tel n'est pas cependant tout à fait le sens accordé par tous les auteurs au mot autopsie. Voici comment s'exprime à cet égard le Dr Dechambre, dans son Dictionnaire encyclopédique des sciences médicales :

« Pratiquer une autopsie, c'est placer directement sous les yeux du médecin les organes situés plus ou moins profondément, dans le but de lui permettre de constater *de visu* les lésions ou altérations dont ils peuvent être atteints, et de déduire de cet examen les solutions d'une foule de problèmes relatifs soit à la pathologie, soit à la médecine légale. »

Pour nous, nous croyons rester dans le vrai en donnant au terme d'autopsie une signification beaucoup plus large, en l'envisageant comme synonyme de nécroscopie (νεκρος mort, et σκοπεῖν regarder), c'est-à-dire comme opération à l'aide de laquelle les différents organes sont soumis à notre examen, qu'ils soient sains ou malades, les caractères fournis par les organes sains devant servir de base à l'appréciation des altérations produites par la maladie.

L'autopsie des animaux de boucherie acquiert, dans certaines circonstances, une importance telle que l'observateur n'a pas à s'en rapporter exclusivement aux caractères visibles à l'œil nu; l'intervention du microscope, le secours des études chimiques peuvent être d'une grande utilité. Toutefois, comme notre travail ne doit pas s'éloigner du but essentiellement pratique dans lequel il est écrit, nous nous attacherons à faire ressortir tout d'abord les conséquences que l'on peut tirer de l'examen du cadavre sans le secours du microscope ou des réactifs, nous réservant d'appeler à notre aide ces deux derniers modes d'investigation, lorsque nous aborderons l'étude des lésions produites par les altérations du sang ou la production de tissus accidentels.

L'autopsie *méthodique* des animaux de boucherie se fait avec l'aide des instruments suivants :

1° Couteau à autopsie ;

2° Scalpels forts ou feuilles de sauge et bistouris ;

3° Ciseaux droits et courbés sur plat ;

4° Marteau et rogne-pied ;

5° Scies à main ;

6° Érignes ;

7° Gouge ou élévatoir ;

8° Pinces à dents de souris.

On pourrait certainement utiliser avec avantage certains instruments employés dans les autopsies des cadavres humains, tels que costotome, entérotome, tube insufflateur, etc.; mais nous croyons que ceux dont nous donnons la liste suffisent dans la plupart des cas, et sont, du reste, ceux dont on dispose le plus ordinairement.

Les parties constituantes d'un cadavre sont les unes *solides*, les autres *liquides*. Dans la catégorie des solides organiques on range la peau, les muscles, les os, etc., et tous les principaux viscères intérieurs. Dans les liquides sont compris le sang, la lymphe et tous les produits liquides normaux secrétés par les séreuses, ou certains appareils spéciaux, tels que bile, urine, liquide pancréatique, etc. Solides et liquides fournissent des renseignements précieux au point de vue des études d'anatomie normale et d'anatomie pathologique.

Solides organiques. — Parmi les solides organiques, les uns sont disposés symétriquement de chaque côté de la ligne médiane du corps, et concourent, par une action simultanée, à produire un effet commun ; les autres, occupant plus particulièrement les grandes cavités splanchniques, sont ceux qui, sous le nom générique de *viscères essentiels*, sont de nature à fournir les renseignements les plus précieux pour apprécier la nature des maladies dont les sujets sont atteints.

Les trois grandes cavités renfermant ces viscères sont :

L'abdomen, la *poitrine* et le *crâne*. — Nous nous attacherons particulièrement, dans cette étude générale, à l'examen des viscères contenus dans ces trois cavités.

Les viscères essentiels sont *pleins* ou *creux*.

Pour les uns comme pour les autres, l'attention doit particulièrement se porter sur les caractères fournis par :

1° La situation;

2° La forme et le volume;

3° La structure.

Nous pensons qu'à ces trois états se rattachent toutes les autres modifications possibles, telles que couleur, odeur, cohésion, etc.

1° *Situation.* — La situation d'un viscère comporte avec elle l'examen de ses rapports ou connexions avec les organes voisins, de ses moyens d'attache, de sa direction.

Les viscères situés dans les deux grandes cavités splanchniques principales sont tous séparés les uns des autres, et des parois de ces cavités, par un feuillet séreux continuellement humide, permettant leur glissement respectif les uns sur les autres, glissement d'autant plus facile et d'autant plus prononcé que les moyens d'attache sont plus longs et plus extensibles. Ce revêtement séreux, de même que ces duplicatures membraneuses, doués d'une vascularisation très-prononcée, sont le siége d'une exhalation continuelle qui, sous l'influence d'un travail congestionnel ou inflammatoire, peut être augmentée sensiblement; de là ces épanchements, ces productions pseudo-membraneuses, dont l'état d'organisation peut être plus ou moins complet, suivant que la maladie est à une période plus ou moins avancée. Par là s'expliquent ces déplacements, ces soudures anormales entre organes voisins, ou entre ces organes et la paroi interne de la cavité qui les renferme.

Les changements de place des organes peuvent aussi tenir à une modification imprimée à leur texture propre par des causes diverses. La présence d'abcès, de kystes, l'hypertrophie, l'atrophie, sont de ce nombre. D'autres causes, toutes extérieures, provoquent également des modifications à la situation normale de certains organes, telles que éventrations, hernies, déchirures produites par des coups, des heurts, etc. Je citerai encore parmi les déplacements la rotation plus ou moins complète que peut subir la matrice, le refoulement de quelque portion intestinale par suite du développement anormal d'un organe voisin, la descente de la vessie dans l'abdomen par suite de l'accumulation d'urine, etc., etc.

L'espace limité réservé au cerveau, la présence des membranes qui l'enveloppent, ne permettent pas de modification dans sa situation normale.

2° *Forme et volume.* — La forme et le volume d'un organe sont commandés par le rôle de cet organe et par la place qu'il occupe. La plupart des organes importants augmentent de volume avec l'âge; d'autres, au contraire, comme le thymus, diminuent considérablement ou disparaissent complètement.

Les modifications de forme et de volume des principaux organes ou viscères naissent le plus souvent sous l'influence de la congestion sanguine ou de l'inflammation franche. La congestion sanguine entraîne également avec elle le ramollissement de l'organe; l'inflammation, arrivée à certaine période, peut entraîner, en même temps que l'augmentation de volume, la transformation des tissus normaux en tissus morbides, grâce à l'organisation du sang épanché ; telle est, par exemple, l'hépatisation ou l'induration grise de la substance pulmonaire dans les dernières périodes de la pneumonie.

L'augmentation ou la diminution des éléments normaux constitutifs d'un organe amène son hypertrophie ou son atrophie.

Parmi les causes encore susceptibles de provoquer l'augmentation anormale des organes, on peut citer le développement de gaz accidentels (météorisme, indigestion gazeuse) ; la formation de produits de sécrétion accidentelle (calculs) ; la présence d'helminthes (échinocoques du foie); les conséquences de vices de nutrition (cancer, tubercules), etc., etc.

Nous reviendrons plus loin sur chacune de ces modifications, imprimées aux principaux viscères organiques par les causes que nous venons d'énoncer.

3° *Structure.* — C'est particulièrement la structure des viscères qui doit attirer l'attention de l'inspecteur de la boucherie lorsqu'il pratique une autopsie.

Par la structure d'un organe, on peut juger du rôle qu'il est appelé à remplir; aussi toute modification importante de cette structure doit-elle apporter, pour certains organes surtout, un trouble non-seulement dans le jeu de ces organes, mais aussi dans l'ensemble des fonctions accomplies par la machine animale.

Plusieurs viscères pleins, comme le foie par exemple, ont, en dehors des vaisseaux et des nerfs qui les parcourent, trois sortes d'éléments constitutifs, savoir : un *tissu propre, des enveloppes et un appareil sécréteur,* ou mieux, un ensemble de canaux destinés à rassembler et conduire le produit sécrété à son lieu de destination. D'autres, comme le poumon, ont une structure canaliculée, lobulée, à lobules séparés par une abondante quantité de tissu cellulaire ; d'autres encore, comme le pancréas, sont constitués de lobules et granulations, entourés et unis par du tissu cellulaire, et déversant également leur produit au moyen d'un appareil excréteur, à branches plus ou moins ramifiées, etc., etc.

De nombreuses altérations peuvent envahir plus ou moins les uns ou les autres de ces viscères, depuis la plus simple congestion jusqu'à l'inflammation la plus violente, la dilacération de leur trame, l'hypertrophie ou l'atrophie de leurs tissus constitutifs, l'augmentation, la diminution ou même la pénétration de leurs canaux excréteurs par des éléments étrangers à la sécrétion normale; la formation, aux dépens de leur trame, d'abcès, kystes, fistules; la présence de loges habitées par des parasites; enfin la transformation fibreuse, cancéreuse, squirreuse et même tuberculeuse.

C'est surtout sur la coupe ou section nette faite avec l'instrument qu'il est possible de constater les modifications de texture imprimées aux viscères par un état pathologique quelconque; le concours de l'eau employée en lavages peut aussi, en débarrassant la surface obtenue par la section, des liquides ou produits morbides sécrétés ou excrétés, permettre de mieux juger de son état pathologique.

Les liquides sécrétés par les organes peuvent aussi être devenus le siége d'altérations dans leurs propriétés physiques ou dans leur composition chimique; de clairs ils peuvent devenir troubles, sanguinolents ou purulents, charrier quelques solides anormaux; d'acides qu'ils étaient, ils peuvent être devenus alcalins, et *vice versâ*.

Parmi les viscères *creux*, il en est, comme les *intestins*, qui sont constitués par une série de couches membraneuses superposées, dans lesquelles on distingue une tunique extérieure ou séreuse, une tunique musculeuse, une tunique fibreuse et une membrane muqueuse. Outre les vaisseaux dont ces membranes sont parcourues, notamment la membrane muqueuse, on constate sur cette dernière un épithélium très-fin, des follicules muqueux, des villosités ou prolongements filiformes doués de propriétés absorbantes, des plis et replis enduits de mucosités et des produits sécrétés par le foie et le pancréas, en même temps que par des *glandes*, qui, comme celles dites de Peyer, peuvent devenir le siége d'altérations très-remarquables, particulièrement dans les affections de nature typhoïde.

Dans la texture d'autres viscères creux, on ne rencontre plus que trois membranes réellement constitutives, une externe séreuse, une charnue ou musculeuse, une interne ou muqueuse abondamment pourvue de follicules muqueux, et garnie d'un épithélium tenant le milieu par sa nature, entre l'épithélium cylindrique et l'épithélium pavimenteux.

L'examen des membranes constituant les viscères creux fournit des renseignements précieux; mais c'est aux caractères que présente la muqueuse que doit s'arrêter d'une façon spéciale l'attention du pathologiste.

Dans l'état ordinaire, la membrane muqueuse des viscères creux est de couleur rosée; elle est enduite d'un liquide visqueux transparent, sans odeur ni saveur, appelé *mucus;* de plus, elle repose sur une couche de tissu cellulaire lâche ou condensé, suivant les organes.

Les lésions les plus communes à observer sont : l'augmentation de la sécrétion muqueuse, la présence de liquides noirs, fuligineux, sanguinolents, de matières ou produits de sécrétion plus ou moins altérées, la coloration sanguine générale ou partielle se traduisant par arborisations, stries, plaques, épanchement sanguin superficiel, hémorrhagie, l'infiltration séreuse du tissu cellulaire sous-muqueux, le ramollissement et la déchirure de la muqueuse, etc. L'inflammation peut aussi y provoquer la formation de produits pseudo-membraneux. Les follicules, les glandes peuvent subir des transformations importantes, telles sont les modifications subies par les glandes de Peyer dans les affections typhoïdes; l'ulcération, la gangrène sont enfin au nombre des lésions que peut offrir la muqueuse des viscères creux.

Dans l'examen nécroscopique, il importe de s'assurer de l'état de la muqueuse, d'abord au point de vue de la situation plus ou moins anormale dans laquelle peuvent l'avoir mise les produits épanchés ou organisés à sa surface ou dans son épaisseur; puis, après l'avoir débarrassée par le lavage des produits qui peuvent y adhérer, le raclement avec le dos de la lame du bistouri aide également à atteindre ce dernier but.

Au nombre des lésions pouvant intéresser la texture même des tuniques composant les organes creux, se rangent les érosions, les déchirures intéressant tout ou partie des membranes constituantes. L'importance de ces déchirures est subordonnée au temps plus ou moins long depuis lequel elles se sont produites et à la cause qui les a occasionnées, et c'est particulièrement sur la muqueuse qu'il importe de remonter à l'ancienneté de la lésion. Récentes, les déchirures de la muqueuse forment des plaies à bords irréguliers, injectés par le sang épanché, l'injection se propageant par plaques, arborisations ou pointillés aux environs de la plaie. Anciennes, les bords se sont épaissis par l'infiltration séreuse dont ils sont le siége, en même temps que le tissu cellulaire sur lequel repose la membrane; un degré d'ancienneté plus prononcé peut même s'accuser par une véritable exsudation plastique, reliant l'une à l'autre les lèvres de la déchirure. J'ai vu, dans une circonstance, une déchirure de la muqueuse vésicale ayant donné lieu à la formation d'un tissu cicatriciel de nature fibreuse.

Dans certaines inflammations chroniques, on constate une adhérence intime entre toutes les tuniques composant le viscère, et un épaississement tellement prononcé qu'il devient impossible d'isoler ces tuniques les unes des autres.

Parmi les causes provoquant les érosions ou déchirures de la muqueuse, les unes sont mécaniques, les autres ont leur source dans les maladies mêmes de l'organe. Parmi les premières, on peut citer la pénétration de corps étrangers dans l'intérieur des viscères, la formation accidentelle de gaz, les manipulations plus ou moins réitérées dans les organes accessibles à la main ou aux instruments de chirurgie, l'existence des produits d'une sécrétion anormale, tels que graviers, calculs. Parmi les déchirures des muqueuses se rattachant aux maladies dont les organes sont le siége, se rangent celles produites par une turgescence des vaisseaux sanguins rampant dans l'épaisseur ou à la surface des muqueuses, celles résultant d'une distension extrême provoquée par un épaississement anormal du tissu cellulaire sous-muqueux, celles qui accompagnent l'entérite, la gastro-entérite ou la cystite aiguë ou chronique, celles qui, sous forme d'ulcérations, s'observent dans les affections de nature typhoïde.

On rencontre encore quelquefois à la surface des muqueuses, des productions anormales, telles que polypes, hypertrophie des follicules ou des villosités, concrétions calcaires.

Liquides organiques. — Les altérations subies par les liquides organiques seront l'objet d'une étude spéciale lorsque nous traiterons des lésions particulières aux maladies dans lesquelles on constate ces altérations, et notamment dans les affections charbonneuses, qui nous intéressent d'une façon spéciale.

Ces considérations générales étant établies, nous allons passer en revue les lésions les plus communes à observer sur le cadavre, en plaçant toujours à côté les uns des autres les caractères fournis par l'animal à l'état sain et à l'état maladif.

1° Caractères fournis par l'examen extérieur du cadavre. — Dans les conditions ordinaires, le boucher procède à l'ouverture immédiate des animaux abattus; toutefois, il importe de connaître, à titre de comparaison, les caractères offerts par le cadavre de l'animal mort sans l'intervention du couteau ou de la masse.

Dans les conditions normales, le cadavre de l'animal mort récemment peut conserver sa flaccidité pendant cinq à six heures, au bout desquelles apparaît la *rigidité cadavérique*. Toutefois, le séjour du cadavre à une température au-dessous de zéro, ou son contact avec un corps froid accélère l'apparition de la rigidité et la fait paraître d'autant plus grande. L'effet inverse est produit soit par le séjour du cadavre sur le fumier, par exemple, soit par son exposition à une température élevée. Après un temps dont la durée varie avec la saison, la rigidité cadavérique est remplacée par un *ramollissement général*, dû à la désassociation des solides et des liquides organiques. Ce dernier état s'accompagne d'infiltration séreuse du tissu cellulaire sous-cutané dans les parties déclives, et notamment dans celles correspondant au côté sur lequel était couché l'animal. On observe également chez les ruminants un ballonnement des flancs, particulièrement du flanc gauche, en même temps que le rejet de spumosités blanchâtres par les ouvertures naturelles, et de plus, le gonflement ou renversement du rectum.

Dans les maladies de nature charbonneuse, on remarque que, peu de temps après la mort, le cadavre devient gonflé outre mesure et répand une mauvaise odeur. Ce gonflement, dû à la présence d'une grande quantité de gaz dans le tissu cellulaire sous-cutané, détermine un renversement du rectum et le rejet par les cavités nasales de spumosités sanguinolentes. Une incision à la peau provoque le dégagement au dehors de ces gaz à odeur infecte, et l'écoulement en nappe d'un sang noir et liquide.

2° Caractères fournis par l'examen du sang. — Lorsque le bœuf a été abattu par le coup de masse, l'incitation nerveuse, si nécessaire au jeu régulier des poumons et due particulièrement aux pneumo-gastriques, est subitement anéantie, l'hématose est arrêtée. Aussi, bien que provenant quelquefois d'une ouverture pratiquée à une artère, le sang s'échappant de la large plaie faite à la peau *est noir et s'écoule en nappe*. Dans son remarquable traité de physiologie, M. Colin nous fournit une explication de ce phénomène : « Le rétrécissement de la glotte, dit M. Colin, l'engouement des poumons, l'embarras de la circulation pulmonaire, l'obstruction partielle des bronches envahies par les mucosités, la rareté des mouvements respiratoires *après l'interruption de l'influence des nerfs vagues*, expliquent les phénomènes qui en sont la conséquence, c'est-à-dire l'imperfection de l'hématose et l'abaissement de la température du corps. *L'artérialisation du sang ne peut plus se faire d'une manière complète, aussi la couleur du sang artériel perd-elle peu à peu son éclat pour prendre une teinte de plus en plus sombre.* »

Il n'en est plus de même lorsque l'animal a été sacrifié suivant la méthode de l'égorgement. On voit en effet, aussitôt l'incision pratiquée, s'échapper avec force, et *par jet saccadé*, le sang rouge-vif sortant des carotides, et à côté l'écoulement en jet continu du sang noir ou veineux provenant des jugulaires.

Chez le mouton en bonne santé, la couleur du sang est d'un beau rouge et tache fortement les mains.

Pendant que s'effectue l'écoulement du sang on constate une diminution progressive de la chaleur de la peau en même temps que la précipitation et l'affaiblissement des mouvements du cœur.

Peu de temps après sa sortie, le sang devient rouge, et le caillot, toujours un peu mou chez le bœuf, est rouge dans toute son étendue. Celui du mouton est plus ferme.

La température moyenne du sang, d'après Delafond, varie de 30 à 40° centigrades, suivant l'âge des animaux et le genre d'alimentation auquel ils ont été soumis. Sa densité varie, eu égard aux mêmes causes, entre 4 et 7° au-dessous de zéro de l'aréomètre Baumé.

Vu au microscope, le sang du bœuf, comme celui du mouton en bonne santé, contient une infinité de *globules rouges* de forme arrondie, du diamètre de $0^{mm}005$ chez le bœuf, et $0^{mm}003$ chez le mouton.

« Leur contour est marqué par une ligne nette qui paraît indiquer l'existence d'une membrane enveloppante très-mince. La moindre évaporation, telle qu'il s'en produit toujours dans le temps qu'exige la disposition d'une goutte de sang entre deux plaques de verre, suffit pour altérer leur forme, les ratatiner et leur donner un aspect *crénelé* qui pourrait faire croire à une altération primitive. (Mathias Duval et Lereboullet. *Manuel du microscope.*)

On rencontre aussi dans le sang d'autres globules dits *globules blancs*, un peu bombés ou légèrement sphéroïdes, d'un blanc argenté et à bords légèrement ombrés. Leur diamètre est d'un tiers plus considérable que celui des globules rouges; leur aspect est granuleux; l'adjonction d'eau les fait gonfler et y fait apparaître un noyau de forme irrégulière, parfois double ou multiple.

Nous plaçant au point de vue spécial qui nous occupe, nous citerons particulièrement les modifications du sang observées dans les maladies charbonneuses, l'apoplexie pulmonaire ou coup de sang, les affections anémiques ou hydroémiques et le typhus.

Chez les sujets atteints de *charbon* ou de *sang de rate*, le sang qui s'écoule est noir, épais, poisseux et colore en rouge-brun les corps avec lesquels il est en contact. Sa coagulation ne s'opère pas, sa putréfaction est prompte. Sa température est abaissée, sa densité sensiblement augmentée. Les globules rouges ont leur contour altéré, *étoilé*, et le microscope distingue dans le sang charbonneux de petits corpuscules allongés appelés primitivement *bâtonnets*, et reconnus depuis par M. Davaine comme étant des *bactéridies* ou infusoires immobiles.

Lorsque l'animal de boucherie est mort sans avoir été saigné, et particulièrement à la suite d'un *coup de sang ou apoplexie pulmonaire*, on constate autour des naseaux quelques traces de sang noir associé à des mucosités écumeuses, et si l'on ouvre un des gros vaisseaux, il ne s'écoule qu'une petite quantité de sang noir mélangé à quelques caillots de même couleur; enfin, contrairement à ce qui se passe pour le sang charbonneux, *le liquide devient rouge lorsqu'il est exposé à l'air et ne contient pas de bactéries.*

Le sang des animaux âgés, maigres, épuisés par le travail associé à une nourriture insuffisante, celui des vieilles vaches épuisées par de nombreuses parturitions et une lactation prolongée, est d'un rouge clair, plus fluide, et ne colore que fort peu la main ou les objets sur lesquels il tombe. Sa température est relativement abaissée, ainsi que sa densité.

Chez le mouton atteint de *pourriture* ou *cachexie aqueuse,* le sang subit, d'après Delafond, les modifications suivantes proportionnées au degré atteint par la maladie : 1° Il devient successivement d'un rose clair, d'un rose pâle et d'un rose très-clair dans les phases successives d'invasion, d'accroissement et de terminaison de la maladie; 2° Sa température diminue de 1 à 2 degrés; 3° sa densité, mesurée à l'aréomètre Baumé, diminue de 1 à près de 3 degrés; 4° sa coagulation s'opère plus rapidement que dans l'état normal; 5° son caillot devient de plus en plus petit et ferme; 5° la quantité de sérosité, mesurée dans un tube gradué, augmente de 30 à 40 degrés; le diamètre des globules, en moyenne de 0m003 à 0m004, diminue jusqu'au chiffre moyen de 0m001; 6° la masse totale du sang diminue du quart, du tiers et de plus de moitié depuis l'invasion de la maladie jusqu'au moment où elle détermine la mort.

D'après le professeur Gerlach, le *typhus* s'accompagne d'une diminution notable de la partie aqueuse du sang et d'une augmentation de l'albumine et de la fibrine dans la proportion de moitié environ. Suivant M. Davaine, l'examen microscopique du sang de typhique dénoterait un rapprochement rapide des globules rouges et la présence de filaments comparables jusqu'à un certain point à des bactéries.

3° Caractères fournis par l'appareil tégumentaire. — Dans *l'état normal* la peau du bœuf est couverte de poils qui ne permettent que difficilement d'apprécier sa couleur réelle. — Elle est souple et se détache facilement des tissus qu'elle recouvre; les poils sont luisants et couchés parallèlement à l'enveloppe tégumentaire à laquelle ils tiennent fortement, ne laissant aucune place vide. La membrane muqueuse ou peau intérieure de l'œil, des lèvres, de l'anus et de la vulve est rosée.

La laine qui recouvre la peau du mouton ne s'arrache pas facilement dans les conditions ordinaires; elle ne devient facile à arracher que lorsque le sujet est mort depuis quelques heures.

États pathologiques. — Tout animal atteint d'une maladie grave a la peau sèche, les poils piqués et ternes. Dans les maladies sérieuses des poumons, telles que la phthisie tuberculeuse, la peau est collée aux côtes.

Contusions, blessures, plaies. — Les blessures faites à la peau peuvent être superficielles ou profondes. Les premières, véritables contusions plutôt que blessures, n'intéressent que les poils et l'épiderme qu'ils recouvrent. Dues à des coups, des heurts, des chocs, les plaies superficielles récentes n'engendrent que des épanchements sanguins dans le tissu cellulaire sous-cutané, de véritables ecchymoses n'intéressant pas les parties musculaires sous-jacentes. Les blessures plus profondes intéressent, non seulement la peau, mais aussi les parties sous-jacentes. — Récentes, ces blessures se traduisent par des solutions de continuité dont la forme varie avec la nature des corps qui les ont faites et par un gonflement mou dû soit à l'épanchement du sang, soit à l'accumulation du liquide séro-sanguinolent dans le tissu cellulaire sous-cutané. — Anciennes, les plaies de la peau s'accusent par une cicatrice plus ou moins étendue, par un épaississement de l'enveloppe cutanée au niveau du point lésé et par son adhérence avec la partie sous-jacente au moyen des produits épanchés et organisés dans le tissu cellulaire. Nous verrons un peu plus loin les modifications subies par le tissu musculaire lésé plus ou moins profondément.

Maladies parasitaires. — Les maladies parasitaires du bœuf telles que la gale (affection très rare), la phthiriase ou affection due à la présence des poux au chignon, à l'encolure, sur les épaules, à la base de la queue, ne portent pas directement atteinte à la qualité de la viande; cependant, on observe que ces maladies apparaissent de préférence sur les animaux misérables, mal nourris, à poil ébouriffé, chez lesquels les mauvais soins, en un mot, ont provoqué la maigreur extrême et ont rendu leur viande, sinon malsaine, au moins peu nutritive.

La toison du mouton galeux est dénuée de laine sur plusieurs points; celle-ci s'arrache très facilement et est devenue sèche et cassante.

Anasarque, pourriture. — L'anasarque, ou infiltration séreuse du tissu cellulaire sous-cutané, s'accuse au dehors, soit par des plaques œdémateuses dans lesquelles la pression du doigt laisse sa trace, soit par un œdème général du corps donnant au cadavre l'aspect d'une masse informe recouverte d'une peau sèche et parcheminée. Cet état s'accompagne d'une décoloration générale des muscles mettant la viande dans l'impossibilité d'être livrée à la consommation.

Le mouton mort de la pourriture ou cachexie aqueuse a la peau pâle ; sa laine s'arrache facilement et est devenue dure, terne et cassante. Une véritable infiltration existe dans le tissu cellulaire sous-cutané et particulièrement sous la gorge et sous la peau des joues. La conjonctive, comme toutes les autres muqueuses apparentes, est pâle et infiltrée.

Maladies charbonneuses — J'ai dit déjà que le cadavre de l'animal mort de maladie charbonneuse est immédiatement très gonflé, par suite du développement d'une abondante quantité de gaz infects dans le tissu cellulaire sous-cutané. Dans le cas de tumeurs charbonneuses au poitrail, en dedans des cuisses ou au niveau des gros glanglions lymphatiques, la peau correspondant à ces tumeurs est soulevée, tendue et crépitante sous le doigt. On peut aussi observer, dans les parties déclives, des infiltrations plus ou moins profondes du tissu cellulaire.

Le sang de rate, qui n'est autre que le charbon du mouton, s'accuse par une odeur nauséabonde du cadavre et une coloration rouge violacé ou noirâtre de la peau, extérieurement comme intérieurement, coloration que partagent également les muqueuses apparentes.

L'inspecteur ne doit procéder qu'avec les plus grandes précautions à l'autopsie d'un sujet qu'il soupçonne atteint d'une affection charbonneuse; point n'est besoin d'ajouter qu'il doit proscrire complètement l'usage de la viande provenant du même sujet. Nous aurons du reste l'occasion de revenir sur cette question.

Typhus des bêtes à cornes. — D'après M. le professeur H. Bouley, un des modes suivant lesquels se traduit quelquefois à l'extérieur l'existence du typhus consiste en une sorte d'éruption sur différentes régions de la peau, de petites vésicules se développant sur une base congestionnée, semblables à celles qui résultent d'une application vésicante. C'est au pis, au périnée, au scrotum, sur les mamelles, autour de la vulve, à la face interne des cuisses, aux bords des narines et même sur les faces latérales de l'encolure que s'observent particulièrement ces vésicules. Une lésion caractéristique et constante du typhus est la coloration rouge-brique de la conjonctive et de la muqueuse vaginale.

Clavelée. — La clavelée est une maladie éruptive particulière au mouton. La période plus ou moins avancée pendant laquelle a lieu la mort de l'animal, le mode de manifestation, influent sensiblement sur les qualités de la viande du sujet atteint; aussi, vais-je brièvement exposer les caractères offerts par la peau aux différentes périodes de la maladie.

Au début, on n'observe que de petits points rouges occupant la surface de la peau, notamment autour des yeux, sur la face, les lèvres, les ailes du nez, la face interne des cuisses, les aines, le fourreau, les mamelles, sur toutes les régions, en un mot, dépourvues de laine. A une période un peu plus avancée, ces points ont fait place à des taches rouges, arrondies, légèrement saillantes et de la largeur d'une pièce de cinquante centimes à un franc. A une troisième période, les saillies sont devenues de véritables indurations arrondies, de petits boutons occupant l'épaisseur de la peau, des *pustules*, en un mot, saillantes à leur centre, rouges, entourées d'une auréole plus pâle, isolées ou confluentes; bientôt ces pustules s'aplatissent et sont recouvertes d'une pellicule blanche au-dessous de laquelle existe un liquide clair, limpide ou légèrement jaunâtre, *de nature virulente*. A la dernière période, enfin, la place est occupée par des croutes adhérentes, qui se transforment ensuite en écailles et en poussières se détachant facilement. La peau étant enlevée, on constate son amincissement et la présence de taches rousses aux points de sa face interne correspondant aux parties extérieures qu'occupaient les pustules claveleuses.

D'une manière générale on pourrait, *peut-être,* dire que l'usage de la viande provenant de moutons claveleux ne peut occasionner d'accidents sérieux ; et cependant on ne peut nier que la clavelée ne suit pas toujours une marche très-régulière et que lorsque l'éruption commence par les muqueuses digestive ou pulmonaire, au lieu de paraître primitivement à la peau, elle peut entraîner soit l'asphyxie, soit une diarrhée intense. Dans l'un et l'autre cas l'état de souffrance des animaux, la fièvre intense qui précède le travail éruptif ne peuvent que concourir à donner à la viande un aspect foncé, repoussant, ou un état de maigreur extrême associé à une décoloration et à un relâchement remarquable du tissu musculaire, caractères peu propres à encourager ou à faciliter la vente de la viande. J'ai dit précédemment qu'on pourrait *peut-être* croire à l'innocuité absolue de la viande de claveleux ; j'aurai à revenir, dans une autre partie de ce travail, sur cette question, au point de vue alimentaire.

Traces de vésicatoires. — La constatation sur l'étendue de la poitrine de surfaces dépilées, de couleur rosée ou pigmentée de noir, dénote que l'animal a été traité pour une maladie grave des principaux organes respiratoires ayant nécessité l'application de vésicants, et doit par cela même appeler l'attention de l'inspecteur.

4° Physionomie du cadavre après l'enlèvement de la peau. — Pour simplifier notre sujet et surtout pour éviter les redites, nous supposerons le cadavre suspendu et complètement débarrassé de la peau. Dans cette position, nous ne nous occuperons que de l'extérieur du cadavre, l'examen intérieur se confondant avec l'étude des principaux viscères. La peau du sujet étant enlevée, un premier coup d'œil nous permet d'apprécier :

1° La qualité et la finesse de l'animal ;

2° Son rendement probable en viande et en graisse ;

3° L'état plus ou moins sain des parties mises à découvert par l'enlèvement de la peau.

Nous procéderons dans cette étude de la couche la plus superficielle à la partie profonde.

L'enlèvement de la peau a mis à découvert le tissu cellulaire extérieur, les accumulations graisseuses, lorsqu'elles existent, les muscles peauciers longeant les parois latérales du thorax et de l'abdomen, le panicule charnu recouvrant la région dorso-lombaire, les muscles du cou, ceux des membres enveloppés de leur ceinture aponévrotique, les parties osseuses et musculaires de la tête, l'aponévrose fessière, les testicules entiers ou atrophiés du mâle, la glande mammaire chez la femelle, enfin les extrémités inférieures osseuses des membres.

Le tissu cellulaire forme entre la peau et les parties sous-jacentes une couche continue que l'on aperçoit d'autant mieux que l'animal a été plus soufflé après l'abatage. Il est, toutefois, moins abondant au cou, au membre antérieur depuis le haut de l'avant-bras et sur les parties postérieure et latérale des fesses. C'est particulièrement le long de l'épine dorso-lombaire et sur les côtes qu'il existe en plus grande quantité. C'est aussi dans ces points, notamment sur les reins et les côtes, qu'il sert de dépôt à la graisse dite de couverture ; chez le sujet bien préparé pour la boucherie, l'accumulation de la graisse se fait aussi observer à la base de la queue, sur la croupe, à la poitrine, au niveau des testicules et en avant des mamelles. La bonne graisse est particulièrement ramassée sur les lombes ainsi que sur les côtes postérieures en masses oblongues auxquelles la position suspendue du cadavre donne l'aspect de véritables bourrelets dont l'épaisseur, la couleur, la consistance, la finesse sont appréciées par la main et l'œil exercés. A la poitrine, la graisse forme comme une sorte de calotte allongée moulée sur la partie antérieure du sternum. Au niveau des testicules, ce sont deux pelottes arrondies dans lesquelles, chez le sujet bistourné, disparait l'organe atrophié, et d'autant plus grosses et plus fines que l'engraissement est plus *fini*. Sur la croupe, le tissu cellulaire est plus condensé, plus serré.

On estime, en boucherie, qu'un bœuf est d'autant plus fin, sa qualité d'autant meilleure, son engraissement mieux réussi, que la graisse de couverture est plus ferme et plus blanche. La graisse jaune et molle est l'apanage de quelques races ou la conséquence d'un engraissement trop hâtif ou trop précipité, obtenu par une nourriture riche en matières huileuses telle que tourteaux de colza, de lin, par l'usage abusif du maïs ou, enfin, par l'emploi de boissons farineuses chaudes, associé à un séjour continu dans une étable basse, dont la température est constamment élevée.

La coloration rosée de la graisse extérieure peut être la conséquence de la fatigue, d'une marche forcée, d'une fièvre provoquée par une grande souffrance. Lorsqu'elle est tachée de plaques rouges, cela annonce que l'animal a été meurtri soit par ceux qui étaient avec lui durant son parcours en chemin de fer, soit par les coups; l'épanchement sanguin, dans ce cas, est accompagné de sérosité jaunâtre qui rend la graisse plus molle et plus friable ; nous verrons plus loin que le double épanchement sanguin et séreux peut pénétrer jusque dans l'épaisseur des muscles sous-jacents.

Les muscles de l'avant-bras, ainsi que ceux de la croupe et de la jambe, sont enveloppés par une expansion aponévrotique remplissant, dit M. Colin, le rôle de ceinture appelée à servir de point d'appui aux muscles qu'elle entoure. Cette enveloppe, de nature fibreuse, offre une résistance d'autant plus prononcée, une épaisseur d'autant plus grande que les animaux sont plus âgés et ont travaillé pendant plus longtemps. Sa finesse, son aspect nacré laissant apercevoir la couleur rouge-chair du muscle, dénotent au contraire une grande qualité de l'animal correspondant presque toujours à un âge peu avancé.

Dans l'état normal, les muscles sont de couleur *rouge-chair*, ni trop pâles ni trop foncés. Cette couleur résulte de l'accollement des faisceaux primitifs qui, pris séparément, ont une teinte jaunâtre ou rose-pâle. Dans l'épaisseur des muscles se voient les intersections tendineuses, les lames aponévrotiques ; autour des muscles, comme autour de leurs plus petites divisions, existe l'enveloppe cellulaire dans laquelle se dépose la graisse pour constituer le marbré que dévoilera la coupe transversale. De consistance molle, humide, peu élastique aussitôt après la mort, le muscle sain acquiert promptement par son séjour à l'air plus de résistance ; sa couleur se fonce ; il n'adhère plus au doigt. Son volume, eu égard à la région dont il provient, est toujours proportionné au développement général du sujet et l'art de l'éleveur consiste à faire développer le plus possible l'élément musculaire chez l'animal de boucherie, parce que cet élément représente la partie essentiellement utile, celle qui donne le poids et conséquemment la valeur marchande.

Au point de vue qui nous occupe, il n'est pas inutile de rappeler la disposition générale des muscles. Voici, à ce propos, comment s'explique M. Colin : « Presque partout les muscles se trouvent par couches juxtaposées, les plus volumineux dans les superficielles, et les plus petits au-dessous des autres. *Les masses les plus considérables se voient au cou, autour des rayons supérieurs des membres, de la croupe, de la cuisse, etc.* Dans certaines régions, telles que la jambe, l'avant-bras, ils manquent à la face interne des rayons osseux. Autour des rayons inférieurs, il n'y a plus que des tendons ou des expansions aponévrotiques. »

Les muscles peuvent présenter diverses modifications, soit dans leur couleur, soit dans leur consistance, soit dans leur volume.

Au point de vue de la couleur, les modifications sont le *rouge-foncé* et le *rouge-pâle*.

La couleur rouge-foncé des muscles peut être *générale* ou *locale*. La couleur rouge-foncé générale est ou *normale* ou *accidentelle*. Elle est normale chez le taureau, par exemple. Chez lui, en effet, les muscles sont courts, épais, fermes au toucher et d'un rouge-noir, notamment au cou ; la fibre musculaire est plus grossière que chez le bœuf, elle est aussi moins pénétrée par la graisse.

La couleur rouge-foncé générale et accidentelle peut être la conséquence d'une saignée insuffisante, d'une fatigue extrême provoquée par un long parcours à pied et surtout par une température élevée, d'une fièvre consécutive à un état inflammatoire sur-aigu; elle peut encore être due à un état apoplectique général, à un échauffement prolongé, une constipation opiniâtre provoquée par une nourriture trop riche donnée à l'excès au commencement ou à la fin de l'engraissement.

Les vieux bœufs et surtout les vieilles vaches ont rarement les muscles d'une couleur aussi rosée que les animaux adultes.

Le temps plus ou moins long qui s'est écoulé depuis l'abatage de l'animal influe aussi sur la couleur des muscles. Un bœuf abattu et demeuré exposé à un fort courant d'air, à un vent sec, devient noir du jour au lendemain, particulièrement pendant l'été ; mais cette couleur n'est que superficielle.

La coloration foncée générale des muscles peut aussi tenir à l'existence d'une affection charbonneuse. Dans ce cas, le tissu cellulaire général et le tissu cellulaire inter-musculaire sont gorgés d'une infiltration séreuse, de couleur citrine ; les muscles sont d'une couleur rouge-noir, très-friables et s'écrasent facilement sous les doigts.

Chose digne d'être notée, c'est que chez les animaux morts du typhus, les muscles conservent leur couleur normale et leur coupe ne laisse pas écouler ce sang noir et poisseux que contiennent les muscles des animaux charbonneux.

La couleur rouge-foncé locale est la conséquence d'un épanchement sanguin provoqué par une contusion, une blessure quelconque. Point n'est besoin, dans la majorité des cas, d'apprécier quelle peut être la nature des corps vulnérants ; aussi, me bornerai-je à faire connaître la nature des lésions musculaires le plus souvent rencontrées.

Les coups de cornes que se donnent les bœufs entre eux, les meurtrissures dues aux heurts ou commotions déterminés par le transport en chemin de fer, la morsure des chiens de conduite, les coups violents et répétés, les piqûres récentes ou anciennes faites par un instrument de culture, une fourche, etc., telles sont les principales conditions auxquelles on peut rattacher la plupart des blessures que présentent les animaux de boucherie.

Ces blessures n'ont pas toutes entraîné infailliblement la déchirure de la peau. C'est ainsi que les coups de corne donnés le plus souvent dans la région du flanc, n'intéressent ordinairement que le tissu cellulaire et les muscles, sans laisser d'autres traces à la peau que des dépilations plus ou moins étendues ; de même aussi que l'on voit fort souvent des bœufs dont le dos et les lombes sont complètement meurtris après un parcours en wagon, sans que du vivant de l'animal on ait pu pressentir ces altérations. Cruzel a cité des exemples de coups de corne donnés dans le flanc, ayant même produit la déchirure du rumen, sans solution de continuité de la peau.

Les morsures dues à la dent des chiens donnent fort souvent naissance à des lacérations de la peau et à des déchirures des parties sous-jacentes. J'ai eu également à constater des déchirures de la peau et des muscles sous-cutanés par suite d'accidents survenus en chemin de fer, tels qu'un effondrement du plancher d'un wagon.

Si les plaies sont récentes, elles sont accompagnées d'une tuméfaction molle due à la fois à l'épanchement du sang dans les parties lésées et au travail congestionnel dont ces parties deviennent aussitôt le siège ; le tissu musculaire est déchiré plus ou moins régulièrement suivant la nature et la forme du corps vulnérant ; d'un rouge vif à l'endroit lésé, la coloration diminue progressivement pour devenir jaunâtre sur les limites de l'engorgement, par suite de l'épanchement séreux qui se forme dans le tissu cellulaire environnant la partie atteinte, particulièrement dans la région déclive.

L'ancienneté des blessures s'accuse par un épaississement anormal de la peau au point lesé, un engorgement plus ou moins épais et dur, la désorganisation du tissu musculaire propre et sa transformation par les éléments plastiques épanchés, la présence d'abcès ou de kystes plus ou moins volumineux et complètement isolés des parties voisines ou compliqués de décollements, de fistules.

Une modification susceptible d'atteindre le tissu musculaire à la suite des mouvements désordonnés auxquels s'est livré un animal demeuré longtemps couché sur un point du corps, est la gangrène humide, état qu'annoncent la coloration noire des parties incisées, leur dilacération facile sous les doigts et quelquefois aussi leur odeur putride.

La coloration *rouge-pâle* des muscles ne peut provenir que d'un état général anémique ou hydroémique.

Chez les animaux de la boucherie l'état anémique est le plus souvent consécutif à un état maladif longtemps prolongé ou à une maigreur engendrée par un travail excessif, une lactation prolongée, une nourriture insuffisante. La coloration pâle des muscles accompagne aussi l'épanchement pleurétique ou péritonial très-prononcé.

Les muscles du mouton atteint de pourriture ou cachexie aqueuse sont pâles ou blafards, infiltrés, comme lavés; leur fibre est pâle et sans consistance. Nous avons vu, du reste, les caractères offerts par le sang dans cette affection; aussi nous est-il facile de nous expliquer cet état particulier de la fibre musculaire.

La modification la plus commune à observer dans le volume des muscles est *l'atrophie* ou diminution due à un manque de nutrition. Toute plaie profonde, luxation, inflammation articulaire chronique accompagnée d'engorgement, paralysie occasionnant l'immobilité d'un membre, amène l'atrophie des muscles moteurs de ce membre. C'est particulièrement aux membres postérieurs que j'ai eu l'occasion de rencontrer l'atrophie des muscles, caractérisée le plus souvent par un relâchement et une décoloration du tissu musculaire. Toutefois, il peut arriver que l'atrophie s'accompagne de flétrissure, de resserrement et de coloration foncée du tissu musculaire.

Quant à l'atrophie générale ou mieux maigreur, marasme, elle est, comme on le sait, la conséquence de la misère, de l'âge, du travail forcé, toutes causes qui se traduisent encore chez l'animal de boucherie par bien d'autres caractères que ceux fournis par le système musculaire. L'hypertrophie normale s'observe particulièrement dans les muscles du cou du taureau; quelques sujets travailleurs se font également remarquer par le grand développement et la densité des muscles de cette même région.

Vu dans son ensemble, le veau fraîchement dépouillé, qui n'est pas trop avancé en âge, a une couleur blanche et légèrement rosée. Le tissu cellulaire sous-cutané est plus blanc que celui du bœuf et n'est jamais aussi généralement pénétré par la graisse. Ce n'est qu'à la poitrine, au niveau des testicules ou des mamelles, à la base de la queue, de chaque côté de l'anus, que s'accumule la graisse extérieure; on n'en voit sur les reins que chez les veaux fins. Plus serré que celui du bœuf sur presque toute l'étendue du corps, il n'est réellement lâche qu'au niveau des points que je viens de citer. La couleur rose pâle des muscles constitue une qualité très-recherchée par la boucherie; le motif de cette préférence est que cette couleur coïncide avec une finesse de la viande qui n'appartient qu'aux veaux ayant tété longtemps ou à ceux dans le régime desquels les boissons farineuses sont entrées pour une large part. Le muscle du bon veau est donc tout à la fois blanchâtre ou rose et tendre.

Vus au microscope, les faisceaux musculaires primitifs du veau sont striés, mais à stries moins régulièrement disposées que chez le muscle du bœuf; encore faut-il que le sujet ait au moins atteint l'âge de deux mois pour que ces stries soient bien faciles à distinguer. Le tissu cellulaire inter-musculaire est en lamelles fines, et ne se pénètre jamais de graisse au point de donner à la coupe du muscle l'aspect marbré que l'on connaît au muscle du bœuf bien gras.

Chez le veau trop jeune, l'élément principal constitutif des muscles est la gélatine, dont les propriétés nutritives sont encore l'objet de contestations. D'après les recherches de Magendie, de Bérard, la gélatine ne contient pas d'éléments réparateurs proprement dits, et Bérard ajoute que l'addition de cette substance aux aliments dérange les fonctions digestives d'un grand nombre d'individus.

D'autre part, M. Guérard conclut que la gélatine est indispensable à l'entretien de la vie par le rôle que, suivant toute vraisemblance, elle est appelée à remplir sous les formes variées du tissu cellulaire.

Il nous est difficile, théoriquement parlant, de nous prononcer d'une façon catégorique en présence de ces deux assertions contraires.

Mais, si nous nous plaçons à un point de vue essentiellement pratique, nous reconnaîtrons que la viande de veau, fort bien acceptée par les estomacs délicats, par les convalescents, ne doit cette destination *privilégiée* qu'à l'abondance de gélatine qui entre dans sa composition et dont le pouvoir nutritif ne peut qu'être relativement très-restreint. Or cette propriété nutritive, déjà limitée dans la viande de veau *faite*, nous paraît devoir être encore beaucoup plus restreinte dans le muscle dont la couleur pâle, le peu de consistance, dénotent un degré de formation moins accentué. Il y a donc loin, à nos yeux du moins, entre le pouvoir nutritif du muscle dont l'élément principalement constitutif est la gélatine, et celui du muscle qui a acquis, sous l'influence de quelques semaines de plus, les propriétés inhérentes aux substances protéiques. Nous croyons, en mot, que si le muscle du veau trop jeune doit ses propriétés laxatives à l'abondance de la gélatine, principe insipide, il acquiert, à l'âge de deux mois, des propriétés nutritives qui ne feraient qu'augmenter, véritable progression croissante, jusqu'au moment où le sujet serait rendu à l'âge adulte, explication en faveur de laquelle plaident, non-seulement l'analyse chimique, mais aussi les caractères physiques fournis par la couleur, la texture et la consistance des différentes parties composant la trame organique.

On a cité comme pouvant se rencontrer dans les muscles du veau un cysticerque susceptible de se métamorphoser dans l'intestin de l'homme en une espèce de ténia, dite *tænia mediocanellata*. M. le professeur Saint-Cyr, de l'école vétérinaire de Lyon, a même fait à ce propos une communication très-importante à l'Académie des sciences. Il y a donc lieu, au point de vue de l'inspection des viandes, de tenir compte de cette découverte; toutefois, pour ce qui nous concerne, nous n'avons jamais eu l'occasion de constater la présence de ce cysticerque. Nous terminerons cet examen du cadavre par quelques mots relatifs à l'état des os et des articulations.

Nous avons vu déjà combien sont grandes les différences pouvant exister dans le volume des os des bœufs de boucherie. D'une manière générale on peut dire que le grand développement du squelette est incompatible avec une quantité proportionnelle de viande; nous n'avons pas à revenir sur ce point.

A l'exception des fractures entraînant avec elles des désordres plus ou moins considérables, suivant leur nature et suivant leur siége, on n'a que très-rarement à constater d'altérations du tissu osseux. Je citerai cependant comme étant les plus communes les maladies de l'os de la mâchoire inférieure, dues à des piqûres d'aiguillons, des coups de corne ou au frottement réitiré contre des corps durs. Lorsque ces ostéites sont superficielles, le périoste seul est enflammé, d'où résulte un gonflement au niveau du point lésé, un épaississement de la table externe de l'os et un épanchement des produits de l'inflammation dans les tissus avoisinants. Si l'inflammation date de quelque temps, l'engorgement est devenu dur, résistant, de nature lardacée, d'apparence squirreuse, d'où le nom d'ostéosarcôme donné à cette sorte de transformation du tissu osseux. Quelquefois même on rencontre, au sein de l'engorgement, des points purulents, des fistules donnant écoulement à un pus sanieux, de mauvaise odeur, et au fond desquelles le stylet perçoit la sensation de l'os rugueux carié. J'ai vu souvent de ces tumeurs occupant un point rapproché d'une molaire et être le siége de fistules pénétrant jusque sur la dent atteinte de carie, et donnant écoulement à un pus mal lié, d'un gris-jaunâtre, d'une odeur repoussante.

Dans ce cas, l'amaigrissement général est concomitant à l'état morbide de l'os.

Depuis quelque temps l'attention des vétérinaires a été appelée sur une maladie des os s'attaquant particulièrement aux vaches dans un état de gestation avancée, et sous l'influence d'une privation de nourriture; je veux parler de l'*ostéoclastie* bovine. C'est principalement à MM. Zundel, Paul Bouley et Vernant que l'on doit les travaux publiés sur cette affection, laquelle consiste particulièrement en « une fragilité remarquable des os, qui se vicient, se fracturent à la moindre violence extérieure, et quelquefois sans causes bien connues ». D'après les auteurs que j'ai cités, l'ostéoclastie, qui coïncide toujours avec un état de maigreur extrême, peut être attribuée à une nutrition incomplète du système osseux, qui ne trouve point dans l'alimentation quotidienne les sels minéraux qui lui sont nécessaires, et notamment le phosphate de chaux. Aussi ces os sont-ils devenus plus légers, moins denses, cassants, fragiles, et, par ce fait, incapables de remplir leurs fonctions de leviers locomoteurs (1).

Je citerai enfin les tumeurs osseuses ou exostoses des membres, telles que la forme, l'éparvin.

Les seules articulations visibles sont celles des membres. Plus larges proportionnellement chez le veau que chez le bœuf, les surfaces articulaires sont, chez le premier, de couleur bleu plombé; blanche ou rosée chez le second; elles deviennent rougeâtreuses chez le veau fatigué par la marche.

Dans ses éléments de chirurgie vétérinaire, M. le professeur Gourdon a donné, des plaies articulaires, la description suivante : « De la plaie transformée souvent en une fistule remplie de fungosités molles, s'écoule le liquide synovial qui, de jaune et transparent, devient grisâtre, purulent, augmente en quantité et répand, au bout d'un jour ou deux, surtout pendant les temps chauds, une odeur fétide caractéristique. »

Comme complication de l'inflammation de la synoviale articulaire, M. Gourdon cite le gonflement des extrémités articulaires des os, la suppuration des synoviales, l'altération et l'épanchement de la synovie dans les tissus, la formation d'abcès autour de la jointure, l'érosion des cartilages, l'inflammation des gaînes voisines, l'ankylose. L'ankylose est très-commune à observer chez les bœufs d'un certain âge.

On constate aussi chez le bœuf de boucherie des hydarthroses ou

---

(1) Vernant. *Recueil de médecine vétérinaire*. Août 1875.

gonflements des capsules synoviales par l'accumulation de la synovie, telles que mollettes et vessigons.

Les hygromas ou accumulations indolentes de sérosité dans le tissu cellulaire de la face antérieure du genou sont aussi communs à rencontrer, particulièrement chez les vaches âgées.

J'ai constaté plusieurs fois également des luxations complètes ou incomplètes de la rotule, mais surtout de l'articulation coxo-fémorale. La luxation complète de cette dernière articulation entraîne presque toujours une émaciation des muscles du membre malade, par suite de l'inertie que leur impose le manque d'appui sur ce membre.

CHAPITRE VIII

Autopsie méthodique des animaux de boucherie

DEUXIÈME PARTIE. — CARACTÈRES FOURNIS PAR LES CAVITÉS SPLANCHNIQUES ET LES VISCÈRES INTÉRIEURS

Avant d'entreprendre l'énoncé et l'étude des lésions pathologiques fournies par les principaux viscères, je crois devoir insister sur ce fait que ce travail n'a trait exclusivement qu'aux animaux de boucherie, et ne saurait conséquemment être considéré comme un véritable traité d'anatomie pathologique. Je dirai surtout *ce que j'ai observé*, renvoyant aux ouvrages spéciaux pour l'étude plus complète des altérations particulières aux maladies des ruminants; enfin, mes exposés seront aussi succincts que possible, parce que je n'ai pas la prétention de faire autorité en la matière, et que, aussi consciencieuse qu'elle puisse être, mon œuvre se complètera dans l'avenir soit par l'adjonction de nouvelles observations, soit par les modifications que le temps et le travail m'engageront à apporter à celles déjà publiées.

Nous procéderons dans notre étude par l'examen :

1° De la *cavité abdominale* et des organes qu'elle renferme ;

2° De la *cavité thoracique* et de son contenu ;

3° Des *cavités ou chambres diverses de la tête* et des altérations du cerveau ou de ses enveloppes.

1° Examen de la cavité abdominale.

L'ouverture de la cavité abdominale se fait de la manière suivante : l'animal étant étendu sur le dos et maintenu dans cette position au moyen de corps durs, de coins en bois engagés de chaque côté du cadavre, on pratique une longue incision pénétrant graduellement jusque sur les organes internes, *mais sans les toucher*, et allant de l'appendice xyphoïde du sternum au pubis, en suivant la direction de la ligne blanche.

En médecine humaine, on fait généralement à la fois l'ouverture de l'abdomen et du thorax au moyen de deux incisions qui, partant de l'articulation sterno-claviculaire, passent au niveau des articulations chondro-costales et gagnent l'épine iliaque antérieure et supérieure, pour être réunies inférieurement par une incision à concavité supérieure passant au-dessus de la symphise pubienne. De là résulte un lambeau ou *tablier* constitué par la paroi abdominale antérieure, qui peut être relevé au niveau de la cage thoracique ou prolongé jusqu'au point de départ des deux premières incisions, mettant ainsi à découvert les organes abdominaux et thoraciques.

Je ne sache pas que, chez nos grands animaux domestiques, on pratique à la fois l'ouverture des deux grandes cavités splanchniques. Tout au plus pourrait-on, dans le cas de vacuité de la panse, ouvrir l'abdomen par l'enlèvement complet de la paroi abdominale inférieure, au moyen d'une incision ovalaire ; mais, dans la majeure partie des cas, le volume considérable et le poids de la masse gastro-intestinale s'opposent à suivre ce mode opératoire. C'est donc simplement par une incision longitudinale, s'étendant du sternum au pubis, que se pratique l'ouverture de la cavité abdominale ; c'est ensuite par une traction, opérée à droite et à gauche, sur les deux moitiés latérales ainsi obtenues que l'on peut se rendre compte de la place occupée par les plus gros viscères.

L'ouverture met tout d'abord à découvert la *toile*, *coiffe* ou *torche*, grand épiploon recouvrant la face inférieure du sac droit du rumen et la caillette, pour se confondre en arrière avec le grand mésentère ; c'est dans cette enveloppe que s'accumule une grande quantité de suif chez les animaux très-gras ; elle est, au contraire, mince, transparente et d'un jaune pâle chez les sujets très-maigres.

L'extraction des différents organes se fait ensuite dans l'ordre suivant :

1° Les *réservoirs gastriques* suivis des *intestins* et de la *rate* maintenue sur le bord gauche du rumen ;

2° *La vessie ;*

3° *La matrice ;*

4° *Le foie* suivi de la vésicule biliaire ;

5° *Le pancréas ;*

6° *Les reins* suivis des uretères.

Inutile d'insister sur la nécessité de couper les ligaments qui attachent ces différents organes au diaphragme, aux hypochondres, aux lombes, etc.

Je ferai seulement remarquer que l'extraction d'un viscère creux doit être précédée de l'application de ligatures à la naissance et à la terminaison du viscère, pour éviter la sortie au-dehors des matières qu'il peut renfermer, matières qui, indépendamment de l'importance que peut offrir leur examen au point de vue pathologique, auraient aussi pour inconvénient de se répandre sur les organes voisins et de les salir.

L'enlèvement de ces viscères a mis à nu le sac péritonéal, les muscles et les vaisseaux ou conduits divers sur lesquels s'applique ce sac.

Chez l'animal sain, mort par effusion de sang et ouvert immédiatement après la mort, la cavité abdominale est lisse et tapissée dans toute son étendue par la séreuse péritonéale formant de nombreux replis qui, sous les noms de ligaments, mésentères, épiploons, maintiennent en place les gros viscères, tout en leur ayant permis, du vivant de l'animal, certains mouvements limités par l'étendue et la laxité de ces replis.

Sa face externe prend la qualification de *pariétale* sur les points où elle tapisse les parois abdominales, et celle de *viscérale* là où elle s'applique sur les organes.

Dans toute son étendue, sa face interne est légèrement humide grâce à la sécrétion séreuse dont elle est le siége.

L'observation démontre chaque jour combien doit être restreinte la sensibilité du péritoine chez le bœuf. Nous aurons, en effet, à citer maintes circonstances dans lesquelles l'autopsie d'animaux de boucherie a dévoilé la présence d'altérations organiques graves, de vices de sécrétion extraordinaires ayant coïncidé, du vivant de l'animal, avec les apparences de la santé et concordant même avec un état de graisse souvent très-développé.

Je rappellerai qu'on divise la cavité abdominale en six régions, savoir : une antérieure ou diaphragmatique, une postérieure ou pelvienne, une supérieure ou sous-lombaire, une inférieure ou abdominale et deux latérales encore appelées hypochondres.

La paroi antérieure ou diaphragmatique est uniquement constituée par le diaphragme qui, partant de la partie supérieure de la 13e côte, s'attache successivement sur les 12e, 11e, 10e, 9e et 8e côtes, en formant, jusqu'à l'appendice xyphoïde du sternum, une cloison à convexité postérieure.

On y remarque trois ouvertures superposées dans l'ordre suivant : en haut l'*ouverture aortique ;* au milieu l'*ouverture œsophagienne;* en bas celle donnant passage à la *veine cave postérieure.*

Les organes en rapport avec cette paroi sont : à gauche, le rumen, le réseau et la rate; au centre, le feuillet ; à droite, le foie et la caillette.

La région postérieure ou pelvienne est constituée par le bassin. Elle renferme en avant et à gauche, le lobe postérieur gauche du rumen ; au milieu, la vessie, le rectum, les organes génitaux internes du mâle, le vagin et le corps de la matrice chez la femelle. Chez le bœuf dont l'engraissement est avancé, ces différents organes sont entourés d'une abondante couche de graisse. On remarque encore à l'entrée du bassin le prolongement péritonéal qui, après avoir recouvert la portion antérieure de la vessie, s'arrête au niveau du col vésical.

La région supérieure ou lombaire a pour base la face inférieure des vertèbres lombaires dont le corps et les apophyses transverses sont recouverts par les muscles psoas et l'aponévrose lombo-iliaque.

Elle est parcourue par l'aorte et la veine cave postérieures, et par les cordons du grand sympathique. On y rencontre successivement la base de la rate, le pancréas, les reins et les uretères ; de plus, elle sert d'attache à de longues productions mésentériques. C'est autour des reins que s'accumule en quantité plus ou moins considérable la graisse à laquelle on donne plus spécialement le nom de *suif*.

La région inférieure ou abdominale est constituée par la tunique abdominale, la ligne blanche, les muscles grand et petit obliques de l'abdomen (costo et ilio-abdominal), grand droit (sterno-pubien), transverse des lombes (lombo-abdominal) et le fascia-transversalis. Remarquons, en passant, le grand développement et l'épaisseur remarquable de la tunique abdominale chez le bœuf, conséquences du volume et du poids considérables des principaux viscères digestifs.

On peut dire que le rumen repose par sa face inférieure sur toute l'étendue de la région abdominale inférieure ; toutefois, au niveau du flanc droit sont placés les gros intestins et l'intestin grêle. Dans la période de gestation, la matrice vient occuper le flanc droit en refoulant les intestins dans la partie basse de la cavité.

Des deux *régions latérales ou hypochondres*, la gauche est en rapport avec la base de la rate et le sac gauche du rumen, la droite avec la caillette.

LÉSIONS ABDOMINALES. — Les lésions cadavériques que l'on a l'occasion d'observer, tant dans la cavité abdominale que sur les viscères qu'elle renferme, sont nombreuses et variées.

Pour en faciliter l'étude, je les diviserai en *lésions péritonéales* et *lésions viscérales* et pourrai de la sorte construire le tableau suivant :

A. — LÉSIONS PÉRITONÉALES

1° LÉSIONS INFLAMMATOIRES FRANCHES............	Péritonite...........	*Aiguë.* *Chronique.*
2° VICE DE SÉCRÉTION.....	Ascite...............	*Idiopathique.* *Symptômatique.*
3° VICES DE NUTRITION....	Abcès. Kystes. Tumeurs diverses.	
4° PARASITISME.		

B. — LÉSIONS VISCÉRALES

1° Lésions inflammatoires franches	Gastro-entérite.	
	Entérite	*Aiguë simple.*
		Hémorrhagique
		Diarrhéique.
		Chronique.
	Splénite.	
	Hépatite.	
	Néphrite.	
	Cystite.	
	Métrite	*Aiguë.*
		Chronique.
2° Vices de sécrétion	Calculs	*Du foie.*
		Des reins.
		De la vessie.
3° Dilatations. Obstructions	Indigestions.	
	Egagropiles.	
	Corps étrangers.	
4° Anomalies, Déviations.	Avortement.	
	Gestation extra-utérine.	
	Torsion de l'utérus.	
5° Hernies	Intestinale.	
	Ombilicale.	
	Du rumen.	
6° Maladies parasitaires	Tœnias.	
	Douves ou fascioles.	
	Echinocoques.	
	Strongles.	
7° Vices de nutrition	Cancer.	
	Tubercules.	

A. — LÉSIONS PÉRITONÉALES

1re CATÉGORIE. — LÉSIONS INFLAMMATOIRES FRANCHES

Péritonite. — Les lésions du péritoine se rencontrent très-communément sur les animaux de boucherie. On peut, en effet, constater depuis la simple congestion péritonéale locale ou générale jusqu'aux désordres les plus graves dus à l'inflammation aiguë ou chronique de la séreuse.

La simple congestion péritonéale se voit particulièrement chez les animaux qui ont souffert par la fatigue, la privation de nourriture; elle peut aussi coïncider avec une inflammation récente de l'un des gros viscères abdominaux, particulièrement des intestins.

Elle s'accuse par une coloration rouge générale ou partielle de la séreuse pariétale surtout, par une coloration rosée et un état grenu de la graisse, notamment au niveau des rognons. Les mésentères et les épiploons présentent, eux aussi, par plaques éparses cette coloration anormale. Roche-Lubin a décrit une irritation hémorrhagique du péritoine régnant à l'état épizootique sur des agneaux tondus, née sous l'influence d'un refroidissement brusque de l'atmosphère.

Chez le veau qui a cessé de téter depuis plusieurs jours et qui a été privé de boissons, le péritoine prend une teinte rosée générale qui s'accentue surtout au niveau du suif des rognons.

La péritonite vraie peut être locale ou générale.

La péritonite locale est provoquée le plus souvent, soit par quelque coup de corne donné dans le flanc, quelque choc au niveau des reins; elle peut être due également à la présence d'un corps étranger dans l'intérieur de la panse.

Lorsqu'elle est provoquée par un coup de corne dans le flanc, elle coïncide presque toujours avec la présence d'une hernie de l'un des organes abdominaux, particulièrement des intestins ou d'une portion du rumen. Nous reviendrons sur ce point en traitant des lésions herniaires.

La péritonite aiguë générale est rarement idiopathique; le plus souvent, au contraire, elle coïncide avec quelque affection viscérale grave, notamment avec l'entérite et la métrite. Elle peut aussi coïncider avec une rupture de la vessie ou la présence de quelque tumeur, abcès, kyste ou cancer; elle peut, enfin, coïncider avec une affection tuberculeuse générale.

Dans les cas les plus ordinaires, elle s'accuse par une coloration rouge très-sensible de la séreuse péritonéale, particulièrement au niveau des reins et des hypochondres; cette coloration apparaît du reste d'autant mieux que la surface est ordinairement plus blanche ou jaunâtre, comme sur la partie aponévrotique du diaphragme et des muscles abdominaux, sur les épiploons, les masses graisseuses des reins, du bassin.

Les ganglions mésentériques sont également injectés et leur volume est augmenté. Lorsque la maladie date de cinq à six jours environ, l'ouverture de la cavité abdominale donne écoulement à un liquide trouble, roussâtre ou jaunâtre, et mélangé de quelques flocons albumineux.

A ce moment, la quantité de liquide est de 5 à 6 litres; mais, à une période plus avancée de la maladie, elle peut atteindre jusqu'à 50 et 60 litres. Le tissu cellulaire sous-séreux est alors infiltré de sérosité jaunâtre; la séreuse (viscérale et pariétale) soulevée par l'infiltration, se déchire facilement, et de la déchirure s'écoule un liquide clair très-abondant. Les muscles des parois abdominales sont pâles, comme lavés par le liquide de l'épanchement. La graisse des reins a pris un aspect grenu; elle est garnie d'un pointillé rougeâtre et ne se fige que lentement. Quelques plaques molles, de nature albumineuse, à texture aréolaire, jaunâtres ou blanchâtres, adhèrent en plusieurs points de la séreuse.

Ce n'est que lorsque la maladie date d'une dizaine de jours que l'on constate l'existence de véritables fausses membranes, colorées en rouge par les vaisseaux qui les parcourent. Quatre à cinq jours plus tard, les fausses membranes sont devenues jaunâtres, plus fermes, plus difficiles à déchirer et établissant souvent des adhérences entre la paroi abdominale et les organes ou entre les organes eux-mêmes.

On peut, enfin, rencontrer des lésions dénotant la *chronicité* de la péritonite, telles que transformation de la séreuse en membrane épaisse, nacrée, d'aspect fibreux; fausses membranes épaisses, pâles ou grisâtres, établissant des adhérences intimes entre les feuillets péritonéaux, ou rupturées de façon à ne laisser de chaque côté que des débris flottants. Chose digne d'être notée, c'est que le liquide épanché est d'autant plus clair que sa formation remonte à une époque plus éloignée.

Pour donner une idée de l'influence que peut avoir sur le poids d'un animal, la présence d'une quantité plus ou moins grande de liquide épanché dans la cavité abdominale, par suite de péritonite chronique, je citerai le fait suivant: Une vache hors d'âge, de race garonnaise, abattue à l'abattoir, atteinte d'une péritonite chronique au plus haut degré, avec épanchement considérable, a pesé vivante 302 kilog. Elle a fourni les rendements suivants :

Poids de la viande, 47 kilog. 500.

Poids des os, 55 kilog.

Poids du suif, 19 kilog.

Poids de la peau, 30 kilog.

En somme, 151 kilog. 500. On voit donc que, défalcation faite du poids moyen des viscères intérieurs, tête, pieds, etc., la quantité de liquide épanché peut être évaluée à 25 ou 30 kilog. environ. Avis au boucher qui achète dans des conditions où il lui est permis de supposer l'existence d'une maladie semblable.

J'ai eu quelquefois l'occasion de constater la terminaison de la péritonite par la *gangrène*, accusée particulièrement par l'odeur putride s'exhalant à l'ouverture du cadavre, par la présence d'une grande quantité de liquide gris-sale, infect, associé à quelques débris membraneux jaunâtres ou rosés et sans consistance, par une décoloration générale des muscles abdominaux et une couleur verdâtre, répandue sur toute l'étendue du péritoine, des mésentères et épiploons; par le gonflement et le ramollissement des ganglions mésentériques; enfin, par la couleur noire d'un sang diffluent et participant à l'odeur infecte générale. J'ai remarqué que, dans cette circonstance, les viscères abdominaux se sont corrompus peu d'instants après leur sortie de la cavité et que le sang épanché au-dehors ne se coagulait que lentement.

2e CATÉGORIE. — VICE DE SÉCRÉTION

Ascite ou hydropisie péritonéale. — J'ai de grandes raisons pour croire que l'*ascite idiopathique* se rencontre rarement chez le bœuf; je suis au contraire porté à penser qu'elle coïncide presque toujours avec une inflammation chronique du péritoine.

Quoi qu'il en soit, le liquide caractéristique de l'ascite est incolore ou d'un jaune sale; le péritoine est d'un blanc mat, comme lavé, rugueux, terne; à sa surface existent quelques adhérences, quelques débris de fausses membranes. Les muscles de l'abdomen et ceux du bassin sont pâles, décolorés, imprégnés du liquide épanché et se déchirent facilement.

D'après M. Clément, le liquide de l'ascite idiopathique serait composé d'une grande quantité d'eau et d'une petite portion d'albumine et de matières extractives, tandis que celui provenant d'une inflammation aiguë ou chronique du péritoine donne, à l'analyse, de l'albumine et de la fibrine en assez grande quantité, ainsi que des globules purulents.

J'ai eu l'occasion de constater la présence d'une certaine quantité de liquide clair dans l'abdomen de moutons atteints de cachexie aqueuse à un degré très-avancé.

3e CATÉGORIE. — VICES DE NUTRITION

a. Abcès. — On rencontre assez souvent de petits abcès accolés aux parois de l'abdomen, à membrane pyogénique très-injectée et à pus très-louable ou de nature caséeuse analogue à la matière que l'on rencontre dans les dépôts calcaires des vaches phthisiques.

On trouve aussi fréquemment chez le veau des abcès contenant un pus assez épais, d'un blanc légèrement verdâtre, au niveau de l'ombilic; quelquefois même ces abcès accompagnent une oblitération incomplète du canal de l'ouraque.

Le 29 avril 1874, j'ai pu constater la présence d'un abcès énorme entourant le rein droit chez un bœuf. Logé dans l'enveloppe péritonéale, cet abcès occupait l'espace réservé au suif du rognon; son contenu était un pus liquide, gris-clair, mal lié, mais n'ayant en aucune façon pénétré le tissu propre du rein. La surface externe de celui-ci était seulement quelque peu décolorée; l'intérieur de l'organe était intact. La présence d'une cicatrice à la peau au niveau des lombes, une légère tuméfaction des parties musculaires sous-jacentes m'ont donné à supposer que l'abcès constaté avait eu pour cause primitive et éloignée quelque accident, quelque chute sur les reins ou quelque violent coup sur cette région.

b. Kystes. — M. Reboul a cité, dans le *Journal des vétérinaires du Midi*, un cas très-remarquable de kyste volumineux, du poids de 10 kilog. environ, placé en avant du sac droit du rumen et ayant déjeté le bonnet, le feuillet et la caillette sur la partie antérieure du sac gauche. Ce kyste était à plusieurs loges, contenant soit un liquide jaunâtre, puriforme, soit de la matière caséeuse, soit une substance blanchâtre, d'aspect lardacé, comme squirrheuse, soit, enfin, une matière pultacée, verdâtre, mi-liquide et d'une fétidité insupportable.

c. Tumeurs diverses. — J'ai eu l'occasion de rencontrer, le 5 août 1875, sur un bœuf très-gras, une *tumeur sarcomateuse* énorme située au niveau du rein gauche, ce dernier organe ayant conservé son intégrité complète. Cette tumeur à forme ronde, pesait environ 7 kilog. 500. De l'avis du professeur d'histologie de l'Ecole de médecine de Bordeaux, il y aurait lieu d'attribuer cette tumeur à la transformation sarcomateuse d'un testicule demeuré dans la cavité abdominale.

4e CATÉGORIE. — PARASITISME

Des expériences citées par mon frère, M. Baillet, professeur à l'école d'Alfort, il résulte que l'on peut rencontrer dans le péritoine de certains ruminants un cestoïde appelé *cysticercus tenuicollis* dont la présence se dévoile par les lésions suivantes :

« Quantité considérable de liquide séro-sanguinolent dans le péritoine, et cependant ses vaisseaux paraissent intacts; foie gorgé de sang, sa surface est parsemée d'une innombrable quantité de petits sillons droits, un peu sinueux, les uns d'un rouge brun, les autres d'un rouge plus clair, diversement entrecroisés; capsule hépatique se détachant avec facilité et laissant voir alors les sillons creusés dans le parenchyme du foie, et en partie comblés par des caillots sanguins; on y trouve, en outre, de petites vésicules ovoïdes; il en est qui sont adhérentes à la capsule détachée, d'autres nagent dans le sang épanché; galeries, vésicules et caillots existent aussi dans l'épaisseur du foie; vésicules et canaux hépatiques gorgés de bile; rate saine.

« Epiploon injecté; sang épanché entre ses lames coagulé et contenant aussi des vésicules. Poumon ecchymosé sous la plèvre; les petites ecchymoses sont aussi occupées par des vésicules. Liquide spumeux et rosé dans les bronches et la trachée; muscles pâles et décolorés.

« Quel que soit le lieu où elles se trouvent, les vésicules, à parois transparentes, sont remplies d'un liquide clair, incolore, sans trace de *scolex*; à un fort grossissement, leur membrane paraît granuleuse, quelques-unes opèrent des contractions évidentes; *les plus grosses sont dans le foie et le péritoine;* leur longueur est de 2 à 3^{mm} sur 1 à 1 $1/2^{mm}$ de largeur; les plus petites n'ont pas plus de $0^{mm}35$ à $0^{mm}60$. »

B. — LÉSIONS VISCÉRALES

1re CATÉGORIE. — LÉSIONS INFLAMMATOIRES FRANCHES

Je n'ai jamais eu jusqu'ici l'occasion de rencontrer de lésions *exclusivement* localisées dans le rumen, le réseau ou le feuillet. J'ai toujours vu les quelques altérations pathologiques existant dans l'un ou l'autre de ces réservoirs coïncider avec un état inflammatoire bien sensible de la caillette et des premières portions de l'intestin grêle. Sans nier, toutefois, l'existence de la *ruminite*, je me contenterai de ne relater ici que les lésions sur la nature desquelles je suis édifié. Je commencerai donc par l'énoncé des lésions de la gastro-entérite.

a. Gastro-entérite. — Dans un article du *Nouveau dictionnaire pratique* traitant de la gastro-entérite du bœuf, M. le professeur Reynal semble mettre en doute l'existence simultanée de l'inflammation gastrique et de l'inflammation intestinale chez cet animal, et considérer presque comme imaginaire la description qu'en a donnée le regretté Cruzel. Je ne partage pas le doute de M. Reynal et vais, dans tous les cas, tracer un tableau aussi exact que possible d'une autopsie que j'ai faite le 26 mars dernier, autopsie révélant les lésions de la gastro-entérite associée à la péritonite générale :

(1) « Le bœuf appartient à la race de Salers et est âgé de six ans.

---

(1) Extrait d'un rapport trimestriel adressé à M. le Maire de Bordeaux.

L'ouverture de la cavité abdominale laisse écouler environ 20 litres de sérosité citrine, mélangée à de nombreux flocons albumineux. Il n'existe pas, à proprement parler, de fausses membranes dictinctes, à organisation bien définie, comme j'ai eu l'occasion d'en observer dans des cas de péritonite aiguë ou chronique. Je dirai plutôt que dans toute son étendue la face interne de la séreuse péritonéale, aussi bien du feuillet pariétal que du feuillet viscéral, est recouverte par une *pseudo-membrane* générale, de couleur grise, à surface mamelonnée, et réunissant postérieurement en un tout le rectum, la vessie, la base de la verge, et le sommet de la gaîne contenant le suif des rognons.

« Des quatre compartiments gastriques, la caillette est celui qui présente les modifications les plus remarquables. Ce réservoir, véritable estomac de bœuf, est sensiblement augmenté de volume et donne à la pression la sensation d'une masse pâteuse, molle et fortement bossuée. Outre l'épaississement anormal de son enveloppe péritonéale, on constate, en incisant l'organe, une infiltration considérable du tissu celluleux sous-muqueux ; cette infiltration est telle, qu'en plusieurs endroits la muqueuse s'est rupturée au point de former des déchirures ovales à bords irréguliers et à fond grenu, analogues, par l'aspect et la forme, à de véritables plaies ulcéreuses.

« Le réseau vasculaire est hypertrophié et donne à l'ensemble de la muqueuse une coloration rouge vif très-prononcée ; les plis longitudinaux et transversaux sont tellement développés, que je ne puis mieux les comparer qu'à de gros boudins accolés les uns aux autres. Un enduit mucoso-sanguinolent donne à l'ensemble de cette surface mamelonnée un vernis gluant très-prononcé.

« Le rumen et le réseau n'offrent rien qne l'on puisse qualifier d'anormal ; les matières accumulées et pressées entre les lames du feuillet sont sèches et réunies en plaques compactes dont l'enlèvement provoque la déchirure de la muqueuse.

« La muqueuse duodénale est fortement injectée et se détache facilement par le raclement ; en plusieurs points existent quelques déchirures hémorrhagiques ; ces mêmes déchirures existent vers la portion rectale de l'intestin. Le tissu cellulaire sous-muqueux est infiltré de sérosité ; çà et là, quelques débris de matières dures, noirâtres et coiffées de mucosités grisâtres, gluantes et associés à quelques stries sanguines. Des lésions qui précèdent, je crois pouvoir conclure à l'existence d'une gastro-entérite aiguë, associée à une péritonite du même type. »

b. Entérite aiguë simple. — Je crois devoir faire remarquer que chez les bœufs conduits à l'abattoir et conséquemment dont le régime et les habitudes ont été modifiés pendant l'engraissement et pendant le transport, on observe toujours une coloration rosée générale des intestins et des mésentères,, coloration qu'il ne faudrait pas considérer comme dénotant un véritable état maladif.

J'en dirai autant des veaux dont les intestins deviennent le siége d'une congestion générale, qui ne tarde pas à se transformer en inflammation véritable, si ces jeunes animaux séjournent trop longtemps dans les étables des abattoirs sans recevoir la nourriture et les boissons compatibles avec leur âge.

Les développements dans lesquels je suis entré à propos de la gastro-entérite me dispensent de fournir de nombreux détails sur les lésions de l'entérite aiguë simple.

Injection sanguine de la muqueuse de l'intestin grêle et facile à reconnaître sous un filet d'eau tombant sur cette muqueuse ; infiltration du tissu cellulaire sous-muqueux ; destruction totale ou partielle des villosités intestinales ; quelquefois hypertrophie des follicules ; matières dures ou quelque peu ramollies exhalant une mauvaise odeur et recouvertes de mucosités grisâtres ou sanguinolentes ; complication le plus ordinairement de péritonite avec ou sans épanchement ; telles sont les lésions particulières à l'entérite aiguë simple.

L'*entérite chronique* se distingue de la précédente par la coloration grise de la muqueuse et par l'épaississement anormal de cette membrane, quelquefois aussi par des déchirures à bords irréguliers, de véritables plaies de la muqueuse dans un état de cicatrisation plus ou moins accentué.

Entérite hémorrhagique. — M. Serres, professeur à l'École de Toulouse, a rapporté de la manière suivante les lésions de l'hémorrhagie intestinale (1) : « Les vaisseaux du mésentère sont fortement congestionnés ; l'*iléon* est particulièrement attaqué, sa muqueuse est épaissie, brunâtre et se détache facilement. Dans l'intérieur de l'intestin, il y a, par places, des dépôts d'une matière grisâtre, épaisse, de peu de consistance et mélangée de petits caillots de sang.

« Le *péritoine* offre des traces d'inflammation et est recouvert, en certains points, de matière filtro-plastique commençant à s'organiser. La péricarde offre des traînées et des pointillations rougeâtres sur presque toute sa surface séreuse, mais pas d'exsudation fibro-plastique. » J'ai constaté dans un cas de ce genre la présence, dans la dernière portion de l'intestin, de petits caillots blancs, de nature fibrineuse.

M. Mauclerc, vétérinaire à Reims, m'a signalé un cas d'hémorrhagie

(1) *Journal des vétérinaires du Midi.* (Septembre 1859).

intestinale chez un veau de quatre à cinq mois, auquel on avait fait avaler, comme préparation à la vente, beaucoup de paille et quinze à vingt litres de lait caillé.

Entérite diarrhéique des veaux. — Assez commune chez les veaux engraissés pour la boucherie, particulièrement chez ceux auxquels on donne à l'excès des boissons farineuses, cette maladie s'accuse par les lésions suivantes :

La muqueuse intestinale, dans son ensemble, est rouge et se déchire facilement; une infiltration sous-muqueuse s'observe en plusieurs points, particulièrement au niveau du cœcum et du colon.

« Çà et là, dit Delafond, se voient des traces d'une assez vive inflammation, des ulcérations superficielles, à bords irréguliers, taillés à pic et entourés d'une auréole inflammatoire.

L'entérite diarrhéique existe aussi chez les agneaux, et M. Reynal, qui déclare avoir fait une étude particulière de cette maladie, fait remarquer que les principales lésions existent dans la caillette et l'intestin grêle. A l'autopsie de plusieurs agneaux atteints de cette affection, j'ai particulièrement remarqué les nombreuses taches brunes extérieures existant dans toute l'étendue de l'intestin grêle et les taches ecchymotiques intérieures que signale M. Reynal.

L'honorable professeur ajoute : « Que les villosités sont dépourvues en général de leur épithélium; que plusieurs sont ramollies et en partie détruites. Les glandes intestinales, notamment celles de Peyer, ont augmenté de volume et de vascularisation, augmentation correspondant à un accroissement remarquable de la muqueuse. Quelques taches ecchymotiques dans le cœcum et le gros colon, exagération du volume des glandes isolées. Matières liquides, grisâtres, jaunâtres, fétides dans le rectum.

Les auteurs vétérinaires parlent encore d'un genre d'entérite dite *couenneuse*, en raison des fausses membranes blanches et résistantes, semblables à un boyau de longueur variable, qui sont rejetées du vivant de l'animal après de nombreux efforts. D'après le professeur Delafond, ces fausses membranes sont blanchâtres, résistantes et formées de couches lamelleuses. « Leur face adhérente, examinée sous l'eau, dit M. Reynal, est très-irrégulière ; elle présente des éminences et des anfractuosités qui lui donnent l'aspect de la coupe d'une éponge; elle offre des pointillements rouges, des zones, des arborisations qui correspondent à de pareils pointillements, zones et arborisations de la muqueuse. La face libre est lisse, enduite de mucosités et recouverte de débris alimentaires. L'analyse chimique des fausses membranes, faite par Lassaigne, a démontré qu'elles étaient essentiellement formées de mucus épaissi et concrété, associé à une *petite quantité de fibrine* (1). »

c. Splénite. — Les lésions de la rate sont assez rares à rencontrer; aussi les auteurs sont-ils généralement très-sobres de description à cet égard. Je citerai donc le fait suivant, dont j'ai publié le récit dans le *Recueil de médecine vétérinaire*, numéro de février 1873.

Il s'agit d'une vache garonnaise, de dix ans, à l'autopsie de laquelle je trouvai enfermé, dans un refoulement conique du sac gauche du rumen, un couteau d'enfant n'ayant même pas occasionné d'inflammation apparente autour de lui.

« Lorsque le boucher, usant du moyen ordinairement employé, eut détaché la panse pour la sortir de l'abdomen, la rate qui d'ordinaire suit ce réservoir, auquel elle est maintenue d'une façon assez étroite, la rate, dis-je, ne parut pas. Portant alors mes regards vers la pointe de l'hypocondre où elle est habituellement logée, je constatai en ce point la présence d'une masse allongée épaisse, de forme elliptique, blanche, entièrement recouverte par le péritoine, qui lui-même est fort épaissi et parsemé de quelques taches rouges. Cette masse, à enveloppe chatoyante, adhérait fortement, par son extrémité supérieure, au prolongement conique du rumen dont j'ai parlé plus haut. Il y avait, je le répète, adhérence entre les deux organes, mais non continuité. En tout autre point de son contour, l'organe hypertrophié, dont le poids n'était pas moindre de 7 kilog. 500 grammes, était fortement attaché à l'hypochondre et au diaphragme. A l'ouverture de la masse singulière, constituée par le viscère altéré, je constatai que la tunique séreuse et la tunique propre ou fibreuse de la rate, car c'était bien elle, étaient confondues en une enveloppe résistante d'un demi-centimètre d'épaisseur.

A sa partie supérieure, l'organe splénique était le siége d'un large abcès contenant environ un demi-litre de pus lié, épais, d'un blanc grisâtre, mêlé de noir. Dans cet abcès, le tissu propre de l'organe a disparu; seule, la boue splénique a laissé quelques traces noirâtres tranchant avec la couleur de la matière purulente.

L'enveloppe, épaisse, adhère intimement sur tous les points de l'organe, aussi son enlèvement met-il à nu une masse à fond noir semée d'îlots nombreux remplis de matière purulente, tantôt concrète, tantôt ramollie. Le canevas fibreux se déchire facilement sous le doigt, mais a conservé cependant, à intervalles distants de deux à trois centimètres, assez de résistance pour favoriser la formation de ces dépôts puru-

(1) Dictionnaire de MM. Bouley et Reynal.

lents, larges comme une lentille, au milieu desquels on sent quelques petites concrétions calcaires. La véritable boue splénique n'existe plus qu'à de rares endroits, et là même où elle existe, elle est associée à quelques filaments blanchâtres purulents. Tous les autres organes de l'animal sont sains. »

d. Hépatite. — L'hépatite aiguë proprement dite est, je crois, assez rare à rencontrer chez les animaux de boucherie; mais on peut dire qu'il n'est aucun organe sur lequel il soit plus souvent permis de constater des altérations de substance que le foie. On ne peut, dans toutes les circonstances où on les observe, considérer ces altérations comme étant des manifestations d'hépatite aiguë réelle, parce que, du vivant de l'animal, elles n'ont pas provoqué l'apparition de symptômes suffisants pour caractériser une véritable inflammation de l'organe.

On doit, à mon avis, classer les altérations du foie le plus communément rencontrées en quatre catégories, savoir :

1° Ramollissement général ou partiel du foie ;

2° Dilatation des canaux biliaires avec induration de la substance hépatique ;

3° Présence de parasites ;

4° Calculs.

Il est bien entendu qu'en faisant ce classement, je n'entends pas parler des cas nombreux où, participant à l'inflammation aiguë ou chronique dont le péritoine est le siége, la séreuse qui recouvre le foie est garnie de fausses membranes, ou augmentée d'épaisseur sous l'influence d'une organisation des produits épanchés dans le tissu cellulaire qu'elle recouvre.

1° *Ramollissement.* — Le ramollissement de la substance hépatique se rencontre assez communément; je vais en citer deux faits, dont l'un est la conséquence d'une congestion née dans des conditions exceptionnelles.

Premier fait. — Vache garonnaise de huit ans, de forte stature, amenée du marché aux bestiaux à l'abattoir couchée et attachée sur un traîneau. Pour venir au marché, cette vache avait dû faire à pied un parcours de 40 kilomètres, et son état de fatigue était tel qu'elle s'était, en arrivant, étendue sur la paille et ne pouvait plus se relever. Cette vache, qui a présenté les lésions les plus caractéristiques de la *fièvre de fatigue,* recélait entre autres un foie beaucoup plus gros que de coutume, d'un noir foncé, *et se réduisant facilement en bouillie* à la plus légère pression, tout en répandant une odeur aigre des plus prononcées; le sang qui s'écoule en abondance à la coupe de l'organe est noir, mais se coagule peu d'instants après sa sortie.

Deuxième fait. — Bœuf garonnais de six ans, en bonne chair et de santé en apparence florissante. Son foie est très-volumineux, mais relativement léger. A sa face antérieure existent de nombreuses arborisations jaunâtres tranchant sur un fond de couleur chocolat clair ; à sa face postérieure on voit les canaux biliaires gros et durs s'étalant en divergeant de la partie supérieure de la scissure, et tranchant, par leur aspect nacré, sur la couleur générale de l'organe. Le tissu hépatique est mou, onctueux au toucher, et *s'écrase facilement en bouillie par la plus légère pression.* La coupe met à découvert un tissu de couleur chocolat clair dans la partie superficielle, et de teinte jaune verdâtre, pointillée de blanc dans la profondeur de l'organe. La section des canaux biliaires donne lieu à des ouvertures desquelles s'écoule un liquide jaunâtre, d'aspect et de consistance analogues à ceux de l'huile figée, et qui, sous les doigts, offre une sensation grenue. Les granulations hépatiques les plus extérieures sont hypertrophiées et se détachent facilement de leur enveloppe fibreuse ; les profondes sont plus ramassées et de couleur jaune verdâtre. La vésicule biliaire a son diamètre normal, mais son contenu est plus épais, plus poisseux que de coutume. Je me hâte d'ajouter que cette modification du liquide biliaire pourrait bien, à mon avis, se rattacher quelque peu, si ce n'est à une privation complète d'aliments, au moins aux modifications sensibles de régime auxquelles avait été soumis l'animal depuis qu'il avait quitté l'étable de son maître.

Le sujet n'offrait, du reste, aucune autre lésion appréciable, à part quelques adhérences membraneuses avec l'hypochondre correspondant.

Dans une circonstance récente, où il m'a été donné d'observer les mêmes altérations que celles qui précèdent, j'ai reconnu que le sujet avait réellement souffert à son dépérissement relatif et particulièrement à la diminution sensible et à l'état grenu du suif des rognons, à la coloration rouge anormale de la séreuse péritonéale, notamment au niveau de l'hypochondre droit et du rein du même côté.

M. Colin a cité un cas de *cirrhose* du foie chez une vache. Cette transformation du foie est, en effet, assez commune à rencontrer chez les animaux très-gras, particulièrement chez le veau. La substance glandulaire est jaune, s'écrasant en un magma graisseux avec la plus grande facilité, et l'on ne distingue plus à la coupe ni cellules, ni vaisseaux, ni canaux biliaires. La bile elle-même est plus jaune et plus visqueuse que de coutume ; en somme, je ne puis mieux comparer cet état du foie qu'à celui du foie des volailles grasses, avec lequel on confectionne les pâtés si recherchés.

2° *Dilatation des canaux hépatiques.* — La dilatation des canaux hépatiques est commune à rencontrer, particulièrement chez les animaux âgés, surtout les vieilles vaches ; elle coïncide aussi presque toujours avec une induration partielle ou générale du foie. L'induration partielle comme fibreuse, et la coloration blanchâtre que l'on pourrait, jusqu'à un certain point, considérer comme les conséquences d'une inflammation chronique du foie, sont aussi l'apanage de la vieillesse ou d'une maigreur très-sensible.

Les canaux dilatés forment le plus ordinairement à la surface de l'organe, particulièrement sur la face postérieure, une véritable arborisation à branches régulières ou noueuses, au travers desquelles le doigt perçoit quelquefois la sensation de concrétions plus ou moins volumineuses crépitant sous la pression.

Dans la plupart des cas, la dilatation n'est due qu'à une hypertrophie de la tunique externe du canal, et l'épaississement des parois coïncide le plus souvent avec l'existence de douves hépatiques, en plus ou moins grande quantité. Il peut arriver aussi que l'augmentation des parois s'accompagne d'un rétrécissement très-sensible de la lumière du canal, et d'un épaississement du liquide biliaire dû à la présence des concrétions dont j'ai parlé. Ces concrétions une fois desséchées se présentent, soit sous l'aspect de granulations très-petites et très-légères, soit sous forme de petites plaques percées à jour, simulant, par leur aspect et leur légèreté, la matière spongieuse des os.

Dans quelques cas, la dilatation des canaux biliaires s'accompagne d'une véritable incrustation des parois, surtout chez les sujets maigres. Les canaux sont devenus alors de véritables tuyaux solides, cylindriques ou ovoïdes, difficiles à entamer par l'instrument tranchant, et dont l'ouverture, maintenue béante par l'incrustation même, peut atteindre un centimètre et plus. Je possède un de ces conduits incrusté, qui, en se desséchant, est devenu d'une dureté extraordinaire ; sa forme est ovale ; il mesure extérieurement, dans son diamètre transversal, un centimètre et demi, et un peu plus d'un centimètre dans l'autre sens ; sa circonférence est de quatre centimètres et demi ; l'épaisseur de ses parois d'un millimètre passé. Presque toujours l'incrustation des canaux biliaires coïncide avec la présence des douves hépatiques.

Dans un remarquable mémoire adressé à la Société centrale d'agriculture de France, M. Colin établit que ces incrustations sont formées de cellules épithéliales, d'un pigment noirâtre et de petites masses amorphes d'une matière saline reconnue être composée de carbonate de chaux et de magnésie en très-notable proportion, d'une petite quantité de phosphate calcaire, d'un peu de matière organique et de faibles traces d'oxyde de fer.

Chez les moutons atteints de pourriture ou cachexie aqueuse, les canaux biliaires, remplis de douves, ont leurs parois épaissies, blanchâtres et indurées. A leur intérieur on trouve quelques concrétions biliaires tapissant la muqueuse. « Le tissu propre du foie, dit Delafond, comprimé par la distension de ses canaux excréteurs, est jaune pain d'épice, dur et en partie atrophié. La vésicule biliaire renferme aussi des douves en quantité plus ou moins considérable et la bile est d'un brun fauve. »

Chez bon nombre de moutons atteints de cachexie aqueuse, la coupe du foie met même à jour une véritable arborisation blanchâtre, constituée soit par le développement anormal des parois des canaux biliaires, soit par un épaississement très-sensible des tractus fibreux envoyés dans l'intérieur de l'organe par la capsule de Glisson. La multiplicité de ces cloisons, jointe à la présence des douves, donne à l'organe hépatique un aspect et une consistance qui le rendent inutilisable pour la consommation.

Avant d'en terminer avec les lésions du foie et de son appareil secréteur, je ne puis ne pas parler d'une modification bien remarquable que j'ai eu l'occasion de constater plusieurs fois chez des porcs; modification d'autant plus extraordinaire qu'elle semblerait devoir entraîner, du vivant des sujets, un état pathologique appréciable, ce qui, au contraire, est bien loin d'exister. Je veux parler d'une transformation complète subie par la vésicule biliaire et son contenu. Dans ces cas, en effet, la vésicule est rétractée, quelque peu plissée et comme parcheminée à sa surface; à son intérieur existe, *au lieu du liquide biliaire*, une *masse* solide d'un noir verdâtre, épaisse, onctueuse, cédant sous la pression et paraissant conséquemment complètement dépourvue des propriétés ordinaires de la bile sur les graisses contenues dans le tube digestif. Recueillie et desséchée, cette matière devient très-dure et très-friable. Quoique anormale, cette transformation de la vésicule biliaire et de la bile peut-elle être considérée comme se rattachant à l'état d'engraissement extraordinaire auquel sont arrivés les animaux chez lesquels on l'observe? Je suis tenté de le croire.

3° *Parasitisme.* } Nous traiterons ces deux questions lorsque nous
4° *Calculs.* } seront rendus à l'étude des vices de sécrétion et des maladies parasitaires.

e. Néphrite. — L'inflammation aiguë simple des reins ne se rencontre que très-rarement sur les animaux de boucherie. Je rapporterai donc ici tout d'abord une observation de néphrite consécutive à un abcès survenu dans la région lombaire; puis je dirai quelques mots des lésions particulières à la néphrite dite idiopathique.

1° *Néphrite consécutive.* — L'animal sur lequel j'ai constaté ces lésions est un bœuf de race saintongeaise, âgé de 8 ans. Il est assez gras, quoique ayant sensiblement souffert, ainsi que l'atteste l'état des muscles et de la graisse. Le rein droit seul est atteint. Le viscère et son enveloppe de graisse constituent une masse allongée, piriforme, d'aspect extérieur fibreux, chatoyant. L'incision de cette masse dévoile une transformation fibreuse, d'un centimètre et demi d'épaisseur, du feuillet pariétal qui soutient l'organe et du tissu adipeux qui l'enveloppe. A l'intérieur, ce sac résistant contient un abcès énorme à pus très louable, sécrété par une véritable membrane pyogénique d'un beau rouge foncé. La quantité de pus ainsi renfermée peut être évaluée à un litre. Le rein, complètement en dehors de l'accumulation purulente, est entouré d'une légère couche adipeuse molle et jaunâtre; il a évidemment souffert de la cause extérieure qui a provoqué ces désordres, car il est plus gros et plus rouge que de coutume; son tissu, pénétré de sang, est ramolli. La muqueuse qui tapisse le bassinet est pointillée de taches roses, pointillé qui se continue sur les deux tiers de l'étendue de la muqueuse de l'urétère. Les muscles sous-lombaires sont pâles, infiltrés de sérosité et se déchirent facilement; l'ilio-spinal enfin porte la trace d'une blessure remontant à une époque assez éloignée. En un mot, on ne peut mettre en doute que *l'inflammation du rein* et les modifications subies par les tissus voisins se rattachent, dans la circonstance, à un choc violent reçu au niveau de la région lombaire.

2° *Néphrite idiopathique.* — Dans les cas de néphrites idiopathiques nées sous l'influence de l'alimentation, des boissons, de la fatigue, etc., les altérations de la substance rénale peuvent être plus prononcées que celles que je viens de relater : coloration rouge foncé et quelquefois même ramollissement complet de la couche médullaire; coloration semblable, infiltration sous-muqueuse ou épaississement de la muqueuse des bassinets et des urétères; existence de lésions concomitentes de quelques viscères abdominaux; péritonite plus ou moins accusée, etc.; tels sont les désordres plus ou moins considérables que peut entraîner la néphrite aiguë ou chronique.

Une variété de la néphrite est celle due à la présence de calculs dans les bassinets rénaux; nous nous en occuperons en traitant des vices de sécrétion.

f. Cystite. — Les lésions de la vessie se divisent en :

1° Lésions de la cystiste aiguë simple;

2° Lésions de la cystite chronique;

3° Lésions de la cystite calculeuse.

Nous ne nous occuperons pour le moment que des deux premières catégories, la troisième devant être traitée à l'étude des calculs.

1° Cystite aiguë simple. — L'inflammation aiguë de la vessie, commune chez le bœuf, se caractérise par une coloration rouge générale plus ou moins foncée de la muqueuse vésicale ou par de simples ecchymoses répandues çà et là sur son étendue, quelquefois même par de petits éraillements permettant l'infiltration de l'urine entre la muqueuse et la couche musculeuse de l'organe.

L'urine est foncée en couleur, quelquefois mêlée de sang.

M. Ringuet a rapporté (1) un fait très-remarquable de cystite suraiguë dans lequel, outre les altérations ordinaires de la muqueuse vésicale, il a rencontré dans l'intérieur de l'organe un énorme caillot sanguin, d'un volume supérieur à celui des deux poings, nageant au milieu d'un verre environ d'urine sanguinolente.

2° Cystite chronique. — J'ai eu l'occasion de constater sur un bœuf les lésions suivantes caractéristiques d'une cystite chronique remarquable existant en même temps qu'une péritonite générale.

Quoique pleine d'une urine trouble, mais non sanguinolente, la vessie n'est pas projetée dans l'abdomen; elle est, au contraire, fortement maintenue en place, par un épaississement anormal de la portion d'enveloppe séreuse qui la recouvre antérieurement d'une part, et par la soudure établie entre elle et les parties environnantes d'autre part, à l'aide d'un coagulum séro-albumineux formé dans le tissu cellulo-graisseux qui enveloppe le col de l'organe. Le gonflement extraordinaire de la vessie tient plutôt à l'épaisseur et conséquemment à la résistance mécanique acquise par ses parois qu'à une dilatation graduellement obtenue par l'accumulation de l'urine dans son intérieur. Les parois de l'organe ont, en effet, l'épaisseur d'un centimètre, notamment vers le col, et une consistance lardacée telle qu'il devient impossible de distinguer l'une de l'autre les membranes composantes. La muqueuse est transformée en une surface très-unie, glissante, d'un gris légèrement rosé, et est recouverte de mucosités au milieu desquelles le microscope dénote la présence de globules purulents.

L'épaisseur des parois vésicales se continue par une augmentation de volume du canal de l'urètre et surtout un épaississement anormal de la couche musculeuse de la portion pelvienne du conduit. La coupe de cette portion de l'urètre dévoile au même endroit une infil-

(1) *Journal des vétérinaires du Midi.* Février 1855.

tration de sérum et d'urine entre la muqueuse proprement dite et le tissu érectile qui l'entoure. Un léger sédiment blanchâtre, associé à du muco-pus, forme dépôt au niveau de la courbure antérieure de l'*S* pénienne. Quant au pénis lui-même, son diamètre est partout augmenté, mais surtout, ainsi que je l'ai dit, dans sa partie pelvienne, où l'altération se rattache plutôt à l'altération que j'ai décrite qu'à une modification du corps caverneux. J'ajoute que je n'ai trouvé aucun calcul ni dans la vessie, ni dans le canal de l'urètre, et que la substance propre des reins était intacte, aussi bien que l'intérieur des bassinets rénaux.

3° *Cystite calculeuse.* — Elle sera traitée à propos des calculs.

g. Métrite. — Le vétérinaire, inspecteur de la boucherie, a très-souvent l'occasion d'observer les lésions de la métrite aiguë ou chronique chez les vaches abattues pour la boucherie; dans la plupart des cas, la métrite est associée à la péritonite. C'est le plus souvent après le part que s'observent les lésions de la métrite, mais elles peuvent aussi coïncider avec un état de gestation plus ou moins avancé.

1° *Métrite aiguë.* — Les lésions utérines observées pendant la gestation varient avec la nature et l'ancienneté de la cause qui a provoqué l'inflammation de l'organe.

Lorsque l'autopsie ne dévoile aucune anomalie dans la forme, la position, la structure de la matrice ou du fœtus, les lésions de la métrite se bornent à une coloration rouge plus ou moins prononcée de la muqueuse utérine, quelquefois même à un épanchement hémorrhagique à sa surface; dans ce cas, la cause agissante n'ayant pas borné son action à la matrice seulement, on observe que le péritoine, les mésentères, l'épiploon, la vessie, participent à l'inflammation.

Mais ces lésions deviennent plus sensibles et la matrice en est plus particulièrement le siége, lorsqu'elles sont provoquées par une disposition anormale provenant de la mère ou du fœtus.

Nous devrions, suivant l'ordre que j'ai adopté jusqu'ici, renvoyer l'étude de ces métrites spéciales à la partie de ce travail traitant des *déviations*; mais nous reconnaissons une liaison tellement intime entre tous les développements que nous avons à donner sur la métrite que nous ne saurions les séparer sans nuire à la clarté de notre récit.

Parmi les causes provenant de la mère, susceptibles de provoquer des désordres inflammatoires de la matrice, nous citerons en première ligne la *torsion du col de l'utérus* ou rotation de l'organe utérin parfaitement décrite par M. Chambon dans les lignes suivantes à propos des symptômes caractéristiques de l'affection (1) :

(1) *Recueil de médecine vétérinaire.* Année 1860.

« Si la torsion, dit M. Chambon, est peu étendue, et que le col de l'utérus soit dilaté en partie, on rencontre, après avoir franchi le détroit vaginal, un repli membraneux, dirigé obliquement de haut en bas, de droite à gauche si l'involution de la matrice a eu lieu de gauche à droite, et de gauche à droite si l'involution a eu lieu de droite à gauche. Partant de l'intérieur du vagin et suivant la paroi inférieure de cet organe, ce repli se prolonge jusqu'au-delà du col sur le col de l'utérus et semble former un rideau qui obstrue complètement le conduit utérin. On peut cependant le suivre et pénétrer jusque sur le veau, à la sortie duquel il s'oppose. Les pieds de celui-ci peuvent encore être engagés dans le vagin, mais il est impossible d'y faire parvenir la tête.

« *Dans la demi-torsion, il y a une occlusion complète du conduit vaginal*; il présente alors une sorte d'infundibulum dont le fond est occupé par de nombreuses duplicatures de la membrane vaginale, qui semblent disposées en deux faisceaux principaux plus ou moins bien tranchés, croisés en X, l'un supérieur dirigé à droite, l'autre inférieur dirigé à gauche si la torsion de la matrice est de gauche à droite; si elle est de droite à gauche, la direction de ces deux faisceaux est inverse. Dans l'inversion à droite, en suivant le faisceau inférieur, et après s'être introduit dans la torsion de droite à gauche et de haut en bas, si on tourne un peu la main à droite et en haut, de manière à faire prendre au bras la forme d'un S, on arrive dans l'intérieur de l'utérus. Souvent aussi, les replis que présente le vagin sont contournés en spirale et forment une sorte de volute, d'entonnoir spiroïde.

« Si l'utérus a subi une *rotation complète*, les replis formés sur le vagin sont d'ordinaire très-multipliés, contournés en convergeant vers le centre, quelquefois disposés en spirale; mais souvent il est presque impossible de se faire une idée exacte sur leur disposition : l'occlusion est telle que la main éprouve des difficultés extrêmes pour s'engager au milieu de ces replis et pénétrer dans l'utérus. Dans l'intérieur de la torsion, les replis semblent affecter une disposition annulaire que l'on pourrait comparer au pas de vis d'un écrou ou aux tours que fait le fil de fer d'un ressort à boudin. Au milieu de ces anneaux, le bras éprouve une étreinte vigoureuse qu'il ne peut supporter longtemps. »

J'ai copié textuellement cette description des modifications imprimées à la matrice par ce que l'on appelle la torsion du col de l'utérus, parce qu'elle m'a paru être le tableau le plus fidèle qui ait été donné de cette mutation de l'organe utérin et parce qu'il m'a semblé qu'en la lisant on se faisait l'idée la plus complète de la situation que fournit l'autopsie des femelles chez lesquelles on constate cette déviation.

On peut rencontrer à l'autopsie un quart, un tiers ou une demi-torsion; dans ce dernier cas, on constate une occlusion complète du conduit vaginal et les désordres qui en sont la conséquence.

Si l'accident est récent on trouve, outre la distension et la coloration anormale des ligaments larges, une injection sanguine de la séreuse entourant l'utérus, et à l'intérieur un fœtus dont l'organisation n'a subi aucune modification ou n'en a subi que très-peu, nageant dans un liquide amniotique un peu plus coloré et plus épais que de coutume, mais n'ayant aucune odeur particulière.

Lorsque la torsion, remontant à une date plus ancienne, est telle qu'elle s'est opposée à la sortie du fœtus et des liquides qui l'accompagnent, celui-ci a subi une véritable macération dans l'intérieur de la corne qui le recèle, macération proportionnée au temps plus ou moins long depuis lequel il est mort et depuis lequel, conséquemment, il séjourne dans le liquide amniotique. Dans ce cas, le vagin est enflammé, sa muqueuse est marbrée ou garnie de plaques noirâtres ou de déchirures reposant sur une infiltration séreuse. A sa partie postérieure, on remarque la courbure spiroïdale affectée par ses plis jusqu'au point où ils pénètrent et se confondent avec l'intérieur de l'utérus; la muqueuse utérine est, elle aussi, gonflée et marbrée de nombreuses taches noires. La corne utérine dans laquelle est logé le fœtus est le siége d'une stase sanguine qu'accusent le gonflement et la couleur noire du placenta utérin et des cotylédons; le fœtus est demeuré dans son liquide amniotique, devenu trouble et d'une odeur particulière; la tunique allantoïdienne se déchire facilement et son contenu est trouble et roussâtre. La peau du jeune sujet est ridée, ses poils (s'il en a) sont gluants et s'arrachent avec facilité, particulièrement à la face interne des cuisses, mettant à nu un épiderme jaunâtre se détachant facilement. Les chairs sont flasques et molles; le ventre est revenu sur lui-même, les saillies osseuses sont apparentes au travers de la peau; les os, notamment ceux de la tête, sont décolorés; les onglons, mous et tendres, s'arrachent facilement, quelquefois même ils se sont détachés d'eux-mêmes et nagent dans le liquide amniotique; enfin le cordon ombilical est engorgé, noir et se déchire à la moindre traction. Ajoutons que les parois abdominales, les intestins, le rumen, la vessie de la vache chez laquelle on observe la torsion, ont une teinte générale livide et répandent l'odeur constatée à l'ouverture du sac amniotique.

On ne saurait confondre les lésions que nous venons de décrire avec celles résultant d'un *avortement* précédé de la mort du fœtus;

dans ce dernier cas, en effet, on constate une véritable décomposition des enveloppes fœtales, l'engorgement sanguin et la déchirure facile des cotylédons, la muqueuse utérine gonflée, noire en plusieurs points et se déchirant à la moindre traction, le fœtus nageant dans un liquide trouble et infect. Ce fœtus est gonflé par l'emphysème du tissu cellulaire sous-cutané, son ventre est ballonné, ses poils s'arrachent avec facilité mettant à nu une peau livide et sans résistance; les membres et la tête s'arrachent à la moindre traction ; les chairs sont molles, livides, et se déchirent facilement en répandant une odeur infecte. Il n'est même pas rare de rencontrer en pareil cas la gangrène sur quelques points de la muqueuse utérine; cette gangrène tient au séjour prolongé et à la décomposition putride du placenta et quelquefois aussi du fœtus. Ajoutons aussi qu'en pareil cas l'organisme entier de la vache subit les conséquences de ces désordres de nature septicémique. On a rapporté aussi comme concomitente à la métro-péritonite aiguë *l'hydromètre ou hydropisie de l'amnios.* M. Gilis (1) a cité un fait de ce genre où l'amnios ne contenait pas moins de 110 litres de liquide; la matrice avait conséquemment un volume extraordinaire et sa corne droite renfermait un fœtus dont la mort était récente. D'après un autre vétérinaire, M. Roinard (2), l'hydropisie de l'amnios n'existerait réellement pas chez la vache ; ce praticien cite à ce propos plusieurs faits dans lesquels l'hydropisie supposée était constituée par le liquide allantoïdien et non par le liquide amniotique.

Métrite chronique. — J'ai constaté sur une vache les lésions suivantes : L'ouverture de l'animal dénote un état de graisse extraordinaire; rien n'annonce qu'il a souffert et pourtant sa matrice présente les altérations d'une inflammation chronique jointe à un état de gestation assez rare à rencontrer.

Dans son ensemble, la matrice a doublé de volume, son aspect extérieur est chatoyant. Son enveloppe séreuse est transformée en un tissu blanc, lardacé, criant sous l'instrument tranchant et solidement uni à la membrane charnue également hypertrophiée. Dans la corne droite particulièrement développée, la muqueuse est d'un jaune sale et renferme environ deux litres de liquide de même couleur et n'ayant que très-peu d'odeur. Au milieu de ce liquide existent un grand nombre d'os de fœtus complètement distincts les uns des autres, ou, pour mieux dire, les os de la tête et des membres de deux fœtus. Quelques vertèbres et quelques côtes font partie de cette accumulation osseuse,

(1) *Journal des vétérinaires du Midi.* Décembre 1861.
(2) *Recueil de médecine vétérinaire.* Mai 1869.

mais on y remarque aussi un rachis tout entier, à la partie antérieure duquel est fixée une cage thoracique renfermant des organes pectoraux dans un état de macération complète; je n'ai rencontré aucune trace de viscères abdominaux. Les os, ainsi décharnés, m'ont paru appartenir à des fœtus de sept à huit mois environ; ils sont légers, parfaitement formés, mais leurs extrémités manquent complètement du revêtement cartilagineux. Les dents incisives, bien formées, sont éparses au milieu de toutes ces pièces, et les molaires, enchâssées dans leurs chambres osseuses, sont mobiles et tombent avec facilité.

Je ne puis faire ici l'exposé des lésions diverses que l'on est susceptible de rencontrer à la suite d'un part plus ou moins laborieux ou d'accidents consécutifs à la mise bas.

Je citerai cependant les lésions consécutives à la *non-délivrance*.

La vulve est tuméfiée et laisse écouler un liquide infect, de couleur roussâtre; le vagin est garni de plaques noirâtres; la muqueuse utérine est noire et porte de nombreux débris de cotylédons placentaires sur lesquels adhèrent des cotylédons utérins également noirs et tuméfiés, gorgés de sang, faciles à déchirer; un liquide séro-sanguinolent, brunâtre, infect, baigne toutes ces parties altérées par la décomposition. La séreuse recouvrant la matrice est elle-même épaissie, tachetée de rouge et infiltrée de sérosité jaunâtre; il en est de même des ligaments suspenseurs de la matrice; le plus ordinairement aussi l'inflammation séreuse s'étend sur plusieurs points du sac péritonéal.

En plusieurs circonstances j'ai rencontré des collections purulentes à pus semi-liquide et de mauvaise odeur, renfermées dans l'intérieur du corps de la matrice. La muqueuse de la matrice, transformée en membrane pyogénique, avait une teinte noirâtre et un aspect rugueux, et tout annonçait que les animaux avaient souffert de cet état pathologique.

J'ai constaté chez une truie un état de la matrice que je crois pouvoir rattacher à un *carcinôme*, et dont voici, du reste, la description:

Le corps seul de l'organe a subi une transformation. Loin d'être creux, il représente une masse solide, d'un volume et d'une forme comparables au volume et à la forme du moyeu d'une forte charrette. Sa consistance est ferme, sa surface chatoyante, blanche, garnie de quelques productions membraneuses. Une coupe pratiquée vers le milieu de cette masse met à découvert un tissu ferme, dense, sans odeur appréciable; sur un fond de couleur acajou-clair se dessinent des surfaces ovalaires plus foncées en couleur, comparables aux nœuds du bois. Une petite quantité de liquide séro-sanguinolent s'écoule à la coupe. Quant à la partie la plus excentrique de la tumeur, elle est épaisse d'un centimètre, blanche, très-résistante, d'aspect fibreux ; il est, du reste, impossible de distinguer dans cette enveloppe les membranes entrant normalement dans la composition de l'organe utérin. Les cornes de la matrice ne présentent d'autre modification qu'une légère augmentation d'épaisseur de leurs membranes constituantes.

Du reste, la truie qui recélait cet état pathologique était très-belle, très-grasse et ne paraîssait nullement avoir souffert.

Je terminerai cet exposé des lésions utérines en signalant une transformation de la matrice en une masse résistante dont je n'ai pu déterminer la nature d'une façon bien positive. Du reste, je ne publie ce fait que pour démontrer combien sont variées et quelquefois même inattendues les lésions pathologiques que l'inspecteur est susceptible de rencontrer à l'ouverture des animaux tués à l'abattoir.

La vache est âgée, plutôt maigre que grasse. A la place de la matrice est une masse oblongue, à surface extérieure très-polie, d'un jaune sale très-clair. A la coupe, il ne s'écoule pas de sang, mais seulement une petite quantité de liquide séro-purulent lactescent. Les membranes composant l'organe utérin sont confondues en forme de calotte épaisse d'un demi-centimètre environ, entourant comme une sorte de tumeur intérieure ; la cavité du corps de la matrice et l'infundibulum des cornes ont disparu complètement ; à leur place existe un tissu blanc jaunâtre, de consistance demi-solide et se coupant facilement. La coupe est lisse, polie, homogène, et je ne puis mieux la comparer qu'à une section faite dans un amas de crême jaunâtre solidifiée. Ce n'est évidemment pas là une transformation fibreuse, ni une altération de nature cancéreuse. Je suis porté à croire que cette transformation de la matrice est la conséquence d'une *solidification* lente de produits purulents dont l'origine se rattache à un abcès de formation très-ancienne dans l'intérieur de l'organe utérin.

On a voulu rattacher aussi aux lésions utérines les phénomènes observés pendant *la fièvre vitulaire* ; mais l'expérience a démontré que les principales lésions de cette fièvre existaient particulièrement sur les grands centres nerveux. C'est ainsi que la muqueuse utérine et ses cotylédons sont exsangues et d'une pâleur jaunâtre, tandis que les méninges, le plexus choroïde, le plexus lombo-sacré et les nerfs qui en émergent sont fortement injectés, injection que partage également la substance grise de la moelle.

2e CATÉGORIE. — VICES DE SECRÉTION.

a. Calculs du foie. — Il résulte des recherches de M. Colin que les calculs biliaires ont un volume variable depuis celui des grains de sable jusqu'au volume d'une noisette ou d'un œuf de pigeon. Leur couleur est jaune de rouille ou d'un vert plus ou moins foncé ; ils deviennent noirâtres par la dessiccation. Ils sont très-généralement arrondis aux facettes, s'écrasent facilement et laissent exhaler une forte odeur de musc. Ils sont formés de beaucoup de cholestérine, mais cependant en moins grande proportion que ceux de l'homme, de résine biliaire, de matière colorante verte, d'albumine, de mucus et de sels.

b. Calculs des reins. — M. Caussé, vétérinaire à Castelnaudary, a trouvé chez un bœuf les lésions suivantes (1) : « Le bassinet du rein droit contenait deux calculs, tandis que le gauche en récélait deux cent trente-cinq et pesait 112 grammes. Cette glande avait acquis le double de son volume ordinaire. Les tissus cellulaire et adipeux s'étaient transformés en une espèce de substance fibreuse de deux doigts d'épaisseur, analogue à celles des urétères : elle criait sous l'instrument tranchant; le bassinet, de la grosseur du poing et à surface bosselée, irrégulière, contenait presque la totalité des calculs. Ce rein, ayant été tranché en deux, suivant le sens de ses courbures, nous a permis de voir que la substance corticale, d'une épaisseur de 11 centimètres à sa grande courbure et de 5 près du bassinet, d'une couleur jaune orangé, offrait çà et là de petits corps rougeâtres, durs, ressemblant à de petits tubercules, dont quelques-uns étaient ramollis à leur centre et quelques autres sur le point de s'abcéder. Le pus était bleuâtre. En outre, dans la substance rayonnée ou tubuleuse avait eu lieu une transformation remarquable : tous les tubes étaient isolés les uns des autres par une substance lardacée, devenant fibreuse en se rapprochant du bassinet, puis cartilagineuse, et qui venait revêtir, en s'amincissant, l'intérieur de l'infundibulum. Sur la face interne de celui-ci, on observait sept ou huit points jaunâtres de structure fibreuse : trois étaient passés à l'état cartilagineux. Chaque tube recélait un petit calcul conique hérissé de petites pointes ; d'autres étaient contenus dans le bassinet et avaient la plus grande ressemblance avec le fruit du mûrier. »

Je possède un calcul rénal trouvé chez un bœuf, du poids de *160 grammes*. Je n'ai pas assisté, malheureusement, à son extraction de l'organe qui le contenait ; aussi ne puis-je dire dans quel état étaient les tissus composant cet organe.

Quant au calcul lui-même, sa forme générale est ovale; sa couleur est d'un gris-jaunâtre terne, sa consistance très-dure. Sur ses côtés

(1) *Journal des vétérinaires du Midi.* Janvier 1862.

existent des renflements, les uns mamelonnés et de la grosseur d'une petite noisette à surface rugueuse, les autres beaucoup plus petits, analogues par leur disposition et leur aspect aux productions miliaires tuberculeuses que l'on rencontre surtout chez le mouton et chez l'homme. L'analyse chimique de ce calcul a fourni les résultats suivants sur cent parties :

Carbonate de chaux...........................	70
Phosphate de chaux............................	12
Matières organiques et matières minérales indéterminées...	18
	100

Au dire du boucher qui m'a donné ce calcul, le bœuf qui le recélait était très-gras et ne paraissait nullement souffrir de la présence de cet hôte cependant assez volumineux.

Envisagés au point de vue de leur couleur, les calculs rénaux du bœuf ont été divisés par M. Verheyen en cinq variétés, savoir :

Calculs corallins formés par du carbonate de chaux (74 p. °/₀), du carbonate de magnésie, de la matière organique et des traces de carbonate de fer ;

Calculs nacrés. Même composition que les précédents, mais d'un aspect différent.

Calculs métalliques, à reflet brillant, verdâtre, métallique, même composition.

Calculs blancs, très-rares, à facettes, formés de carbonate de chaux (92 p. °/₀), carbonate de magnésie et matière organique.

Calculs gris, très rares. Composition : carbonate de chaux et de magnésie en moins grande quantité que dans les précédents; phosphate ammoniaco-magnésien, phosphate, oxalate de chaux, matière organique (1).

Calculs rénaux du mouton. Excessivement rares, dit M. Verheyen, ces concrétions sont petites, dures, irrégulières, du volume d'une graine de moutarde à celui d'un petit pois, et ordinairement réunies en nombre de dix à quinze. La surface, lisse, entièrement blanche, ou d'un blanc sale, recouvre des lamelles minces, entourant un petit noyau solide. Composition : acide silicique (42 p. °/₀); carbonate de chaux, de magnésie, matière organique et traces de fer.

c. Calculs de la vessie. — Cystite calculeuse. — Les lésions de la vessie, déterminées par la présence de calculs ou simplement de sable, diffèrent suivant l'intensité acquise par la maladie.

---

(1) *Nouveau dictionnaire pratique de médecine*, etc., par MM. Bouley et Reynal.

Quelquefois la muqueuse vésicale est simplement congestionnée ou recouverte de mucosités associées à du sable très-fin dont l'amoncellement au niveau du col de l'organe nuisait, du vivant de l'animal, au rejet de l'urine ; aussi trouve-t-on dans ce cas une accumulation assez considérable de ce liquide dans la vessie. Cette poussière calculeuse peut même pénétrer dans l'intérieur du canal de l'urètre, s'y déposer sur une étendue plus ou moins considérable, et rendre encore par ce moyen le rejet de l'urine plus difficile.

Dans un cas de ce genre observé sur un bœuf par M. Ringuet, l'analyse chimique de cette poussière sur 10 grammes a donné les résultats suivants :

Carbonate de chaux......	6,476
Mucus	3,524

Les lésions sont mieux caractérisées et plus importantes à connaître au point de vue spécial qui nous occupe lorsque, en raison de la présence de véritables calculs formant obstacle à l'écoulement de l'urine au dehors, la vessie s'est rupturée.

Dans ce cas, *rupture de la vessie*, on rencontre à l'ouverture des animaux une quantité plus ou moins considérable d'un liquide trouble, de couleur jaune sale, dont l'odeur urineuse dénote la nature ; les parois abdominales et les organes contenus dans la cavité sont pâles, *humides*, comme lavées et répandent également l'odeur d'urine ; les muscles abdominaux et surtout les muscles sous-lombaires sont pâles, mous et participent à l'odeur signalée. Le suif des rognons est mou et l'on peut dire que, même après l'enlèvement de ces viscères, l'odeur urineuse persévère dans les points immédiatement en contact avec le suif qui les recouvrait. Le péritoine *peut* être, mais n'est pas toujours injecté ; sa couleur plus ou moins foncée ou plombée dépend du temps plus ou moins long depuis lequel l'animal souffrait de la *pierre*. La vessie, revenue sur elle-même, présente à son fond une déchirure irrégulière *dont les bords ecchymosés annoncent que la rupture a eu lieu avant la mort ;* sa muqueuse est de couleur rouge-brun. On rencontre le plus souvent dans l'intérieur de la vessie un ou plusieurs calculs de grosseur variable, sphériques, blancs ou bruns. Le plus ordinairement ce sont de petits calculs bruns, brillants, comparés par leur forme et leurs dimensions aux perles de l'huître, formés de carbonate de chaux enveloppé de matière organique ; j'en ai compté jusqu'à 250 dans la vessie d'un même animal, les uns gros comme un gros pois, les autres du diamètre d'une tête d'épingle. Lorsque les calculs sont plus gros, leur surface est inégale et bosselée et l'on rencontre à leur analyse chimique de l'acide silicique, du carbonate de chaux et de magnésie, de la matière organique et des traces de fer. Les calculs dont le volume est tel qu'ils n'ont pu franchir les courbures de l'*S* pénienne, s'arrêtent au niveau de l'un ou l'autre point du canal de l'urètre et y provoquent une inflammation plus ou moins intense qu'accusent des ecchymoses, quelquefois même des déchirures de la muqueuse urétrale et une légère infiltration séreuse.

Dans son mémoire sur l'affection calculeuse des voies urinaires du bœuf, M. Caussé a décrit des lésions qu'il est, pour l'inspecteur de boucherie, important de connaître parce qu'elles se rattachent à des sujets *morts naturellement* après plusieurs jours de maladie. Voici ces lésions ; « Ventre ballonné, tissu cellulaire sous-jacent à la peau, notamment aux régions abdominales, infiltré d'urine, simulant un véritable œdème. Les extrémités postérieures surtout sont fortement engorgées par le même liquide, reconnaissable à son odeur très-prononcée. Les muscles, exhalant la même odeur, ont perdu de leur couleur. La cavité abdominale contient jusqu'à 200 litres d'urine à odeur insupportable. Le péritoine varie de nuance : tantôt il présente çà et là de légères plaques noirâtres, à bords circonscrits, se déchirant par la moindre pression : j'en ai vu sur le foie et sur l'étendue du diaphragme ; tantôt l'inflammation n'ayant pas fait autant de progrès, le péritoine n'a acquis qu'une couleur plombée. La vessie est toujours réduite en une espèce de corps noir, contracté sur lui-même, exhalant une odeur de putréfaction. La portion de la membrane muqueuse de l'urètre, en contact avec le calcul ou les calculs, est engorgée de sérosité; parfois, elle conserve sa structure; en d'autres cas, elle tombe en liquéfaction. »

Si j'insiste aussi longuement sur les lésions de la cystite calculeuse, c'est qu'il est peu de maladies que l'on rencontre aussi communément sur les bœufs soumis à l'inspection des viandes, et pour lesquelles il faille plus d'habitude pour apprécier des altérations que le boucher a intérêt à cacher par tous les moyens dont il dispose. La couleur pâle, lavée des muscles et surtout des muscles sous-lombaires, l'enduit humide et gluant, collant au doigt, qui imprègne l'enveloppe péritonéale, le peu de consistance du suif, notamment de celui existant dans le bassin, l'odeur urineuse généralement répandue dans l'abdomen et surtout très-appréciable au niveau du bassin et des rognons : tels sont les renseignements infaillibles sur lesquels l'Inspecteur peut compter pour se prononcer avec certitude, en l'absence de la vessie.

Gravelle du mouton. — M. Bouley a publié, dans le Recueil de médecine vétérinaire (Décembre 1854), des études complètes sur la gravelle des bêtes ovines. Les principales lésions par lui énoncées sont ;

1° La présence dans le canal de l'urètre de dépôts calculeux, sorte de magmas granuleux, cylindriques, de 2 à 3 centimètres de longueur, séparés par des espaces vides, et la coloration rouge-vif dans les points du canal correspondant au dépôt calculeux; 2° la distension plus ou moins grande de la vessie par un liquide assez limpide dans lequel était précipitée, en quantité considérable, une matière d'apparence saline et de couleur blanche, ou la rupture de l'organe et l'accumulation de l'urine dans la cavité péritonéale enflammée. « Dans l'un et l'autre cas, dit l'éminent professeur, la muqueuse de la vessie était notablement injectée et reflétait une teinte rouge-foncé, inégale; mais ce caractère était bien plus marqué dans les vessies rupturées, dont la muqueuse, revenue sur elle-même par le retrait de la membrane musculaire, formait des plis anfractueux, rouges à leur sommet et remplis dans leur fond par des dépôts salins qui y paraissaient comme enchâtonnés.. » L'élément principal de ces concrétions salines est le phosphate ammoniaco-magnésien.

3e CATÉGORIE. — DILATATIONS. OBSTRUCTIONS.

Les viscères renfermés dans la cavité abdominale, notamment les viscères creux, sont souvent le siége de dilatations se rattachant pour la plupart à des états inflammatoires bien caractérisés et dont nous avons déjà eu l'occasion de parler. Nous ne rangerons donc dans cette catégorie qu'un genre de dilatations auxquelles on peut donner la qualification de *primitives* comparativement aux autres que nous savons être *consécutives* à un état maladif déjà étudié.

Parmi ces dilatations primitives ou essentielles, nous ne parlerons que de celles provoquées par des indigestions, dont l'appréciation est pour nous d'une certaine importance.

a. Indigestions. — Au point de vue qui nous occupe, les lésions caractéristiques des indigestions sont dignes d'être notées par ce motif qu'il est important de pouvoir reconnaître si le sujet n'a pas succombé à une affection de ce genre avant d'avoir été saigné par le boucher. On distingue en pathologie l'indigestion simple avec météorisme et l'indigestion avec surcharge d'aliments.

1° Indigestion simple. Météorisme. — C'est particulièrement au printemps, alors que les animaux sont soumis au régime du vert, que l'on peut constater les cas de mort par météorisme ou indigestion gazeuse. A l'ouverture de la cavité abdominale, le rumen fait une saillie énorme refoulant le diaphragme en avant et les intestins en arrière. En perçant ce réservoir, des gaz fétides s'en échappent avec violence, gaz dont M. Lassaigne a donné la composition suivante pour cent parties :

Acide carbonique......	20 gr.	
Oxygène.............	14	70
Hydrogène carboné....	6	
Azote...............	50	30

D'autres analyses ont démontré que dans certaines circonstances il existe parmi ces gaz une notable proportion d'acide sulfhydrique. Les poumons et tout le système veineux sont gorgés de sang noir ; cette coloration foncée et cet engorgement sanguin se sont étendus à tous les organes en général, le foie, la rate, les gros viscères intestinaux et même le système musculaire et le tissu cellulaire sous-cutané ; on le remarque enfin au cerveau et dans les méninges. Ces lésions sont la conséquence d'une véritable asphyxie due à la compression extrême subie par les poumons, compression les mettant dans l'impossibilité matérielle d'opérer la fonction de l'hématose. Lorsque, grâce à la ponction, on a pu conserver le sujet pendant quelques jours, on rencontre à l'autopsie une soudure complète du sac gauche avec le point correspondant de la peau et de nombreuses fausses membranes à organisation plus ou moins avancée reliant également ce sac à la rate, aux reins, aux muscles et jusqu'au corps des vertèbres correspondantes. Le grand épiploon est garni de sugillations sanguines, de taches rougeâtres tranchant sur sa couleur jaunâtre et sur le fond gris du sac ponctionné.

Dans l'intérieur du rumen on observe une distension extrême de la muqueuse et quelques ecchymoses disséminées çà et là annonçant un éraillement de cette membrane ou une déchirure par l'instrument qui a servi à effectuer la ponction.

Il est incontestable que lorsque le sujet a été saigné avant la mort les lésions d'asphyxie dont nous avons parlé n'existent pas ou sont bien moins sensibles.

Le météorisme est, ainsi que nous venons de le dire, une des affections qui ont particulièrement pour résultat de déterminer un état congestionnel, apoplectique de la viande, et conséquemment de rendre plus facile sa décomposition sous l'influence des conditions souvent si défavorables dans lesquelles elle est placée, surtout pendant l'été. Nous aurons, du reste, l'occasion de revenir sur cette question dans une autre partie de ce travail.

2° *Indigestion avec surcharge d'aliments.* — L'ancienneté plus ou moins grande de l'affection se reconnaît à l'état des matières accumulées et à l'état de la muqueuse gastrique. Les lésions s'observent à la fois dans le rumen et dans le feuillet. Si l'affection est récente, les matières ramassées dans le rumen sont à l'état de dessiccation incomplète ou de pâte molle ; celles rencontrées dans le feuillet sont plus tassées ; quelques légères traces d'inflammation ou pointillé rougeâtre existent sur les papilles de la muqueuse, surtout celles du feuillet. Mais, si la maladie remonte à plusieurs jours, la souffrance a déterminé un amaigrissement général très-sensible du sujet. Dans la panse et le feuillet les matières alimentaires sont desséchées ; dans ce dernier surtout, elles forment des plaques minces, très-sèches, dures, fortement accolées à la muqueuse qui se détache facilement sous formé de lambeaux rougeâtres ou violacés. Les papilles du rumen sont gonflées, rouges et se déchirent facilement. Le séjour des aliments dans la panse s'accuse aussi par une mauvaise odeur provoquée par un véritable travail de fermentation. La caillette est revenue sur elle-même et la muqueuse présente des traces d'inflammation ; les premières portions de l'intestin grêle peuvent même être le siége de lésions inflammatoires.

b. Egagropiles. — Corps étrangers. — On rencontre fréquemment des égagropiles chez les animaux tués à l'abattoir, moins souvent cependant chez le mouton que chez le bœuf. C'est surtout dans le rumen et la caillette qu'elles s'observent, jamais dans le feuillet. Il résulte des recherches de M. Colin que, dans près d'un cinquième des cas, on trouve les égagropiles dans le rumen et le réseau des veaux de deux ou trois mois et qu'elles sont très-rares dans les jeunes animaux des espèces ovine et caprine. Je possède une égagropile trouvée dans la caillette d'un veau de trois mois, et dont le poids est de *six cents* grammes.

Les égagropiles revêtent la forme ronde, ou ovale, ou aplatie. Les unes sont constituées uniquement par un feutrage de poils au centre duquel on peut rencontrer quelquefois quelque portion de sable, gravier ou terre végétale ; mais, pour beaucoup d'entre elles, on ne rencontre pas ces corps durs à l'intérieur. D'autres sont *encroûtées*, c'est-à-dire recouvertes d'un enduit poli formé de mucus, d'oxyde de fer et de carbonate de chaux, enduit que l'on suppose se déposer pendant le séjour de ces agglomérations dans l'estomac et les intestins. Il est certain que ce dépôt ne s'effectue que progressivement et d'une façon très-irrégulière, car on rencontre des égagropiles sur la surface desquelles l'enduit muqueux est disséminé très-irrégulièrement.

Je possède des égagropiles de moutons, et même une recueillie dans le rumen d'un agneau. Leur couleur est d'un gris jaunâtre ; celles du mouton sont du volume d'un petit œuf de poule ; celle de l'agneau peut être comparée, pour le volume, aux grosses billes ou boulettes avec lesquelles s'amusent les enfants. Elles sont uniquement constituées de bourre de laine feutrée, sans aucun autre corps étranger à leur intérieur. Quoique en ayant rencontré de très-volumineuses, je ne me suis jamais aperçu que les égagropiles aient porté préjudice à l'état sanitaire des animaux qui les recélaient.

On trouve aussi très-fréquemment, soit dans le rumen, soit dans le réseau, quelquefois dans les intestins, des *corps étrangers* le plus souvent aigus ou tranchants, tels que : aiguilles, clous, épingles; j'ai relaté précédemment le fait d'un couteau d'enfant trouvé par moi, tout ouvert, dans le sac gauche du rumen. J'ai vu, quelquefois aussi, des bouchers rencontrer dans la panse, des bas ayant pris l'aspect et la consistance du cuir tanné, des pièces de monnaie, des anneaux de chaîne d'attache ou d'autres corps de formes diverses (1).

Les corps arrondis ne laissent aucune trace de leur présence, mais ils peuvent être plus ou moins détériorés par l'action des sucs gastriques. Il n'en n'est pas de même des corps aigus ou pointus. On les rencontre particulièrement non loin de l'orifice cardiaque du grand réservoir gastrique où ils ont déterminé une sorte de travail éliminatoire en vertu duquel se sont formées des adhérences entre le viscère abdominal et le point correspondant du diaphragme; celui-ci peut même avoir été traversé par le corps étranger, ainsi que le relate le fait suivant, pour se fixer en un point de la cavité thoracique.

Nous citerons les lésions principales énoncées par M. Hamon, vétérinaire à Lamballe, à propos d'un cas de ce genre (*Recueil de médecine vétérinaire*. Janvier 1866).

Le sujet est une vache de cinq ans, de taille moyenne, morte après plusieurs jours de souffrance. « Amaigrissement complet du cadavre; infiltration séreuse, claire, jaunâtre, en quantité considérable, épanchée dans la cavité abdominale; pâleur très-remarquable des chairs et de la masse intestinale; même infiltration cellulaire de la face, du cou, du fanon et des parois costales.

Le réseau est uni au diaphragme par un tissu de nature inflammatoire; au centre, existe le canal qui a livré passage au corps étranger. Du côté de la poitrine, le diaphragme présente, au point correspondant à l'adhérence postérieure avec le réseau, une autre réunion pyogénique avec le péricarde, et au centre la continuation du trajet fistuleux dont on vient de parler. » Bref, M. Hamon a trouvé une

(1) Je possède un crucifix trouvé dans la panse d'une vache.

épingle de grandeur moyenne flottant dans un liquide infect, de couleur lie de vin, épanché dans le péricarde.

Plus récemment, M. Vernant, vétérinaire à Clamecy, a rapporté le fait d'une taure dans le cœur de laquelle on a trouvé une aiguille à repriser, venant de l'appareil digestif, implantée dans l'un des ventricules, en formant un angle aigu avec le grand axe du cœur.

Dans la majorité des cas, les corps étrangers rencontrés dans l'un des gros viscères digestifs, n'ont donné lieu, du vivant de l'animal, à aucun trouble des fonctions accomplies par ces viscères; aussi les animaux ne présentent-ils à l'autopsie que des lésions peu importantes. Dans le cas que j'ai relaté à propos de la splenite, il s'agit cependant d'une inflammation que l'on pourrait appeler traumatique, car elle a été provoquée par une pression exercée à la base de la rate par un refoulement de la paroi antérieure du rumen dû à la présence d'un couteau d'enfant.

On a eu quelquefois aussi à signaler la présence d'abcès formés à la face interne des parois abdominales pour se faire ensuite jour au dehors et donner expulsion à un corps étranger. La communication entre le viscère recélant l'abcès et la paroi abdominale correspondante d'abord, puis la sortie au dehors du corps étranger contenu dans cet abcès, s'expliquent par la formation d'une sorte de trajet fistuleux provoqué par l'inflammation éliminatoire que détermine la présence de ce corps étranger.

4e CATÉGORIE. — ANOMALIES. DÉVIATIONS.

Les anomalies ou déviations dont nous aurions à nous occuper ici ont leur siége principal dans la matrice et se rattachent particulièrement, soit à l'organe utérin lui-même, soit aux produits de la conception. De ce nombre sont les lésions produites par l'*avortement,* la *torsion du col de l'utérus* et la *gestation extra-utérine.*

Je n'ai pas cru, dans l'intérêt de la lucidité de mes descriptions, devoir isoler l'examen des lésions propres à l'avortement et à la torsion du col de l'utérus de celui des lésions particulières à la métrite; il ne me reste donc plus qu'à parler de la gestation extra-utérine.

Gestation extra-utérine. — Les faits de gestation extra-utérine sont très-rares à observer en médecine vétérinaire; aussi m'estimé-je très-heureux de pouvoir relater le fait suivant que le hasard m'a permis de rencontrer le 29 juin dernier (1874).

A cette date fut abattue à l'abattoir, une vache de race garonnaise, âgée de 6 ans, et dans un état d'engraissement très-remarquable tant par la quantité que par la qualité du produit. L'habitude contractée par la boucherie bordelaise de sacrifier des vaches dans un état de gestation avancée est telle que mon attention ne fut pas attirée d'une façon particulière sur le développement anormal de l'abdomen chez la vache en question pendant son court séjour à l'abattoir. Ce n'est donc qu'après la mort que je fus appelé à constater l'état de gestation dont je vais faire le récit.

Quelques considérations anatomiques et physiologiques préalables ne me paraissent pas inutiles dans la circonstance.

On sait que, dans les conditions normales, l'ovule, après avoir été fécondé par le liquide spermatique, est chassé de la vésicule de de Graaf, saisi par le pavillon de la trompe utérine et transporté dans l'intérieur de la matrice où il se fixe et se développe ; on sait également que la membrane muqueuse qui tapisse l'oviducte s'arrête brusquement sur le bord des franges du pavillon pour se continuer avec le péritoine, *d'où résulte la communication de cette dernière séreuse avec l'extérieur*.

En vertu de cette dernière disposition anatomique, il peut arriver que l'œuf, au lieu d'être conduit jusque dans la matrice, tombe dans la cavité abdominale, s'y greffe, s'y développe et donne lieu au genre de gestation que Rainard appelle *gestation* ou *grossesse abdominale*.

J'ai dit que les faits de gestation extra-utérine étaient rares à observer ; je n'ai rencontré, en effet, dans les publications dont je dispose que le fait dont parle Rainard et qui fut publié dans le *Recueil de médecine vétérinaire,* année 1838, par M. Mollard, vétérinaire, à la Tour-du-Pin. D'après Rainard et M. Trasbot (*Dictionnaire pratique de médecine* de MM. Bouley et Reynal) qui ont dit quelques mots sur la question qui nous occupe, plusieurs dispositions anatomiques particulières expliquent la rareté des gestations anormales chez nos femelles domestiques comparativement aux faits plus nombreux constatés chez la femme. Ces dispositions sont : la continuité directe s'établissant entre l'ovaire et la trompe utérine au moment de l'orgasme génital, la direction et la brièveté de l'oviducte, le peu d'épaisseur des parois utérines à l'endroit où la trompe les traverse. Rainard ajoute : « Enfin, et je crois que ce sont là les véritables raisons, les femelles des animaux ne sont pas sujettes à ces mille accidents que la femme éprouve et à ces nombreuses maladies dont son appareil génital est le siége. Les organes génitaux des femelles ne servent que rarement et dans le but unique de la reproduction de l'espèce ; il n'en est pas de même de ceux de la femme (1). »

(1) Dans son *Traité d'obstétrique vétérinaire,* paru récemment, M. le professeur Saint-Cyr a rapporté plusieurs faits de gestation extra-utérine.

Ces préliminaires établis, j'aborde la description du fait que j'ai observé.

L'abdomen étant ouvert, une masse de forme ovoïde, et que je ne saurais mieux comparer par son aspect qu'au compartiment gastrique des ruminants appelé feuillet, apparaît au niveau de la partie antérieure du sac droit du rumen. Reposant sur ce sac, dont elle n'est séparée que par le grand épiploon fortement aminci, cette masse a contracté des adhérences avec l'épiploon, le rumen, le diaphragme, le foie et l'hypocondre droit. Détachée des organes sur lesquels elle exerce une pression bien sensible, elle mesure dans sa longueur 45 centimètres et 35 dans son diamètre transversal. Son poids total est de 45 livres. A l'extérieur elle est d'un blanc nacré et garnie de nombreux prolongements membraneux légèrement rosés et résistants, et le doigt perçoit facilement au travers de sa tunique la présence d'un corps dur à formes arrondies.

Une incision pratiquée longitudinalement fait pénétrer dans un sac ovoïde à parois épaisses d'un demi-centimètre, de nature fibreuse et résistante. La face interne de ce sac, sur laquelle il est impossible de constater des traces de vascularisation, adhère à un fœtus de veau mort, et cela d'une façon tellement intime qu'il faut tirer avec force pour détruire l'espèce d'intrication existant entre elle et les poils recouvrant toute la partie dorso-lombaire du jeune sujet. Une petite quantité de liquide trouble, jaunâtre, ne répandant aucune mauvaise odeur, dans lequel nagent quelques débris cornés et quelques poils, occupe le fond du sac clos. D'enveloppes fœtales proprement dites, il n'en existe pas ; le sujet paraît être comme greffé sur la face interne de cette chambre fibreuse.

Le fœtus est à terme ; toutefois, son développement général paraît avoir été arrêté par l'espace restreint dans lequel il s'est formé. Contourné dans le sens longitudinal, sa tête est fortement engagée entre les membres antérieurs. La compression dont il paraît avoir été l'objet a produit un aplatissement général des muscles. Ses paupières, quoique distinctes, limitent deux cavités qu'ont dû occuper des yeux dont on ne rencontre plus de trace. Un vestige de cordon ombilical sec et noir existe encore. Ce fœtus ne répand aucune mauvaise odeur ; extérieurement il est garni de poils légèrement humides s'arrachant assez facilement, particulièrement aux ars et à la face interne des cuisses, où la peau a pris une légère coloration jaunâtre.

Étant ouvert, les viscères intérieurs sont secs, comme macérés ; ses muscles sont pâles, mais fermes ; ses os intacts et garnis à leurs extrémités du revêtement cartilagineux.

La matrice de la vache mère examinée avec soin ne m'a présenté aucune disposition capable d'expliquer l'anomalie de gestation que je venais d'observer. Quelques *corpora lutea* permettent cependant de supposer que l'animal avait déjà porté au moins deux fois.

Tel est, aussi fidèle que possible, le tableau de l'anomalie que j'ai pu observer sur la vache en question, tableau d'autant plus exact que je n'ai fait que recopier ici les notes que j'avais prises le jour où il m'a été donné d'observer ce cas très-remarquable de gestation extra-utérine, et que, de plus, je ne possède d'autre document que celui que j'ai cité et sur lequel il serait fort difficile de puiser des renseignements pouvant m'aider dans la description que je voulais faire.

Que si, maintenant, on me demande ce que serait devenue cette masse recélant un fœtus, je dirai que je suis bien embarrassé pour répondre catégoriquement. Y aurait-il eu avec le temps un travail éliminatoire en vertu duquel elle se fût créé un passage par un point de la cavité abdominale, ainsi que cela s'est passé pour une brebis citée par Rainard ; la présence de cet œuf greffé dans un point anormal eût-elle entraîné la mort du sujet ? Je n'en sais rien. Ce que je puis affirmer c'est que la vache qui recélait cette anomalie était belle, bien grasse, et ne paraissait nullement avoir souffert de la présence de cet hôte.

5e CATÉGORIE. — HERNIES.

La hernie des gros viscères situés dans la cavité abdominale est un des accidents les plus communs à rencontrer et nous avons déjà vu quelles peuvent être les causes qui d'ordinaire en provoquent l'apparition.

L'étude méthodique des hernies oblige naturellement à en reconnaître plusieurs catégories, savoir : *hernie du rumen*, *hernie intestinale*, *hernie épiploïque*, *hernie ombilicale*, etc. Mais nous croyons qu'au point de vue spécial qui nous occupe, cette distinction n'est pas absolument nécessaire, la nature de la hernie nous étant dévoilée par le nom et la situation de l'organe que l'autopsie nous fait rencontrer. Aussi, résumerons-nous toutes les appellations données aux hernies sous la dénomination générale de hernies *ventrales* ou *abdominales*.

Le caractère commun à toutes ces hernies est la présence d'un sac dit *sac herniaire*, formé par le péritoine ou par une pseudo-séreuse résultant d'un état particulier d'organisation du tissu cellulaire sous-péritonéal. Ce sac, le plus souvent constitué par un seul compartiment, est hémisphérique ou conique.

Au point de vue de la cause déterminante de la hernie, on peut distinguer celle qui est consécutive à un accident *traumatique* de celle que M. Serres a appelée hernie *spontanée*, c'est-à-dire survenue sans cause violente. Les lésions de l'une et de l'autre sont quelque peu différentes.

Lorsque la hernie est traumatique et *récente*, on constate une infiltration de la peau et du tissu cellulaire sous-cutané, lésion des couches musculaires et quelquefois aussi déchirure plus ou moins régulière de la tunique abdominale; un épanchement sanguin existe dans une portion plus ou moins considérable du péritoine au niveau du point lésé.

Ces lésions ont complètement disparu chez le sujet atteint de hernie chronique, et l'on constate au contraire le plus souvent un amincissement de la peau des muscles sous-cutanés et de la tunique abdominale au point où la hernie a eu lieu.

Le plus ordinairement, la hernie est constituée par l'intestin; cependant, elle peut aussi être formée par le rumen, l'épiploon, la caillette, la matrice, voire la vessie. La hernie de la caillette, très-rare à observer, a été particulièrement rencontrée par M. Serres chez les jeunes veaux.

L'organe hernié peut être libre ou adhérent; dans la majeure partie des cas, la séreuse qui recouvre l'organe hernié ayant été le siége d'un travail inflammatoire local en même temps que la doublure péritonéale qui tapisse le sac herniaire, on constate des adhérences entre l'organe et l'intérieur du sac. Chez une vache âgée, de race garonnaise, j'ai rencontré une hernie chronique dans la partie inférieure du flanc gauche avec traces de péritonite aux alentours du sac herniaire, et léger épanchement séreux dans le péritoine. Le sac herniaire, constitué par une production fibro-séreuse tapissant la face interne de la peau, logeait une anse intestinale adhérente en plusieurs points du sac. L'orifice de la poche herniaire était frangée et injectée, les nombreux plis qui la constituaient en avaient sensiblement diminué le diamètre au point de pouvoir la comparer à la fleur épanouie de la matrice dans les premiers moments du travail puerpéral.

Dans le cas de hernie appelée par M. Serres hernie spontanée, on n'observe aucune lésion à la peau, ni infiltration séreuse sous-cutanée; la tunique abdominale, intacte, est seulement distendue, les fibres des muscles abdominaux sont séparées, mais non rompues; l'organe hernié est le plus souvent le rumen, mais à lui peuvent se joindre des anses intestinales; d'autrefois, c'est la matrice garnie d'un fœtus qui fait hernie. Dans ces différents cas, le sac herniaire est tapissé par le péritoine refoulé en dehors, et M. Serres ajoute n'avoir jamais observé que les divers organes placés entre la tunique abdominale et les muscles, eussent contracté des adhérences, soit entre eux, soit avec le sac herniaire (1).

La hernie ombilicale, très-commune chez le poulain, ne se rencontre que très-rarement chez le veau.

6e CATÉGORIE. — MALADIES PARASITAIRES.

Les parasites vivant dans l'intérieur des viscères abdominaux sont nombreux ; toutefois, il en est que l'on y rencontre plus souvent que d'autres et sur lesquels nous nous arrêterons plus longtemps en raison des lésions que provoque leur présence.

J'emprunterai aux nombreux travaux publiés par mon frère sur cette question, les descriptions des principaux helminthes particuliers aux animaux de boucherie.

Les helmintes que l'on peut rencontrer chez les animaux de boucherie appartiennent aux trois ordres principaux établis par la classification et dont nous rappellerons successivement les grands caractères.

a. Ordre des nématoïdes. — Corps cylindroïde dans la plus grande partie de son étendue et plus ou moins atténué à chacune de ses extrémité ; tégument résistant, marqué de stries transversales, nombreuses et régulièrement espacées; prolongements membraneux existant souvent dans diverses régions de leur corps. Couches musculaires généralement très-développées. Tube digestif à deux ouvertures; la bouche terminale tout à fait antérieure ou placée un peu sur le côté ; œsophage cylindrique faisant suite à la bouche ou séparé de celle-ci par une cavité ou capsule pharyngienne ; intestin non ramifié sans circonvolutions ; anus quelquefois terminal, mais le plus souvent placé à une petite distance en avant de l'extrémité de la queue. Sexes séparés ; chez le mâle un seul testicule sous la forme d'un tube grêle plus ou moins replié dans la cavité du corps et terminé par deux organes de copulation appelés spicules; bourses caudales placées à l'extrémité postérieure du corps et servant au mâle à se maintenir fixé sur la femelle pendant l'acte de la copulation. Chez la femelle un ou deux ovaires sous forme de tubes grêles repliés d'une façon inextricable se terminant dans une sorte de vagin aboutissant à l'orifice extérieur des organes génitaux ou vulve placée soit près de la bouche (filaire) ou vers la partie moyenne du corps (ascarides) ou bien encore, mais plus rarement près de l'anus.

Dans l'ordre des nématoïdes nous trouvons :

---

(1) *Journal des vétérinaires du Midi.* Juillet, août, septembre 1854.

1° *L'ascaride du bœuf* (ascaris bovis) assez rare à rencontrer, que l'on dit habiter l'intestin ;

2° *L'ascaride du mouton* (ascaris ovis) également très-rare (l'ascaride lombricoïde ou mieux ascaris megalocephala, commun chez le cheval, n'est pas cité comme existant chez les ruminants) ;

3° *La filaire des bêtes bovines* (filaria cervina) trouvée dans le péritoine du bœuf et de la vache ;

4° *Le sclérostome des ruminants* (sclerostoma hypostomum) très-commun dans le gros intestin des ruminants et particulièrement chez les moutons;

5° *Le strongle géant* (strongylus gigas) habite les reins dont il détruit peu à peu la substance;

6° *Le strongle radié* (strongylus radiatus) vivant dans l'intestin grêle et le colon du bœuf et de plusieurs autres ruminants (Davaine) ;

7° *Le strongle veineux* (strongylus venulosus) vivant dans l'intestin de la chèvre;

8° *Le tricocéphale des ruminants* (tricocephalus affinis) assez commun dans le gros intestin du bœuf, de la chèvre et surtout du mouton.

b. Ordre des trématodes. — Les trématodes sont des vers mous, inarticulés. Leur corps est souvent aplati, discoïde (douves) ou plus ou moins renflé (amphistomes), tégument bien moins résistant que celui des nématoïdes. A la surface du corps existent une ou plusieurs ventouses qui, prises autrefois pour de véritables bouches, ont fait désigner les principaux genres de cet ordre sous les noms de *monostomes, distomes, tristomes, polystomes*, etc.

Tous les trématodes, lorsqu'ils sont adultes, ont un appareil digestif bien développé mais qui manque d'anus. Bouche située au fond d'une ventouse antérieure suivie d'un œsophage aboutissant dans un intestin à deux branches simples ou rameuses et dont toutes les divisions se terminent en cœcums. Appareil vasculaire composé, chez la douve du foie, d'un vaisseau principal occupant la ligne médiane et fournissant une infinité de divisions secondaires. Chez les amphistomes, il y a deux troncs vasculaires principaux marchant sur les côtés de l'intestin et se réunissant vers la partie postérieure du corps pour constituer un renflement considéré comme un vestige de cœur. Sexes réunis chez un même individu ; deux testicules et un pénis comme organes mâles ; deux ovaires aboutissant à une poche ou vésicule oviductale à la suite de laquelle vient un utérus tubuleux ; vulve distincte de l'orifice par lequel sort le pénis et située à une petite distance en arrière de celui-ci.

L'ordre des trématodes se partage en deux sous-ordres : les *polycotylaires* et les *distomaires;* c'est de ces derniers dont nous devons spécialement nous occuper.

Genre distome. — Nous trouvons dans le genre distome deux espèces sur lesquelles il importe de nous arrêter d'une façon spéciale :

1° *Distome ou douve du foie.* (distoma hepaticum). Corps aplati, discoïde, d'un brun fauve très-pâle plus ou moins nuancé d'une couleur plus foncée, pouvant atteindre jusqu'à 30 ou 35 millimètres de longueur et 12 ou 15 millimètres de largeur, étranglé antérieurement de manière à présenter comme une sorte de cou conique, atténué en arrière et offrant dans son ensemble une forme ovale ou oblongue. Ventouse antérieure petite, arrondie. Ventouse postérieure grande, très-saillante avec une ouverture triangulaire. Branches de l'intestin très-ramifiées et se dessinant souvent en verdâtre à travers les téguments. Pénis saillant en avant de la ventouse postérieure, toujours recourbé. Testicules divisés en branches nombreuses terminées en cœcums. Orifice génital femelle très-peu visible à l'extérieur, rapproché du pénis à la droite et un peu en arrière duquel il se trouve placé. Ovaires en grappes. Œufs brunâtres ou d'un jaune verdâtre par transparence, longs de $0^{mm}13$ à $0^{mm}14$ et larges de $0^{mm}07$ (1). »

La douve habite particulièrement les canaux hépatiques et la vésicule biliaire du mouton atteint de *pourriture* ou *cachexie aqueuse.* Ces canaux ont leurs parois épaisses, blanchâtres et indurées; à leur intérieur on trouve aussi quelques concrétions biliaires tapissant la muqueuse. « Le tissu propre du foie, dit Delafond, comprimé par la distension de ses canaux excréteurs, est jaune pain d'épice, dur et en partie atrophié. La vésicule biliaire renferme aussi des douves en quantité plus ou moins considérable et la bile est d'un brun fauve. » Nous pouvons ajouter que parmi les altérations du foie, celles provoquées par la présence des douves figurent sur nos livres pour les deux tiers dans la quantité de foies distraits de la consommation.

2° *Distome lancéolé* (distoma lanceolatum). — Le distome lancéolé se distingue de la douve hépatique particulièrement par ses dimensions qui sont sensiblement plus petites et par son corps blanchâtre nuancé de brun, discoïde, atténué aux deux extrémités, particulièrement à la partie antérieure qui ne se rétrécit pourtant pas en forme de cou, puis par quelques caractères anatomiques sur lesquels nous ne croyons pas utile d'insister.

Le distome lancéolé habite, ainsi que le distome hépatique et le plus souvent avec lui, les canaux biliaires du mouton.

(1) *Dictionnaire de médecine pratique, art. helminthes*, par C. Baillet.

Genre amphistome. — Corps blanc ou rougeâtre, musculeux, assez ferme, ovoïde, cylindroïde ou conoïde, souvent courbé et deux ou trois fois plus long que large.

Amphistome des ruminants (amphistoma conicum). Corps rosé, nuancé en avant et en arrière de rouge plus foncé, long de 10 à 13 millimètres, épais, presque cylindrique en avant et se renflant insensiblement jusqu'à la partie postérieure qui est obtuse et tronquée obliquement. Ventouse buccale urcéolée, très-petite, tout-à-fait terminale. Ventouse postérieure large de 1 à 2 millimètres, presque globuleuse, excavée et assez profonde. Œufs elliptiques, longs de $0^{mm}15$ à $0^{mm}16$.

Cet helminthe habite le rumen où il est fixé à l'aide de sa ventouse postérieure, surtout au voisinage de la gouttière œsophagienne.

c. Ordre des cestoïdes. — Les cestoïdes se distinguent des autres helminthes par leur corps multi-articulé, précédé d'une tête souvent pourvue de crochets, de ventouses ou d'autres organes de succion.

Parmi les genres compris dans cet ordre, nous nous occuperons particulièrement du genre *tœnia* dont l'étude offre à notre point de vue le plus grand intérêt. Voici comment s'exprime à ce propos l'auteur de l'article helminthes dont nous avons déjà parlé :

« Dans l'état où il sont le mieux connus, les vers du *genre tœnia* se présentent le plus ordinairement sous la forme de longues bandelettes aplaties, formées par un nombre variable d'anneaux qui sont articulés à la suite les uns des autres. La partie antérieure du corps, presque toujours longuement effilée, porte la tête. Celle-ci est le plus souvent globuleuse, légèrement tétragone, et d'un diamètre un peu plus considérable que la partie du corps qui vient immédiatement après elle. Elle est toujours très-petite et son volume dépasse rarement celui d'une tête d'épingle ordinaire. Dans toutes les espèces, elle est pourvue de quatre ventouses distribuées symétriquement et correspondant aux quatre angles dont elle est munie. Chez les tœnias des carnassiers, ainsi que le *tœnia solium* de l'homme, on observe au centre de la tête, entre les quatre ventouses, une proéminence convexe, saillante, peu prolongée en avant de la tête. Cette éminence, à laquelle on a donné le nom de trompe, est rétractile. Elle porte à sa surface une double couronne de crochets à l'aide desquels le parasite se fixe à la membrane muqueuse du tube digestif. Les crochets sont disposés sur deux rangs, mais de telle sorte que les petits étant un peu plus élevés que les grands, les pointes des uns et des autres arrivent toutes à peu près au même niveau. » A la tête succèdent des articles dont les premiers sont courts et étroits, et les derniers plus longs et plus larges. Les premiers anneaux du tœnia sont entièrement dépourvus d'organes sexuels; la présence de ces organes s'annonce par l'existence, sur les bords des anneaux qui en sont pourvus, de tubercules saillants percés à leur centre d'un orifice établissant une communication entre le dehors et les organes génitaux. Dès que les anneaux sont adultes, chacun d'eux possède des organes sexuels tout à fait indépendants de ceux qui sont contenus dans les anneaux voisins. Dans la plupart des cas, chaque anneau est pourvu à la fois d'organes mâles plus ou moins bien conservés, et d'organes femelles d'autant plus envahis par les œufs que l'anneau est plus âgé.

On rencontre aussi, chez les animaux domestiques, d'autres vers qui par leur organisation ont la plus grande affinité avec les vers rubanaires de l'intestin, et qui cependant en diffèrent assez, pour avoir été distingués des autres cestoïdes par le nom de *cystiques* ou *vers à vessie*. Tels sont les *cysticerques*, les *cœnures* et les *échinocoques*.

Nous nous occuperons en temps voulu du cysticerque et du cœnure qu'il nous importe le plus de connaître ; pour le moment, nous ne traiterons que des *échinocoques* que l'on est susceptible de rencontrer dans la cavité abdominale des animaux de boucherie.

« *Les échinocoques* sont des vers à vessie et polycéphales. Chacun d'eux est constitué par une ampoule, variable dans sa forme et dans son volume, et dont la membrane porte, fixés à sa face interne par de petits pédicelles, des ténioïdes qui ont la propriété de se détacher de la membrane qui les porte lorsqu'ils ont acquis leur complet développement. Ils tombent alors dans la cavité de la vésicule, et nagent librement dans le liquide albumineux dont celle-ci est remplie. La vésicule de l'échinocoque jouit souvent de la propriété remarquable de produire d'autres ampoules semblables à elle, qui, tombant dans sa cavité, deviennent à leur tour autant de nourrices capables de faire naître, comme celle dont elles dérivent, de jeunes ténioïdes ou de nouvelles ampoules. La vésicule de l'échinocoque est toujours environnée d'un kyste formé par les tissus au sein desquels elle s'est développée. » (*loco citato*).

Parmi les espèces du genre tœnia propres aux ruminants, on cite :

1° *Le tœnia expansa*, qui habite particulièrement l'intestin grêle du mouton;

2° *Le tœnia denticulata*, qui se trouve dans l'intestin grêle du bœuf.

Dans le genre échinococcus, nous rencontrons l'*échinococcus veterinorum* assez commun particulièrement dans le foie du bœuf.

J'ai eu maintes fois l'occasion d'observer un développement extraordinaire du foie chez des bœufs, grâce à la présence de l'échinocoque. Dans un premier cas, le foie, qui avait atteint le poids de

35 livres, était le siége d'une quantité si considérable de ces vers cystiques que le tissu propre de l'organe ne constituait pas le quart de son poids total. Certaines ampoules atteignaient le volume d'un gros œuf d'oie et logaient intérieurement une infinité d'autres vessies d'un diamètre variable entre celui d'une noix et celui d'une tête d'épingle. Au milieu du liquide légèrement trouble, dont chacune de ces dernières était remplie, nageaient d'autres ampoules d'un diamètre presque microscopique qui, comme on le sait, représentent autant de nourrices capables de faire naître, comme celle dont elles dérivent, de nouvelles ampoules. Les animaux qui recèlent ces foies presque phénoménaux sont généralement très-gras, très-bien portants et donnent une viande de très-bonne qualité (1). »

On a remarqué quelquefois une transformation de l'hydatide en une masse calcaire se détachant facilement du parenchyme de l'organe dans lequel elle se trouve. On rencontre aussi chez le bœuf une transformation athéromateuse des vésicules d'échinocoques, c'est-à-dire le remplacement du liquide hydatique par une matière blanchâtre semblable à du pus ou à du tubercule ramolli.

7° VICES DE NUTRITION.

a. Cancer. — On donne généralement en médecine le nom de *cancers* ou de *tumeurs malignes* à des productions morbides particulières, de volume variable, plus ou moins résistantes, envahissant rapidement les tissus voisins, se reproduisant après l'ablation, soit à leur point d'origine primitif, soit dans un point plus ou moins éloigné de celui-ci, finissant enfin par s'ulcérer pour donner écoulement à un liquide appelé ichor cancéreux et par déterminer la mort.

La conséquence la plus naturelle à déduire de cette définition, c'est que les cancers exercent sur l'économie une influence destructive, un travail de désorganisation que l'on ne peut comparer aux altérations produites sur l'organisation par les autres affections pathologiques quelle qu'en soit la nature. Par là s'explique ce caractère de spécificité accordé par bon nombre de savants aux productions cancéreuses; par là s'explique cette dénomination de productions *hétéromorphes* que que leur ont donnée Cruveilher, Velpeau et tant d'autres sommités médicales.

Nous examinerons brièvement l'état des connaissances médicales sur la nature du cancer.

Pour bon nombre de savants, toute tumeur cancéreuse est com-

(1) Extrait d'un rapport à M. le Maire de Bordeaux, 2e trimestre 1873.

posée de deux parties : 1° une *solide,* plus ou moins résistante, constituant en proportions variables la trame de la tumeur; 2° une *liquide*, blanchâtre, plus ou moins lactescente, obtenue par la pression de la trame solide, et à laquelle on donne le nom de *suc cancéreux.*

Lorsque la trame solide prédomine, la tumeur est dure et d'aspect fibreux ; c'est alors un véritable *squirrhe.* Si, au contraire, la trame est plus cellulaire que fibreuse, ou est presque nulle par suite de la présence d'un suc épais, blanc et opaque, la tumeur revêt l'aspect de la substance cérébrale ramollie; d'où les noms d'*encéphaloïde, cancer mou*, *cérébriforme*, *fongus*, qui lui ont été donnés. Lorsque enfin dans l'épaisseur de la tumeur on rencontre une substance gélatiniforme, analogue à de la colle fondue, contenant une certaine proportion d'albumine, on donne à cette production le nom de *cancer colloïde* ou *gélatiniforme.*

Pour ces mêmes auteurs, l'élément caractéristique du cancer est la *cellule* ou élément particulier renfermant un ou plusieurs noyaux d'une régularité plus ou moins parfaite.

Les cellules cancéreuses sont régulières ou irrégulières ; leurs dimensions varient entre 0^{mm} 03 et 0^{mm} 175 ; elles ne renferment le plus souvent qu'un seul noyau, mais peuvent en renfermer deux ou plusieurs; certaines cellules, plus grandes que les autres, renferment elles-mêmes plusieurs cellules à noyaux, d'où le nom de *cellules-mères* qui leur a été donné.

Au dire des savants dont nous venons de résumer les idées (Lebert, Broca, Follin), le cancer doit donc sa spécificité à la présence de la *cellule cancéreuse*, véritable élément étranger à l'organisme à l'aide duquel il était possible d'expliquer la récidivité des tumeurs dites cancéreuses.

Mais les travaux de Virchow et de M. Ch. Robin ont démontré combien peu il fallait se rattacher à cette idée de spécificité de la cellule dite cancéreuse, en démontrant son *existence normale* sur la muqueuse des urétères, dans l'embryon, dans la moelle jaune des os et dans le cal en voie de formation après une fracture. Du reste, le côté faible de la théorie cellulaire que nous venons d'esquisser à grands traits, est démontré par l'obligation dans laquelle se trouvent ses auteurs ou adeptes de créer, à côté de véritables cancers, une nouvelle classe de productions qui, sous le nom générique de *pseudo-cancers*, contient des productions jouissant, aussi bien que le cancer lui-même et sans en revêtir le caractère spécifique, de la propriété de se généraliser facilement, de se reproduire après ablation, certains mêmes de déterminer la mort, tels sont le *chondrome*, l'*épitheliome*, le *fibrome*, l'*adénome*, etc.

Dans un travail très-remarquable, publié par le *Recueil de médecine vétérinaire*, année 1869, M. Trasbot, professeur à l'Ecole vétérinaire d'Alfort, a réuni sous la dénomination générale de *tumeurs* « toutes les néoplasies et collections liquides persistantes, développées dans les tissus ou à la surface des membranes, c'est-à-dire les cancers de différentes espèces, les masses épithéliales, fibreuses, cartilagineuses et osseuses : toutes lésions qui ne peuvent disparaître spontanément par résorption ou fonte purulente. »

Sous cette dénomination générale de tumeurs, l'auteur, qui ne s'en attribue pas du reste tout le mérite, jette les bases d'une classification qui répond le mieux possible à l'état des connaissances actuelles sur les productions déclarées primitivement cancéreuses vraies et pseudo-cancéreuses, et à laquelle nous emprunterons quelques données au point de vue spécial qui nous occupe.

Carcinomes ou *tumeurs carcinomateuses.* — « Genre de tumeurs plus ou moins dures ou friables, laissant sourdre sur la coupe, par la pression latérale, un suc blanc laiteux miscible à l'eau, contenant des cellules libres, et contenu dans un stroma fibreux circonscrivant des aréoles, qui forment par leurs communications un système caverneux. »

Nous trouvons rangé tout d'abord dans ce groupe de tumeurs le *carcinome fibreux* ou *squirrhe* dont l'auteur donne la description suivante : trame fibreuse résistante, criant sous l'instrument tranchant, constituée par des travées fibreuses très-dures, blanches et homogènes comme le tissu fibreux normal et circonscrivant des alvéoles très-petits, invisibles à l'œil nu, dans lesquels le suc cancéreux, peu abondant, est blanc, épais, et contient des cellules le plus souvent polyédriques. »

J'ai rencontré plusieurs fois le *squirrhe* des testicules et du cordon chez le bœuf. Il s'annonce à l'extérieur par une augmentation de volume et une induration remarquables de la masse testiculaire. La peau qui recouvre la tumeur est tendue outre-mesure et très-adhérente; vers le milieu de l'engorgement existe, si l'affection est ancienne, une plaie ulcéreuse, donnant écoulement à une petite quantité de matière ichoreuse, visqueuse, à odeur fétide, associée à du pus mal lié et quelquefois même à quelques légères traces de sang. Le tissu de la tumeur, disposé par couches ou lames concentriques, est blanc et ferme, particulièrement dans ses couches les plus extérieures; son aspect est fibreux; il crie sous l'instrument tranchant. Lorsque le bœuf a été bistourné, on rencontre au centre de la tumeur le testicule dur et atrophié, d'un blanc jaunâtre confondu au milieu de l'induration générale ou entouré d'une sorte de petit foyer de tissu aréolaire jaunâtre, graisseux, duquel s'échappe par la pression le suc cancéreux lactescent ou grisâtre, de consistance épaisse. L'induration du testicule s'étend le plus souvent au cordon et quelquefois aussi aux ganglions inguinaux.

Le *carcinome médullaire* ou *encéphaloïde* peut se rencontrer tout aussi bien que le squirrhe, soit aux testicules, aux mamelles, etc. « Anatomiquement, dit M. Trasbot, le carcinome encéphaloïde ne diffère pas essentiellement du squirrhe. Il présente seulement une structure fibreuse beaucoup plus fine et moins résistante, et au contraire des éléments cellulaires libres prédominants. Sur une coupe, le suc laiteux est très-abondant et suinte sous la pression latérale en grosses gouttelettes très-nombreuses. Il y a du reste une gradation insensible entre le squirrhe commun, ayant toute la résistance du tissu fibreux, et l'encéphaloïde commun, pouvant être écrasé facilement entre les doigts, comme la substance cérébrale. »

Le *carcinome colloïde* ou *muqueux* est caractérisé spécialement par sa consistance semblable à celle de la colle ou d'une gelée semi-fluide. M. le professeur Lafosse a rapporté (1) un fait auquel il donne le titre de *cancer des prostates du bœuf* et qu'il considère comme devant être classé dans la variété désignée sous le nom de cancer colloïde. La tumeur est bosselée, dépressible, fluctuante même en quelques points, ferme, résistante dans d'autres. Cavité intérieure de la tumeur cloisonnée en divers sens, et composée de cellules dont les plus volumineuses pourraient loger un œuf de pigeon et toutes, grandes ou petites, sont en communication. Le liquide enfermé dans la tumeur a la consistance et l'aspect d'une dissolution de gomme arabique ou de gélatine; on y voit des flocons jaunâtres qui paraissent formés d'un coagulum de matière fibrino-albumineuse.

Le squirrhe, l'encéphaloïde et le carcinome muqueux ou cancer colloïde sont évidemment les trois variétés de tumeurs de nature cancéreuse que l'on rencontre le plus ordinairement sur les animaux de boucherie; nous citerons cependant une production pathologique qualifiée par M. Mégnin, vétérinaire militaire, du nom d'*adénôme* de la glande vulvo-vaginale, rencontrée sur une vache, mais dont le volume considérable, la marche envahissante, joints à la présence de canalicules bourrés de cellules épithéliales, ont fait naître dans l'esprit d'autres savants vétérinaires, l'idée d'un *épithéliôme* ou *cancroïde*.

On rencontre aussi communément sur différents points du corps, notamment autour des paupières, des naseaux, sur le chanfrein, l'en-

(1) *Journal des vétérinaires du Midi.* (Juillet 1855).

colure, la base de la queue ou dans le bouquet de poils qui la termine, des productions cornées *papillômes* ou *verrues*, dont la multiplication se fait avec la plus grande facilité et dont la destruction est, au contraire, très-difficile.

b. Tubercules. — On rencontre souvent des productions tuberculeuses soit à la surface du péritoine, soit dans le foie, soit dans les ganglions mésentériques ; j'ai même eu l'occasion de constater des transformations presque complètes d'organes sous l'influence de la matière tuberculeuse.

La présence de ces altérations coïncidant toujours avec l'existence de la phthisie tuberculeuse des poumons, j'ai pensé, pour éviter des redites, devoir renvoyer le lecteur à la description que je donnerai plus loin de cette dernière affection dont j'ai pu, en maintes circonstances, faire une étude des plus complètes.

2° Cavité thoracique.

1° OUVERTURE DE LA CAVITÉ THORACIQUE. — J'ai dit précédemment que lorsque l'inspecteur veut procéder à l'autopsie d'un animal de boucherie, il se trouve en présence d'un cadavre étendu le plus ordinairement, horizontalement, la colonne dorso-lombaire reposant directement sur le sol si le sujet appartient à l'espèce bovine, sur un banc, une table, pour le veau, le mouton et autres petites espèces. Dans cette position, on effectue l'ouverture du thorax au moyen d'un fort bistouri et de la scie à main, par une section longitudinale et médiane du sternum, section partant du milieu de l'appendice xyphoïde et se prolongeant jusqu'à la partie antérieure de cette pièce ostéo-cartilagineuse. Un morceau de bois, placé entre les deux bords de la section, en maintient l'écartement et permet de procéder à l'examen intérieur de la cavité entière sans détruire les productions pathologiques pouvant exister à la face interne des côtes, en même temps qu'il laisse intacts et à leur place normale ou anormale les gros viscères thoraciques. Mais lorsqu'il s'agit de procéder à un examen plus complet de ces viscères en place, on tourne le cadavre de façon à le faire reposer sur le sol par un des côtés du thorax et l'on enlève, à l'aide du costotôme ou, à son défaut, du rogne-pied, les côtes formant la paroi latérale devenue supérieure par la nouvelle position donnée au cadavre. Il vaudrait certainement bien mieux, lorsqu'on veut se rendre compte de la position normalement occupée par les viscères pectoraux, que le sujet fût placé de telle façon que le ventre et le sternum appuyant sur une longue table, les deux cuisses fléchies, un membre antérieur enlevé et la tête maintenue haute, on pût par l'excision des côtes mettre ces viscères à découvert ; mais, comme dans la pratique, on ne dispose pas le plus souvent des moyens et appareils nécessaires pour placer et maintenir le cadavre dans cette position, j'ai dû indiquer le *modus faciendi relativement* le plus commode.

Enfin l'examen partiel des viscères se fait encore plus complètement lorsqu'ils sont sortis de la cavité qui les contenait.

2° EXAMEN DE LA CAVITÉ THORACIQUE. — Nous rappellerons ici brièvement les dispositions particulières à la cavité thoracique du bœuf, cette étude nous permettant de nous rendre compte des symptômes que l'on peut avoir observés pendant la vie et des lésions que l'on rencontre à l'autopsie des animaux sacrifiés pour la boucherie.

Le thorax est une sorte de cage, à forme cônique, allongée d'avant en arrière, suspendue sous les vertèbres de la région dorsale, limitée postérieurement par le diaphragme et dont les côtés sont formés par les arcs costaux entre lesquels sont fixés les muscles dits inter-costaux.

Il loge les principaux viscères de la respiration et de la circulation. A l'intérieur, la cavité thoracique est tapissée par une membrane séreuse qui, sous le nom de *plèvre*, vient s'adosser à elle-même dans le plan médian pour constituer le *médiastin* et fournir, à chacun des viscères et gros vaisseaux contenus dans la cavité, une enveloppe spéciale ; d'où les noms de *plèvre costale*, *plèvre diaphragmatique*, *plèvre médiastine*, *plèvre pulmonaire*, par lesquels on la désigne eu égard aux parties qu'elle recouvre. Ajoutons que la disposition du médiastin est telle qu'il n'existe aucune communication entre les deux sacs pleuraux, et que de plus, chez les sujets en bon état, le médiastin est recouvert d'une quantité assez abondante de graisse.

L'extrémité antérieure ou sommet de la cage thoracique forme une ouverture ovale comprise entre les deux premières côtes, occupée en partie par de gros ganglions lympathiques et donnant passage à la trachée, à l'œsophage, aux artères axillaires et carotides, à la veine-cave antérieure, aux nerfs pneumo-gastriques, grand sympathique, laryngés inférieurs et diaphragmatiques.

Les parois latérales sont formées par les côtes, treize de chaque côté, réunies entre elles par les muscles inter-costaux. Ces côtes sont larges, très-concaves dans leur partie supérieure et jouissent, par leur attache à la colonne vertébrale, d'une mobilité assez grande pour favoriser la dilatation transversale de la cage thoracique à chacun des mouvements respiratoires, dilatation d'autant plus utile que le refoulement du diaphragme en avant par la panse et le mode d'attache de cette grande cloison musculo-aponévrotique sont peu favorables à la dilatation longitudinale de la cavité. C'est au niveau des cartilages des cinquième et sixième côtes sternales que, pendant la vie, a lieu le choc du cœur correspondant à la systole ventriculaire.

Le plan supérieur ou *plafond* du thorax présente sur la ligne médiane une saillie constituée par le corps des vertèbres dorsales ; de chaque côté de cette saillie est une gouttière, dite vertèbro-costale, formée aux dépens de la concavité supérieure des arcs costaux et destinée à recevoir le bord supérieur du poumon correspondant. Une partie du plafond thoracique est recouverte par l'extrémité postérieure du muscle long fléchisseur du cou ; il correspond ensuite à l'aorte postérieure, au canal thoracique, à la veine azygos et aux cordons sous-dorsaux du grand sympathique.

Le plan ou *paroi inférieure* est formé par le sternum fortement aplati de dessus en dessous en forme de gouttière, servant à loger le bord inférieur des poumons et antérieurement le gros lobe recourbé du poumon droit. Les côtes sternales, au nombre de huit, viennent s'articuler sur cette pièce osseuse au moyen de leurs cartilages de prolongement. Disons en passant que, ainsi que l'a fait remarquer Delafond, ces huit côtes sont recouvertes extérieurement d'une couche musculaire peu épaisse, disposition qui, jointe à celles du sternum et du poumon, permet d'obtenir, de la percussion et de l'auscultation de la région inférieure et sternale de la poitrine des bêtes bovines, des renseignements très-étendus et très-complets.

La paroi postérieure est constituée par le diaphragme dont la circonférence s'étend suivant une ligne concave de la partie antérieure et supérieure de la treizième côte aux cartilages d'attache des neuvième et huitième. « Il résulte de cette disposition anatomique de l'attache du diaphragme, dit Delafond, que le cinquième inférieur de la longueur de la neuvième côte jusqu'à son insertion à son cartilage, le tiers inférieur de la dixième, la moitié de la onzième, les deux tiers inférieurs de la douzième et toute la longueur de la treizième concourent à la formation des parois latérales et antérieures de la cavité abdominale, *disposition utile à connaître pour l'auscultation et la percussion de la poitrine chez cet animal.* »

Sur la paroi diaphragmatique du thorax existent les trois ouvertures par lesquelles passent l'aorte, l'œsophage et la veine-cave postérieure ; nous savons enfin que sur la face postérieure du diaphragme s'appliquent les quatre compartiments gastriques et le foie.

Rappelons parmi les particularités offertes par les viscères thoraciques que le poumon gauche est divisé dans sa partie antérieure en trois lobes dont le plus postérieur, plus grand que les deux autres, est appliqué sur le cœur et le recouvre en partie ; que de la partie antérieure du poumon droit part un gros lobe qui, après s'être appliqué sur la face supérieure du sternum, repose sur le cœur, venant presque à la rencontre du poumon gauche et ne laissant ainsi complètement libre qu'une portion très-restreinte de l'organe cardiaque. Nous ferons remarquer également la disposition particulière du canal thoracique ainsi décrite par M. le professeur Colin dans son traité de physiologie :

« *Le canal thoracique* des grands ruminants, une fois parvenu dans le thorax par une ouverture spéciale du diaphragme presque distincte de l'arcade aortique, se place au-dessus et à droite de l'aorte, entre elle et la colonne vertébrale. Là, quoique en dehors des artères intercostales correspondantes, il est complètement caché par une couche épaisse de tissu graisseux, dans laquelle sont enveloppés les nombreux ganglions sous-dorsaux. Vers la cinquième vertèbre dorsale il reçoit un gros vaisseau lymphatique provenant de ganglions énormes qui existent sur le trajet de l'œsophage, dans le médiastin postérieur, puis il croise la direction de l'aorte et de l'œsophage, passe à gauche, gagne l'entrée du thorax et s'ouvre en avant de la première côte, audessus du point de jonction de la jugulaire gauche avec la veine-cave antérieure.

Le canal thoracique est souvent double dans toute son étendue et les deux canaux viennent se terminer soit très-près l'un de l'autre et sur la même ligne transversale à la jonction des deux jugulaires, soit l'un à droite, l'autre à gauche, sur chacune de ces deux veines et non loin de leur jonction avec les axillaires. »

3° LÉSIONS THORACIQUES. — Adoptant pour l'énoncé des lésions susceptibles d'être rencontrées dans la poitrine des animaux de boucherie la classification que nous avons suivie pour l'examen des lésions abdominales, nous reconnaîtrons la division suivante :

A. — LÉSIONS PLEURÉTIQUES.	Pleurite..........	*Aiguë.* *Chronique.*

B. — LÉSIONS VISCÉRALES.

1° LÉSIONS CONGESTIONNELLES ET INFLAMMATOIRES FRANCHES.	a. Lésions pulmonaires.	*Congestion pulmonaire, asphyxie.* *Bronchite.* *Pneumonite.*
	b. Lésions cardiaques.	*Cardite.* *Endocardite.* *Péricardite.*

2° LÉSIONS DE NATURE SPÉCIFIQUE.		*Péripneumonie.*
3° MALADIES PARASITAIRES		*Cysticerques.* *Strongles.* *Echinocoques.* *Linguatules.*
4° VICES DE NUTRITION.	a. Du poumon	*Phthisie tuberculeuse.*
	b. Du cœur.	*Hypertrophie du cœur.* *Dégénérescence graisseuse. — Tubercules.*

A. — LÉSIONS PLEURÉTIQUES.

Pleurite ou pleurésie. — Les lésions de la plèvre peuvent se présenter sous trois états différents : elles peuvent n'intéresser que le sac pleural, ou bien coïncider avec l'existence d'une pneumonie et constituer alors la pleuro-pneumonie, ou bien enfin accompagner les lésions de la péritonite. Nous croyons que chez le bœuf il est rare de constater l'existence de la pleurésie sans que les poumons soient aussi le siége d'altérations profondes; bien souvent aussi l'épanchement pleurétique coïncide avec l'épanchement péritonéal.

Quoiqu'il en soit, et pour conserver à nos descriptions un ordre méthodique, nous décrirons d'abord et séparément les altérations qu'engendre l'inflammation des plèvres en passant successivement de celles propres au type aiguë à celles propres au type chronique.

On sait que les causes de la pleurésie peuvent être de deux ordres différents : les unes, et ce sont les plus communes, sont celles entraînant un arrêt brusque ou un ralentissement des fonctions de la peau ; les autres appartiennent aux chocs violents, aux blessures intéressant plus ou moins profondément les os ou les muscles composant les parois thoraciques. De là découlent des lésions plus ou moins intenses et surtout plus ou moins étendues, particulièrement dans les premières phases de la pleurésie aiguë.

Dans tous les cas, le début de l'affection est caractérisé par une injection sanguine existant sur toute l'étendue de la plèvre ou en des points éloignés; en cas de traumatisme, l'injection est accompagnée d'épanchement sanguin dans le tissu musculaire lésé ou dans la substance osseuse blessée ou fracturée.

L'injection pleurale se présente sous forme de pointillations, de zones ou d'arborisations plus ou moins étendues. Deux ou trois jours après cette première manifestation, les points tout d'abord congestionnés sont devenus plus épais, la séreuse a perdu sa transparence par suite du dépôt à sa surface du plasma du sang et l'on constate en même temps un commencement d'épanchement séreux dans la partie déclive de la poitrine.

J'ai remarqué le plus souvent, chez le bœuf abattu pour cause de pleurésie aiguë, une injection très-restreinte de la séreuse et le dépôt entre ses deux feuillets d'une couche aréolaire jaune, épaisse, facile à déchirer et remplie d'une sérosité jaunâtre, claire ou légèrement opaline. L'existence simultanée de ces productions molles et aréolaires sur la plèvre costale et sur le feuillet viscéral donne lieu à des adhérences qui se déchirent facilement lorsqu'on enlève une portion des côtes pour ouvrir le thorax et demeurent en partie attachées et pendantes après la face interne des côtes soulevées (*omelettes* de la pleurésie). M. le professeur Saint-Cyr, à qui l'on doit une étude très-remarquable des lésions pleurétiques, fait remarquer que lorsque, par la traction ou le grattage, on a enlevé ces productions inflammatoires des surfaces pleurales qu'elles recouvrent, la plèvre apparaît comme hérissée de petits prolongements côniques, rougeâtres, très-vasculaires, très-grêles, très-fragiles, longs de 5 à 6 millimètres au plus, qui étaient enfoncés dans l'exsudation, comme les villosités du placenta fœtal le sont dans les follicules agrandis de la muqueuse utérine.

Après une douzaine de jours, ces dépôts albumineux, d'abord sans consistance, se sont organisés d'une façon plus complète; ils ont revêtu l'état de *fausses-membranes* dans lesquelles a pénétré la vascularisation sous-jacente, *colorées conséquemment en rose* et ayant pris de la consistance par suite de l'apport d'éléments nouveaux dont elles sont elles-mêmes les agents formateurs. Un jour ou deux de plus, et ces fausses membranes auront pris une *teinte rouge plus uniforme*, leur adhérence à la plèvre sera plus intime; elles se déchireront moins facilement; bref, elles auront pris l'aspect d'un véritable tissu. Ainsi que le fait remarquer M. Saint-Cyr, les vaisseaux qui les sillonnent exhalent à leur tour une nouvelle quantité de plasma qui, subissant lui aussi leurs propres transformations, forme bientôt un nouveau feuillet pseudo-membraneux superposé au premier; ces pseudo-membranes à couches multiples ont été comparées par ce professeur « aux assises régulières d'un terrain de sédiment. »

Au bout d'un mois environ, ce travail s'étant effectué sur les deux feuillets de la plèvre, une soudure intime s'est établie entre le poumon et le sac pleural correspondant; une vie commune semble exister entre les deux par l'intermédiaire des produits organisés de la sécrétion morbide.

Lorsque la pleurésie est passée à l'état chronique on rencontre encore des adhérences entre les feuillets pleuraux, par l'intermédiaire de fausses-membranes *grisâtres*, *blanches*, *d'aspect lardacé*, à côté desquelles flottent dans la cavité des lambeaux de même aspect, à forme conique, plus ou moins réguliers, conséquence du travail de résorption dont certaines fausses-membranes ont été le siége, travail ayant déterminé leur amincissement et finalement leur rupture par le milieu. Le sac pleural qui les supporte a pris, lui aussi, l'aspect et la consistance de ces produits fibrineux et *son arrachement laisse à nu la surface osseuse ou la trame musculaire à laquelle manque le nacré coïncidant normalement avec l'existence de la plèvre.*

Remarquons que l'on rencontre *le plus ordinairement*, sur la plèvre des bœufs atteints de pleurésie chronique ou hydrothorax, des fausses-membranes à différents degrés d'organisation et conséquemment revêtant un aspect et une consistance annonçant leur âge plus ou moins avancé. A côté de fausses-membranes épaisses, mollasses, non organisées, garnies de cavités aréolaires pleines de sérosité jaunâtre, on en voit de plus anciennes dures, comme fibreuses et fixées fortement après la séreuse. Une seule fois, j'ai constaté les lésions de la pleurésie gangréneuse; les fausses-membranes étaient nombreuses et inégalement réparties, la plupart sous forme de plaques d'une *jaune-verdâtre,* sans consistance et répandant une odeur infecte ; du côté droit, l'adhérence des deux feuillets se faisait à l'aide d'une véritable doublure verdâtre, épaisse et s'arrachant facilement.

L'existence des fausses-membranes coïncide toujours avec la présence d'une certaine quantité *de liquide* qui, de trouble, floconneux qu'il était au moment de la formation, devient beaucoup plus clair vers le quinzième jour et complètement limpide dans la pleurésie chronique. Dans le cas de gangrène, ce liquide est trouble et infect.

La quantité secrétée peut aller jusqu'à occuper les deux tiers du sac pleural, siége de l'inflammation, et l'on peut rencontrer, flottant ou nageant dans son intérieur, des débris pseudo-membraneux. Dans un hydrothorax on en a trouvé plus de trente litres; j'en ai moi-même trouvé plusieurs fois de vingt à vingt-cinq litres.

Lorsque l'inflammation de la plèvre est due à une cause violente, un choc, une blessure intéressant les muscles pectoraux, on rencontre dans le liquide épanché des traces de sang, quelquefois même de petits caillots sanguins mélangés à des lambeaux d'épithélium.

L'analyse chimique du liquide de la pleurite aiguë et de la pleurite chronique, a donné les chiffres suivants :

Eau, de 894 à 930	sur 1,000
Albumine, de 63,33 à 82,50	

plus, de la fibrine, des matières extractives, des sels, du sang; mais en quantité indéterminée.

Lorsque, par suite de l'accumulation du liquide dans le thorax, la partie inférieure du poumon est demeurée plongée dans ce liquide, on observe que les parties immergées sont devenues molles, de couleur terne, violacée, d'un gris noirâtre, rappelant celle de la rate; elles ne se laissent plus pénétrer par l'air; la coupe en est unie, la pression n'en fait sortir qu'une sérosité citrine un peu roussâtre; les cloisons inter-cellulaires sont plus ou moins œdémateuses et leur couleur, d'un blanc mat ou nacré, contraste avec la teinte livide et terne des lobules eux-mêmes. Ceux-ci sont comme atrophiés, leurs vésicules semblent avoir disparu et ont manifestement cessé de servir à la respiration. Toutefois, la texture intime du poumon n'est pas modifiée, aucun élément morbide n'est venu se mélanger à sa trame organique. Il gonfle par l'insufflation et reprend sa teinte rosée, sa spongiosité et tous ses attributs normaux (1).

Aux développements qui précèdent, j'ajoute que la présence du liquide dans la cavité thoracique et son séjour plus ou moins prolongé ont pour effet de décolorer sensiblement les viscères contenus dans cette cavité, ainsi que les muscles qui concourent à former ses parois. C'est particulièrement dans la portion antérieure et voisine des muscles sterno-huméral, sterno-aponévrotique, grand et petit pectoral et triangulaire du sternum que s'observe cet état *lavé* des chairs. De plus, lorsque le bœuf, *habillé* par le boucher, est suspendu à une certaine hauteur, on voit suinter par gouttelettes jaunâtres et limpides le liquide qui a pu rester emprisonné entre les faisceaux musculaires ou dans les débris du tissu cellulaire si abondant à l'entrée du thorax.

Au point de vue spécial de l'inspection des viandes, il importe de bien connaître les altérations caractéristiques de la pleurésie, et surtout de s'être rendu compte de l'état des parois thoraciques *après l'enlèvement des viscères pectoraux*. Il arrive, en effet, très-souvent que le boucher ne tuant pas à l'abattoir, conséquemment en dehors de toute surveillance, emploie certains moyens particuliers pour dissimuler à l'œil de l'inspecteur les traces laissées par l'inflammation pleurétique. Il s'applique surtout à arracher la plèvre de façon à ne laisser aucune trace des fausses-membranes. Tenant compte de la nature de la maladie soupçonnée, l'inspecteur me paraît devoir tenir la conduite suivante :

Si le sujet est jeune et que les traces observées permettent de sup-

(1) Lafosse. *Traité de Pathologie vétérinaire.*

poser une pleurésie récente coïncidant conséquemment avec un état de graisse très-accusé, il n'y a pas lieu, dans la majeure partie des cas, d'effectuer la saisie de la viande. Si, au contraire, l'état des chairs et l'absence de la graisse ou du suif annoncent la maigreur extrême associée à un âge avancé, si la coloration pâle et terne des muscles pectoraux dénote qu'ils ont été lavés et pénétrés par le liquide amoncelé, si la coupe du muscle est humide et sans consistance, si de nombreuses gouttelettes citrines, limpides, perlent à l'entrée du thorax, si le poli séreux de la face interne des côtes a fait place à un état rugueux, si enfin, ce même revêtement uni a disparu des surfaces musculaires inter-costales, nul doute que le sujet a longtemps souffert d'une pleurite chronique simple ou compliquée de pneumonie et dont on a cherché à faire disparaître les traces par l'enlèvement de la séreuse péritonéale; nul doute aussi que la viande *lavée* ne saurait constituer un aliment sain et nutritif. J'aurai du reste l'occasion de revenir plus tard sur cette question en traitant des propriétés nutritives des viandes saines ou malades.

B. — LÉSIONS VISCÉRALES.

1° LÉSIONS CONGESTIONNELLES ET INFLAMMATOIRES FRANCHES.

a. Lésions pulmonaires.

Congestion pulmonaire. Apoplexie pulmonaire. Asphyxie. — Au point de vue qui nous occupe, nous devons faire une différence entre l'*état congestionnel* du poumon caractérisant la première phase de l'inflammation pulmonaire ou pneumonie et la congestion des poumons sous l'influence d'une cause accidentelle apoplectique dite *asphyxiante*, c'est-à-dire entraînant la suppression de la respiration et par contre de l'hématose. Cette distinction, dont on comprend facilement l'importance, est d'autant plus utile que l'inspecteur de la boucherie peut être appelé dans certaines circonstances à interprêter les lésions congestionnelles des poumons au point de vue de la médecine légale. C'est donc du second mode de congestion, *asphyxie par congestion* dont nous nous occuperons ici, le premier devant être décrit lorsque nous traiterons des lésions de la pneumonie proprement dite.

Nous rappellerons tout d'abord que les causes déterminant le plus souvent l'asphyxie chez les animaux de boucherie sont :

1° La compression des parois thoraciques due à l'amoncellement des animaux dans les wagons de chemin de fer, quelquefois même le piétinement de ces parois sur un sujet couché, par les animaux demeurés debout;

2° La pression exercée sur les poumons par un refoulement en avant du diaphragme, dans les cas de météorisation extrême ou de surcharge de la panse;

3° La présence de corps étrangers, de racines volumineuses, nuisant à la respiration par la pression qu'ils exercent au travers des parois de l'œsophage; j'ai constaté une fois une asphyxie imminente due à la présence d'un abcès énorme situé à la base du pharynx;

4° La strangulation par un lien, une attache, passé autour du cou;

5° Les transports ou les marches à pied par un soleil ardent, une température élevée et surtout orageuse;

6° Enfin, toute cause naturelle ou accidentelle ayant déterminé la mort sans l'intervention préalable du couteau du boucher, telles que la submersion ou le séjour au milieu d'émanations délétères.

Ajoutons à cela que certaines conditions particulières peuvent prédisposer à la congestion pulmonaire, telles qu'une conformation épaisse, à cou court, à membres peu élevés de terre, un état de graisse très-prononcé rendant la marche lente et difficile, une nourriture par trop substantielle, très-abondante en farineux ou en tourteaux oléagineux, jointe à une stabulation permanente dans des étables basses et étroites; la congestion pulmonaire enfin peut être provoquée par une maladie du cœur ou de son enveloppe

Les lésions déterminées par l'asphyxie varient un peu avec la cause qui les a produites. Nous insisterons particulièrement sur celles dues à *la pression du thorax*, parce que cette dernière cause est, en effet, celle dont nous avons pu le mieux constater les résultats, et nous croyons d'abord ne pouvoir mieux faire que d'emprunter le tableau suivant, écrit à ce propos par M. Reynal dans le *Nouveau Dictionnaire pratique* (tome 2e) :

« Flaccidité et mollesse du corps et des membres; yeux généralement recouverts par les paupières; cornée lucide terne, pupille légèrement dilatée; sur le plus grand nombre des animaux, les naseaux et la bouche sont remplis de sang; la langue est noirâtre, pendante au dehors par l'une des commissures ou serrée entre les incisives; chez quelques sujets, le sang sort par les yeux et les oreilles; la poitrine est resserrée et aplatie; parfois les côtes sont fracturées; tous les tissus sont vivement colorés en rouge noirâtre; le sang est en partie fluide et en partie réuni en masse; il ne présente pas cette fluidité particulière aux asphyxies.

Les poumons sont fortement engoués; à l'extérieur, on voit des vergetures, des arborisations, des taches et des infiltrations sanguines de couleur plus ou moins foncée; la surface de la coupe pulmonaire est d'un noir de sang; à la coloration rouge que revêtent certaines parties par l'insufflation, il est possible souvent de distinguer les altérations cadavériques des altérations morbides.

Tous les organes vasculaires, le foie, la rate, les reins, etc., sont gorgés de sang ; il y a une analogie entre ces lésions et celles des maladies charbonneuses (le volume de la rate excepté) ; la substance cérébrale est arborisée et pointillée.

Un caractère constant que nous avons rencontré, c'est l'infiltration sanguine des plexus choroïdes ; souvent même le sang s'est épanché dans les mailles de son tissu. »

Cet exposé de lésions morbides s'applique parfaitement aux animaux ayant succombé sous l'influence d'une compression du thorax et que l'on appelle généralement animaux *étouffés*. Nous ferons remarquer, cependant, que l'analogie exprimée par M. Reynal entre les organes vasculaires des sujets succombant à la pression du thorax et ceux des animaux atteints d'affections charbonneuses, n'est qu'extérieure, car la différence entre les uns et les autres est facilement reconnue lorsqu'on examine le sang gonflant le parenchyme de ces organes dans l'un ou l'autre cas. Dans le cas de mort par asphyxie, le sang qui s'écoule à la coupe, est noir, mais devient d'un beau rouge rutilant lorsqu'il reçoit le contact de l'air, ce qui n'a pas lieu dans les affections charbonneuses où il est noir, épais, poisseux et tachant les corps sur lesquels il s'écoule ; de plus, tandis que l'examen microscopique dévoile dans ce dernier la présence de bactéries, il n'annonce rien de semblable dans le sang des animaux asphyxiés par compression du thorax.

Remarquons aussi, au point de vue qui nous occupe, que l'inspecteur peut être appelé à constater des asphyxies par compression du thorax plus ou moins complètes, c'est-à-dire arrivées à des périodes telles qu'il a encore été possible au boucher ou aux propriétaires des animaux de les *saigner* avant la mort. De là, naturellement, des gradations plus ou moins accusées de la coloration générale des parties sous-jacentes à la peau, et un état congestionnel des organes vasculaires plus ou moins prononcé, mais toujours très-appréciable aux poumons ; de là même, l'absence complète de quelques-unes des lésions extérieures rapportées plus haut, toutes considérations dont il est bon de tenir compte au point de vue de l'utilisation de la viande.

L'observation démontre encore que lorsque des animaux ont succombé à l'asphyxie déterminée par la compression du thorax, la viande ne se conserve pas, prend un aspect gluant, mouillé et une odeur aigrelette dégénérant bientôt en odeur dénotant la décomposition cadavérique ; que le suif des rognons ne tarde pas à verdir, communiquant à tout ce qui le touche une odeur infecte.

Les principales lésions de l'asphyxie par strangulation sont :

Rigidité du cadavre, larges ecchymoses en différents points du corps, surtout lorsque, comme cela se voit assez souvent, l'animal est mort étranglé dans un wagon où il était en compagnie de plusieurs autres qui ont piétiné dessus; ecchymoses très-appréciables autour du cou, gagnant même quelquefois le larynx, le pharynx et la base de la langue; langue épaisse, noire, tuméfiée; spumosités sanguinolentes s'échappant des naseaux, muscles de couleur foncée, imprégnés de sang noir. A l'intérieur, la muqueuse de la trachée et du larynx est d'un noir livide, garnie de nombreuses spumosités rosées ou rouges de sang; le tissu pulmonaire quelquefois simplement rosé avec quelques taches ecchymotiques d'un rouge cerise, d'autres fois d'un rouge noir et gorgé de sang également noir et spumeux; injection considérable de la plèvre et épaississement du tissu sous-pleural; sang noir et liquide; absence d'injection vasculaire dans les centres nerveux.

Dans cette situation, le cadavre entre promptement en décomposition en répandant une odeur infecte, les organes vasculaires se ramollissent, les séreuses en général prennent une coloration verdâtre, le suif lui-même ne tarde pas à verdir et à répandre une mauvaise odeur.

En cas d'asphyxie par *submersion* on remarque la température froide du cadavre, son ventre ballonné, une infiltration particulière de la conjonctive, une pâleur générale du système vasculaire. Le sang est noir et liquide, mais rougit au contact de l'air. « Les cavités nasales, dit M. Reynal, le pharynx, le larynx et la trachée sont remplis d'une écume fine et légèrement colorée; les poumons gonflés, distendus, sont plus légers que l'eau et remplissent complètement la cavité thoracique, mais ne s'affaissent pas sous la main; leur surface est pointillée, marbrée, tachetée et ecchymosée; la moindre pression fait sourdre à la surface de la coupe une mousse fine, blanche, rosée ou noire. »

J'ai constaté une seule fois l'asphyxie par submersion sur un veau de trois à quatre mois et j'ai remarqué particulièrement le gonflement considérable du ventre et un état œdémateux général du tissu cellulaire sous-cutané coïncidant avec un état emphysémateux très-prononcé des poumons; de plus, les muscles étaient de couleur pâle et laissaient écouler à la coupe un sang noir et fortement écumeux.

Dans les cas *d'apoplexie pulmonaire foudroyante*, coup de sang, déterminée par un repas copieux, une insolation prolongée, etc., le poumon est fortement congestioné, rouge et pesant dans une partie plus ou moins considérable de son étendue, en même temps qu'il est emphysémateux dans la portion non-congestionnée; le sang qui s'écoule à la coupe de l'organe est noir, épais, mais prenant bientôt la teinte rouge au contact de l'air; le centre nerveux et les enveloppes sont fortement injectés; ajoutons que la viande provenant d'animaux morts dans de semblables conditions ne tarde pas, la température aidant, à se décomposer et à répandre une odeur fétide, repoussante.

Il peut arriver que les mauvaises conditions de transport dans lesquelles sont placés quelquefois les animaux de boucherie provoquent de leur vivant un état fiévreux général, sorte d'état apoplectique particulier, se caractérisant à l'autopsie par des lésions congestionnelles spéciales des organes vasculaires et des muscles ayant au moins, par les conditions dans lesquelles elles se produisent, de grands points d'analogie avec celles dont nous venons de faire précédemment le récit.

Je crois donc devoir parler de ce nouvel état intéressant à connaître au point de vue de l'inspection des viandes de boucherie, et, sans citer les faits que j'ai pu observer moi-même, je rapporterai le suivant ayant donné lieu à une discussion dans laquelle on m'a fait l'honneur de me prendre pour arbitre.

Voici tout d'abord en peu de mots l'énoncé du fait :

Un bœuf du poids brut de 1,000 kilog. est conduit par chemin de fer dans la ville de.... A son arrivée, on trouve l'animal couché, ne pouvant se relever; aussi est-il porté à l'abattoir et sacrifié immédiatement. La viande, achetée à vil prix par un boucher, est tout d'abord acceptée par l'inspecteur de l'abattoir, puis *saisie deux jours après* sur les marchés de la ville par les inspecteurs des dits marchés, comme étant impropre à l'alimentation, dernier jugement qui est confirmé par le *vétérinaire de la ville*. De là, protestation et examen nouveau par trois autres vétérinaires dont l'un partage l'avis émis par son précédent collègue, les deux autres émettant un avis contraire. C'est en présence de cette divergence d'opinions que l'administration municipale demande mon appréciation.

De l'examen attentif des rapports présentés par les vétérinaires, découle tout d'abord ce fait important, c'est que l'animal était de première qualité, que sa graisse était abondante et ferme, qu'en un mot tout dénotait que le sujet, jusqu'au moment de son embarquement, n'était atteint d'aucune affection locale franchement caractérisée.

Voici maintenant le résumé des déclarations faites par chacun des experts et que je désignerai par les lettres A. B. C. D.

A. — Les viandes que j'ai examinées, *il est vrai trois jours après l'abatage*, sont flasques, décolorées, faciles à déchirer. Les filets sont d'une mollesse telle qu'ils ressemblent à une bouillie musculaire ; le foie est décoloré, jaunâtre, la plèvre pulmonaire est soulevée par une infiltration gélatineuse blanchâtre.

B. — Dans cette partie (basses-côtes) les chairs qui correspondent au côté externe de l'animal, notamment au-dessous de l'épaule, sont molles, s'écrasent assez facilement sous les doigts ; le tissu cellulaire, qui est très-abondant dans cette région, est infiltré de sérosité jaunâtre, glaireuse, donnant une légère odeur de petit lait. Le dessous de l'épaule du membre correspondant présente à peu près les mêmes caractères. Quant aux chairs du côté externe, elles sont noires et molles ; *il y a eu du sang épanché dans les muscles du vivant de l'animal.* »

C. — La presque totalité de cette viande est d'une teinte rouge foncée tirant sur le jaune, plus ou moins ramollie, plus ou moins infiltrée, friable et d'une odeur acide, aigrelette. Ces altérations sont plus accusées dans les parties où le tissu cellulaire est abondant, et surtout près des troncs veineux et artériels. »

D. — Les régions abondamment fournies de tissu cellulaire, telles que les grands interstices musculaires, le trajet des vaisseaux sanguins et des troncs nerveux, les points de jonction du corps avec les membres, région crurale, celle des ars, présentent çà et là des infiltrations séreuses sans odeur caractéristique. Parmi les muscles les plus tendres quelques-uns sont un peu décolorés, plus mous qu'à l'état normal, et leur parfum est remplacé par une odeur aigrelette ; leur incision transversale donne une surface pâle, comme passée. »

Voici maintenant les conséquences que je tirai de ces exposés :

« Ainsi, d'une part, MM. les experts s'accordent à reconnaître que les viandes qui leur ont été présentées étaient (en quantité variant, il est vrai, avec les dires) flasques, rutilantes en certains points, décolorées dans d'autres, faciles à déchirer, infiltrées de sang ou de sérosité, d'une odeur aigrelette ;

Puis, d'autre part, ils ont tous émis leur appréciation après une visite faite de trois à cinq jours après l'abatage de l'animal. Que peut-on conclure de là, si ce n'est qu'en l'absence de lésions pathognomoniques bien spécifiées, les altérations reconnues dans ces viandes sont la conséquence d'une souffrance générale, d'une véritable *fièvre de fatigue* qu'a éprouvée l'animal pendant le trajet qu'il a fait pour arriver à.... d'abord, puis de la décomposition subie par les tissus infiltrés depuis le jour de l'abatage jusqu'au jour où les experts ont été appelés à visiter les viandes saisies. Et maintenant, que ces altérations occupent des points plus ou moins étendus, peu importe ; le fait n'en existe pas moins, et quant à la cause qui a déterminé cette fatigue, cette fièvre, cet apport du sang vers les parties profondes, elle me paraît facile à expliquer en me reportant aux faits nombreux de ce genre qu'il m'a été donné d'observer depuis que je me livre à l'examen des animaux de boucherie.

« J'ai dit qu'il y avait lieu d'écarter toute idée de maladie sérieuse préexistant à l'embarquement de l'animal en chemin de fer ; mais d'où venait ce bœuf ? N'avait-il pas fait un long parcours à pied avant d'entrer dans le wagon, parcours ayant déterminé une fatigue telle que, à peine installé, il s'est étendu sur un plancher dur ? N'a-t-il pas été dans ce wagon, meurtri, foulé aux pieds par ses voisins, contusionné de toutes façons ; ne s'est-il pas fortement débattu ; en un mot, n'a-t-il pas eu à souffrir de cette situation malheureuse ? Qui ne sait que la fatigue extrême à laquelle s'ajoutent les chocs, les mouvements désordonnés, une position forcée pendant un long parcours, entraîne un état congestionnel général, une réaction fébrile chez le patient soumis à ces épreuves. Mais, dira-t-on, il arrive souvent que les causes extérieures ne déterminent que des altérations superficielles des tissus contusionnés, et qu'alors l'enlèvement des parties foulées permet la mise en vente des parties saines. Tel est, en effet, le raisonnement que cherchent à faire prévaloir deux des experts. Je ne saurais, pour le cas qui nous occupe, admettre cette manière de voir. Je dis qu'il y a eu plus que de simples contusions, car l'animal était lourd, il était gras ; son poids et son état suffisaient déjà pour le prédisposer à une apoplexie sanguine et conséquemment exigeaient pendant le parcours un repos bienfaisant, alors qu'au contraire il a eu à éprouver toutes les causes les plus propres à augmenter la fatigue sous le coup de laquelle il pouvait être avant son embarquement ; *il y a plus que des contusions extérieures* puisque les plans musculaires profonds sont atteints, le foie décoloré, la plèvre soulevée par l'infiltration, et que les points de jonction du corps avec les membres — région crurale et celle des ars — présentent des infiltrations séreuses ; *il y a plus que des contusions extérieures*, puisque trois, quatre et cinq jours après la mort, les fibres musculaires sont devenues flasques, décolorées, faciles à déchirer, et que *les filets sont d'une mollesse telle qu'ils ressemblent à une bouillie musculaire*.

Il n'y a donc pas là que de simples contusions superficielles ; il y a une altération générale de l'organisme, une fièvre de fatigue et de douleur ayant appelé le sang vers certains points du corps, et la désassociation des éléments du sang dont les infiltrations séreuses, jaunâtres, nous fournissent une preuve irréfutable ; il y a, en un mot, ce que nos bouchers caractérisent par l'expression de *viande fatiguée*, viande qui ne se conserve pas.

Ces différents états des tissus s'expliquent facilement. On sait, en effet, que les tissus organiques privés de la vie, tombent sous l'empire de la loi de décomposition lorsqu'ils sont exposés au contact de l'air, de l'humidité et de la chaleur, et que de cette décomposition résultent leur décoloration, leur perte de consistance, leur odeur qui devient d'abord acide, puis ammoniacale. Or, n'est-ce pas là le tableau des lésions décrites par les experts ?

Des considérations précédentes, je crois pouvoir tirer les conclusions suivantes :

Considérant :

1° Que les lésions décrites par MM. les experts ne sont pas de nature à faire soupçonner chez le bœuf en litige l'existence d'une maladie antérieure à son embarquement en chemin de fer;

2° Que ces lésions caractérisent, au contraire, un état congestionnel général, une fièvre de fatigue auxquels ont succédé après la mort les modifications dues à la décomposition des tissus infiltrés par le sang et la sérosité ;

3° Que MM. les vétérinaires n'ont été appelés à se prononcer sur la valeur alimentaire de la viande de ce bœuf que plusieurs jours après la mort de l'animal, et qu'en conséquence ils n'ont pu que constater un état des chairs tel qu'elles avaient acquis par leur décomposition des propriétés nuisibles à la santé des consommateurs ;

Par ces motifs, j'estime que l'administration municipale de la ville de..... a agi sagement en ordonnant l'enfouissement de la totalité des viandes saisies. »

Des faits analogues à celui que je viens de relater se présentent assez fréquemment à l'observation des inspecteurs des viandes; aussi ai-je pensé que le récit qui précède pourrait offrir quelque intérêt.

Je n'ajouterai que cette seule remarque toute particulière :

On sait que, dans les conditions de travail même les plus ordinaires, les muscles ne rendent jamais en *produit* une somme proportionnée à la force qu'ils ont dépensée ; qu'il y a, en un mot, des pertes que l'on doit attribuer aux résistances passives offertes par les dispositions de la machine animale ; c'est là ce que l'on appelle le *déchet musculaire*. Or, sous l'influence d'une fatigue extrême, ce déchet musculaire augmente considérablement; la créatine et la créatinine, produits de l'oxydation, s'y trouvent en plus grande proportion. Il est donc permis de se demander si la putréfaction rapide de la viande fatiguée n'est pas la conséquence d'une décomposition de ces principes en produits ammoniacaux, décomposition d'autant plus favorisée que la température est plus élevée.

La supposition que nous faisons ne nous paraît pas inadmissible; peut-être il y aurait lieu de faire des expériences pour vérifier ce point de vue.

Bronchite simple. Bronchite vermineuse. — Je ne ferai que citer en passant la bronchite aiguë ou chronique simple que l'on n'observe que rarement chez le bœuf, et qui dans tous les cas ne revêt jamais une intensité telle que l'on soit obligé de recourir à l'abatage des animaux. Nous devons cependant faire une exception à propos de la bronchite chronique qui, ainsi que nous le verrons plus loin, accompagne le plus souvent la tuberculose et apparaît alors sous forme de cavernes ou vomiques contenant une matière mucoso-purulente, d'un blanc jaunâtre, caséeuse, inodore ou fétide suivant que l'air a pénétré ou non dans l'intérieur de ces vomiques. La *laryngite* aiguë simple revêt très-rarement aussi des caractères graves, de même que le *coryza*, affections dont le nombre a considérablement diminué de nos jours. Dans le cas, cependant, où le coryza revêt la forme gangréneuse, ou exanthémateuse, on observe, indépendamment des lésions des voies respiratoires supérieures, des infiltrations sous-cutanées, un engorgement général des ganglions lymphatiques et un état emphysémateux des poumons joint à une coloration noire foncée et à un manque de résistance de la substance pulmonaire. La muqueuse de la caillette et de l'intestin est pointillée de taches brunes circonscrites par une aréole de couleur rouge; la rate est volumineuse et friable; le cerveau ramolli et ses membranes injectées. Nous avons eu quelquefois aussi à constater les lésions de la *laryngite tuberculeuse* chez des sujets atteints de la phthisie au dernier degré. Nous reviendrons un peu plus loin sur cette question.

On observe très-souvent dans certaines localités de véritables enzooties de bronchite dite *vermineuse*, attaquant particulièrement le veau, le mouton et la chèvre.

Chez le veau, la bronchite vermineuse est due à la présence dans les bronches d'un helminthe du genre strongle, le *strongylus micrurus*, dont mon frère, professeur à l'Ecole d'Alfort, a donné la description suivante :

« Corps filiforme. Tête arrondie non ailée. Limbe de la bouche pourvu de trois papilles petites. Longueur du mâle 40 millimètres. Bourse antérieure avec cinq rayons fendus profondément. Longueur de la femelle, 80 millimètres plus ou moins. Extrémité caudale pointue. Vulve située en avant du milieu du corps. Vivipare. »

La lésion prédominante de la bronchite vermineuse est évidemment la présence des strongles autour des naseaux, dans le larynx, la trachée et jusque dans les dernières ramifications des bronches; ces strongles, isolés ou réunis par pelottes, s'agitent au milieu d'un liquide mousseux, souvent même sanguinolent, expulsé au dehors ou remplissant les divisions bronchiques; quelquefois même, des strongles ont pénétré dans le tissu pulmonaire et y ont formé des nodosités donnant à ce tissu un aspect tuberculeux. La muqueuse des bronches, irritée par la présence des helminthes, est injectée dans plusieurs points, quelques légères hémorrhagies existent, et le poumon, participant à l'irritation, peut s'enflammer au point d'offrir quelques points hépatisés.

Au point de vue de la boucherie, on peut dire que l'accumulation des strongles dans les bronches amène les animaux à un état d'amaigrissement extrême, et, j'ai eu l'occasion, durant ma pratique vétérinaire, de voir des veaux succombant à l'*asphyxie* occasionnée par la présence d'une grande quantité de ces helminthes dans les voies respiratoires.

Chez le mouton et la chèvre, la bronchite vermineuse est particulièrement déterminée par la présence du *strongylus filaria* dont les principaux caractères sont :

« Corps blanc, filiforme, très-long, presque d'égale épaisseur, aminci seulement aux extrémités. Tête obtuse, quelquefois un peu renflée. Anus situé un peu avant l'extrémité de la queue. Mâle long de 45 à 80 millimètres. Femelle longue de 55 à 102 millimètres. OEufs elliptiques..... »

Les strongles filaires occupent les divisions bronchiques, et l'on a remarqué que lorsqu'ils étaient peu nombreux, on les trouvait particulièrement accumulés dans les extrémités profondes de ces divisions. Des recherches des helminthologistes il résulte aussi que les strongles, avant de s'installer dans les bronches, vivent dans de petites tumeurs du poumon à parois vitreuses, d'un volume variant entre celui d'un grain de chènevis et celui d'une noisette, et pouvant contenir un ou plusieurs de ces nématoïdes.

Pour notre part, nous avons fréquemment l'occasion de rencontrer les petits kystes vitreux recélant des strongles filaires mêlés à une sorte de mucus spumeux, et nous les avons vus existant aussi bien chez des moutons en bon état que chez des moutons maigres; seulement, nous avons remarqué qu'ils existent fréquemment en même temps que les douves hépatiques chez les moutons atteints de cachexie aqueuse ou pourriture.

c. Pneumonite ou pneumonie. — On rencontre rarement seule l'inflammation réelle de l'organe pulmonaire chez les animaux de boucherie; pour ma part, j'ai presque toujours observé concurremment les lésions pneumoniques et les lésions pleurétiques. Je vais cependant faire méthodiquement l'exposé des lésions de la pneumonie franche.

La première phase de la pneumonie est évidemment la congestion pulmonaire, qu'il ne faut pas confondre, avons-nous déjà dit, avec cet état congestionnel des poumons provoqué par des causes spéciales dites apoplectiques ou asphyxiantes, état dont nous avons précédemment tracé le tableau. Rarement, croyons-nous, il est donné d'assister à l'abatage d'un bœuf pendant la période congestionnelle de la pneumonie; mais on peut rencontrer un état congestionnel, une sorte d'engouement sanguin plus ou moins étendu du poumon, déterminé par une cause extérieure violente, un coup, une blessure due à un instrument tranchant ou piquant. L'état des parties extérieures indique assez quelles peuvent être l'étendue et la gravité des lésions dont l'organe pulmonaire sera le siége. Celui-ci peut, en effet, être le siége d'une simple congestion s'accusant par une coloration rouge plus ou moins étendue; mais il peut aussi être lésé. Dans ce dernier cas on trouve, indépendamment des caillots sanguins et des spumosités sanguinolentes épanchés dans le sac pleural et dans l'épaisseur de la trame pulmonaire, une coloration rouge-foncé du tissu dans une étendue plus ou moins grande autour du point lésé. Dans un cas de ce genre, s'étant traduit du vivant de l'animal par une hémorrhagie écumeuse par la bouche et les naseaux, nous avons rencontré une déchirure pénétrant à 2 centimètres 1/2 dans l'épaisseur du poumon droit et entourée d'une auréole congestionnelle de près de 8 centimètres; le tissu cellulaire et les muscles sous-cutanés, les muscles thoraciques et le sac pleural correspondant participaient avec le poumon à l'épanchement sanguin consécutif à la lésion extérieure; des caillots sanguins obstruaient la déchirure du tissu pulmonaire.

L'hépatisation, l'induration grise ou blanche, la suppuration et l'état gangréneux sont les formes sous lesquelles on peut rencontrer les lésions pulmonaires caractéristiques de l'inflammation franche.

L'*hépatisation* se caractérise par une augmentation du volume et du poids de l'organe, par une coloration extérieure rouge-brun et par une compacité extrême que dénote la coupe du tissu. Sur cette coupe lisse se détachent des nuances diverses de brun, de rouge, de rose et de blanc, véritable *marbré*, que fait encore mieux ressortir l'abondance du tissu cellulaire inter-lobulaire infiltré par les éléments plastiques; des orifices béants des canaux bronchiques s'écoulent des mucosités sanguinolentes associées à de nombreuses spumosités; le tissu hépatisé s'écrase et se déchire facilement; sa déchirure est granuleuse ou filamenteuse, suivant le degré atteint par l'hépatisation. L'*induration* peut être grise ou blanche, cette dernière n'étant, en définitive, qu'un degré plus avancé de la première.

L'augmentation considérable du poids de l'organe, sa résistance, sa grande densité, sa couleur rosée ou blanchâtre, sa coupe lisse, blanche, pointillée de rouge dans l'induration grise, d'un blanc nacré dans l'induration blanche, manifestement coupé, d'une part, par le blanc plus mat des cloisons celluleuses organisées, et, d'autre part, par les divisions bronchiques presque saines; sa déchirure en filaments gris ou blanchâtres plus ou moins résistants : tels sont les caractères propres à l'induration grise et à l'induration blanche du poumon.

Quant à la *suppuration*, elle est toujours rassemblée en foyers plus ou moins spacieux tapissés intérieurement par une fausse membrane violacée, lisse ou grenue. Le pus peut être blanc, épais, ou d'un blanc jaunâtre, semi-liquide; quelquefois aussi il est en grumeaux, d'un gris sale et de mauvaise odeur, ce qui tient alors à l'ouverture de quelque tuyau bronchique dans l'intérieur de l'abcès. Dans la plupart des cas, on ne rencontre qu'un seul abcès volumineux, à parois épaisses, pouvant renfermer jusqu'à un litre de pus, et disposé de telle façon qu'il paraît être complètement étranger au reste de l'organe; dans d'autres cas, on trouve plusieurs petits abcès, chacun d'eux enveloppé d'une induration plus ou moins épaisse du tissu pulmonaire environnant.

L'état *gangréneux* est particulièrement caractérisé par le manque de résistance du tissu pulmonaire, et conséquemment la facilité avec laquelle il se déchire, tout en laissant écouler un liquide roussâtre ou noirâtre, spumeux et d'une odeur infecte. Delafond dit « avoir rencontré dans l'intérieur d'un lobe gangrené une large cavité non circonscrite, divisée elle-même par d'autres cavités communiquant les unes avec les autres. Ces cavités renfermaient un putrilage fétide, d'un gris-noir, au milieu duquel se rencontraient des lambeaux blanchâtres résultant de la gangrène du parenchyme. Au milieu de cette sanie, on apercevait des rameaux bronchiques et des divisions vasculaires; les premiers avaient leurs canaux détruits par la gangrène; ils contenaient de la sanie putride et leur muqueuse était légèrement bleuâtre. »

Ces altérations sont bien celles que l'on observe le plus souvent dans le cas de gangrène du poumon; seulement, nous ajouterons que la couleur plombée du tissu pulmonaire, l'infiltration séro-sanguinolente et de mauvaise odeur que l'on constate sous les plèvres viscérale et pariétale, la présence de fausses membranes d'un jaune-verdâtre, sans consistance et d'une odeur caractéristique, l'existence enfin d'un liquide trouble et infect dans l'intérieur du sac pleural correspondant au poumon gangrené, tout cela, disons-nous, constitue autant de corollaires inévitables aux altérations gangréneuses intérieures de la trame pulmonaire proprement dite.

Au point de vue de la qualité des viandes provenant d'animaux atteints de pneumonie franche, il est incontestable que l'état gangréneux des poumons est seul susceptible de porter atteinte à la valeur des sujets, par suite des désordres généraux que cet état détermine. Mais nous avons eu quelquefois occasion de rencontrer, chez des sujets florissants de santé et de graisse, des abcès même volumineux dans l'épaisseur d'un poumon. Quant à l'hépatisation et à l'induration, elles sont par trop localisées pour porter, par elles-mêmes, préjudice à la qualité de la viande; tout au plus peuvent-elles avoir entraîné un amaigrissement général susceptible de diminuer, mais non d'altérer les propriétés nutritives de la viande; nous aurons, du reste, l'occasion de revenir plus loin sur cette question.

b. Lésions cardiaques

Péricardite, *cardite* et *endocardite*. — Quoiqu'en disent plusieurs auteurs, je crois pouvoir affirmer que les lésions inflammatoires, essentiellement limitées au cœur ou à ses enveloppes, sont rares à rencontrer chez les animaux sacrifiés pour la boucherie, car je ne saurais considérer comme telles ces duplicatures membraneuses si communes à rencontrer, blanches ou légèrement rosées, soudant plus ou moins intimement la péricarde avec la plèvre costale ou pulmonaire correspondante, lésions attestant évidemment une suractivité fonctionnelle momentanée des deux feuillets séreux en présence et sous l'influence d'une cause passagère, mais ne coïncidant pas, dans tous les cas, avec cet ensemble de désordres généraux, avec cet amaigrissement consécutif aux inflammations graves des grandes séreuses splanchniques. Tout au moins est-il permis de croire que les sujets chez lesquels les lésions véritablement inflammatoires peuvent exister sont trop sérieusement malades pour être conduits à l'abattoir, et qu'alors leur abatage s'effectue sur place.

Ce que l'on peut assurer, c'est que, le plus souvent, la péricardite accompagne la pleurésie; aussi, constate-t-on, à l'autopsie des sujets pleurétiques, une duplicature de l'enveloppe cardiaque par des fausses membranes à organisation plus ou moins complète, suivant que l'inflammation de la plèvre remonte elle-même à une époque plus ou moins éloignée.

Mais la cause la plus remarquable à signaler est le passage de corps acérés, aiguilles, clous, épingles, etc., au travers de l'œsophage ou du réseau, puis au travers du diaphragme, pour venir s'implanter dans un point quelconque du péricarde et quelquefois du cœur lui-même, et y provoquer des désordres plus ou moins sérieux. J'ai dû, en plusieurs circonstances (rares il est vrai), éloigner de la consommation des vaches à l'ouverture desquelles j'ai rencontré des lésions des plus graves provoquées par la cause que je viens de citer; aussi rapporterai-je ici, à titre d'exemple, la relation d'un fait du même genre, publié par Coulon, ex-vétérinaire à Labrugière (Tarn), dans le *Journal des Vétérinaires du Midi* (mars 1861), fait des plus intéressants et des plus utiles à connaître. Le sujet est une vache de cinq ans, morte après onze jours de maladie.

« Tout le tissu cellulaire intermusculaire, dit Coulon, est infiltré d'une sérosité claire comme de l'eau de roche; lorsqu'on perce une cellule de l'engorgement abdominal, le liquide épanché s'écoule avec abondance; tous les ganglions lymphatiques de l'auge, de l'aine et de la région axillaire sont tuméfiés et ramollis; les cordons qui se rendent aux ganglions ont un gros volume; l'ouverture de l'abdomen laisse écouler, au moins, deux seaux de sérosité. Le liquide épanché est principalement localisé entre l'épiploon et le rumen. Ce dernier organe n'offre de particulier que la sécheresse des matières alimentaires qu'il contient; les autres renflements gastriques, ainsi que l'intestin et tous les autres viscères contenus dans l'abdomen, n'offrent point d'altérations notables.

« La poitrine étant ouverte du côté gauche, laisse écouler beaucoup de liquide. On constate d'abord, entre la plèvre et le poumon, une adhérence qui, étant détruite avec précaution, laisse à découvert une masse ressemblant à un sac rempli d'un liquide. Un coup de scalpel fait écouler de ce sac environ 4 à 5 litres d'une matière liquide, noirâtre, d'une odeur de gangrène très-prononcée, et dans laquelle surnagent quelques petites parcelles grisâtres, de nature fibrineuse. Cette poche n'est autre chose que le péricarde, lequel offre des altérations des plus remarquables. Il est adhérent d'une manière très-intime avec la plèvre costale et sternale; mais l'adhésion la plus forte est celle qu'il a contractée avec la pointe du cœur, sur une largeur de 2 centimètres 1/2. A la base de l'adhérence avec le cœur, on aperçoit la *tête d'une aiguille* implantée dans le ventricule gauche. Le cœur offre un volume énorme, son aspect ferait croire qu'il a subi la macération. Il offre, sur toute son enveloppe, des granulations d'une couleur grisâtre, criant sous l'instrument quand on les râcle. La pointe du cœur se sépare difficilement de son enveloppe; le tissu constituant l'adhésion crie sous le scalpel et ressemble à du cartilage. L'aiguille est implantée dans la pointe du ventricule gauche d'une manière oblique; elle a 4 centimètres 1/2 de longueur. Le cœur, pesé dans une balance, a un poids de 4 kilogrammes; son enveloppe, pesée à part, pèse 3 kilogrammes 250 grammes. L'oreillette et le ventricule droit n'offrent rien de particulier à noter; le ventricule gauche et son oreillette ont un volume énorme; les colonnes charnues sont très-développées et communiquent d'une paroi à l'autre; au fond du ventricule on aperçoit quelque chose ayant la forme et le volume d'une cupule de gland (fruit du chêne). Cette cupule est composée d'une matière blanche crétacée; elle recouvre la pointe de l'aiguille qui pénètre dans le ventricule. En coupant avec le scalpel le trajet suivi par l'aiguille, on trouve une substance crétacée qui forme une espèce de canal, ou plutôt un étui dans lequel est renfermée l'aiguille. Les membranes fibreuse et séreuse, enveloppant le cœur, ont une épaisseur identique à celle du péricarde, qui est d'un demi-centimètre. Le poumon gauche offre des traces d'hépatisation disséminée, du volume d'une noix; sa partie postérieure est intimement unie avec le diaphragme, et les racines se confondent avec le péricarde. Il faut ajouter que la substance musculeuse du cœur, dépouillée de ses enveloppes, ne présente point de changements de composition, si ce n'est une couleur pâle, caractérisant l'affection hydroémique du sang, et qui a eu probablement pour cause la présence de l'aiguille dans l'une des parois de ce viscère. Les ventricules ne contiennent pas de caillots sanguins et les vaisseaux sont dans un état complet de vacuité. »

Nous avons cité, page 194, le fait d'une taure dans le cœur de laquelle M. Vernant a trouvé une aiguille à repriser, dont la présence avait donné lieu, du vivant de l'animal, à des symptômes très-remarquables.

Les détails qui précèdent suffisent, croyons-nous, pour faire comprendre combien il serait sage de soustraire à la consommation la viande provenant d'un animal sacrifié dans des conditions d'épanchement et d'infiltration semblables, provoquées par la présence d'un corps étranger ayant pénétré dans le péricarde et jusque dans l'épaisseur du cœur lui-même.

Nous ne quitterons pas cette étude de la péricardite sans parler d'une forme de péricardite qu'il nous a été donné de rencontrer dans plusieurs circonstances. Nous voulons parler de *la transformation tuberculeuse* du péricarde. Au mois d'août 1873, nous avons observé le fait suivant rapporté par le *Recueil de médecine vétérinaire*, numéro de mai 1874 :

Le sujet est une vache garonnaise de six ans, en assez bon état, mais dont l'autopsie mit à découvert de nombreux tubercules dans les poumons, le foie, la rate et les grandes séreuses splanchniques.

« Ce qui frappe tout d'abord, à l'ouverture de la poitrine, c'est le développement extraordinaire pris par l'organe cardiaque et la soudure complète avec les côtes, sur une étendue de plus de 20 centimètres. Cette adhérence intime se fait par l'intermédiaire de nombreuses fausses membranes sur lesquelles il faut tirer avec force pour obtenir la séparation de cette masse à forme conique. Le *péricarde* est complètement transformé en une épaisse cuirasse, remplie de matière tuberculeuse, ici concrète, là sous forme de petits îlots purulents. Sa face extérieure est chatoyante et garnie de nombreuses fausses membranes d'un blanc nacré, dures et infiltrées de calcaire, concourant à la souder aux côtes correspondantes d'une part, aux poumons et au médiastin de l'autre. Sa face interne, ou mieux sa *limite interne*, laisse échapper de nombreux tractus fibreux, s'entrecroisant avec les fibres musculaires extérieures du cœur par une sorte d'intrication que je ne puis mieux comparer qu'à l'intrication des lames podophylleuses qui recouvrent la troisième phalange du pied du cheval avec les feuillets cornés qui existent à la face interne du sabot. Ainsi transformé, le péricarde constitue donc autour du cœur une enveloppe complète, aussi bien pour les oreillettes que pour les ventricules, ne s'arrêtant qu'à l'origine des gros vaisseaux occupant la base de l'organe.

Le cœur lui-même a pris un développement extraordinaire et la capacité intérieure de l'organe est presque totalement occupée par le ventricule gauche, dont la paroi postérieure est sensiblement diminuée d'épaisseur ; le ventricule droit est réduit à des proportions très-restreintes. Plus de sillon horizontal du cœur ; absence complète de cette graisse qui d'habitude abonde à la base et sur l'organe lui-même.

J'ai pensé qu'il était opportun d'établir en regard les uns des autres les chiffres comparatifs de mesures prises tant sur la pièce pathologique en question que sur différents cœurs sains de dimensions diverses. Ces chiffres sont tout au moins intéressants.

	CŒUR SAIN	CŒUR MALADE
Poids moyen (de cœurs de volumes divers)...	2 k. 500 à 3 kil.	12 k. 500
Hauteur de la base à la pointe..............	0m25	0m36
Diamètre au niveau du sillon horizontal......	0m21	0m30
Grande circonférence........................	0m49	0m88
Circonférence prise à 3 centimètres de la pointe.	0m30	0m38

Épaisseur de la paroi antérieure du ventricule droit	0m04 1/2	0m01 1/2
Épaisseur de la paroi postérieure du ventricule gauche	0m01 1/2	0m 1/2
Épaisseur de la tuberculisation du péricarde au niveau de la paroi antérieure du ventricule droit	»	0m04
Épaisseur de cette tuberculisation à la pointe du cœur	»	0m06
Épaisseur de la cloison interventriculaire	0m04 à 0m05	0m07 1/2
Diamètre intérieur à la base du ventricule gauche	0m06	0m08 1/2
Diamètre intérieur à la base du ventricule droit	0m03	0m01 1/2

Les renseignements qui précèdent attestent donc : 1° une *hypertrophie* générale du cœur ; 2° l'épaississement du péricarde et sa transformation tuberculeuse ; 3° le développement anormal de la cavité ventriculaire gauche et le rétrécissement de la cavité ventriculaire droite ; 4° l'adhérence de ce péricarde anormal avec les parties voisines, d'une part, et comme conséquence, *une immobilité complète ou à peu près complète du cœur, durant l'exécution de la diastole et de la systole.* »

Nous ne dirons que fort peu de chose de la *cardite* que M. Leblanc (1) considère à juste titre comme consécutive à l'inflammation de la séreuse péricardique. Ramollissement du tissu musculaire, collections purulentes, indurations fibreuses, caillots sanguins libres ou adhérents au tissu musculaire, transformation des indurations fibreuses en tissu cartilagineux ou osseux, kystes séreux particulièrement rencontrés dans la cloison médiane du cœur : telles sont les lésions que donne M. Leblanc comme étant susceptibles d'être trouvées chez les sujets atteints de cardite.

Dans un cas *d'endocardite* chronique rapporté par M. Joyeux, vétérinaire à Mansle (Charente) (2), les principales lésions signalées sont : le péricarde, les deux oreillettes et le cœur droit parfaitement sains ; présence d'un caillot noir non adhérent dans l'intérieur du cœur gauche ; membrane interne du cœur gauche épaissie dans toute son étendue ; plaques plus ou moins étendues dans l'épaisseur de la cloison médiane, et arrivées à différents degrés de désorganisation, les plus récentes pâles, couleur feuille morte, les plus anciennes réduites en un pus doux au toucher, leur pourtour tapissé par une membrane lisse, régulière et bien close ; d'autres plaques, intermédiaires à ces

(1) *Dictionnaire de médecine et de chirurgie.* Bouley et Reynal.
(2) *Journal des Vétérinaires du Midi.* Mars 1864.

deux états extrêmes, complètement décolorées, molles, se détachant facilement des parties saines, sans qu'il n'y eût rien qui séparât ces deux tissus ; embolies dans les gros vaisseaux veineux et non dans les troncs artériels ; caillots dans le parcours de toutes les veines. » A ces caractères, M. Leblanc ajoute l'épaississement, le boursouflement et même le renversement des bords des valvules et conséquemment le rétrécissement des ouvertures du cœur.

Nous avons déjà fait pressentir l'importance des lésions cardiaques au point de vue spécial qui nous occupe ; il ressort, en effet, de toutes les relations de ce genre publiées par les vétérinaires, que les lésions du cœur et de ses enveloppes entraînent la plupart du temps des infiltrations séreuses générales, des épanchements dans les grandes cavités splanchniques donnant conséquemment à la viande des propriétés et surtout un aspect extérieur qui doivent la faire exclure de la consommation.

2° LÉSIONS DE NATURE SPÉCIFIQUE

Péripneumonie contagieuse. — On sait que la *péripneumonie* ou *pleuropneumonie* est une affection particulière aux animaux de l'espèce bovine, de nature spécifique, contagieuse, conséquemment virulente, et considérée notamment par M. Bouley, « comme un mouvement fluxionnaire éruptif analogue à celui qui produit les tumeurs du tissu cellulaire dans le charbon, les pustules de la clavelée, celles de la pituitaire dans la morve. »

Pour donner une idée des lésions péripneumoniques, je citerai un extrait d'un rapport présenté par moi à M. le maire de Bordeaux sur les travaux de l'inspection des viandes pendant le premier trimestre 1874 :

« Une vache, de race bordelaise ou race gouine, hors d'âge, a été abattue le 9 mars dernier et a dû être saisie pour cause de maigreur extrême, provoquée par l'existence de la péripneumonie. Ce sujet n'est pas le seul atteint de cette affection qu'il m'a été donné d'observer ; j'ai rencontré, en effet, les lésions péripneumoniques sur huit autres vaches et un veau de trois mois ; mais il est le seul pour lequel j'ai dû prononcer la saisie. L'existence de cette maladie chez des animaux conduits à l'abattoir n'a rien qui puisse étonner, car on sait que l'affection règne depuis longtemps déjà dans plusieurs étables des environs de Bordeaux.

« Je tiens tout d'abord, Monsieur le Maire, à bien constater ce fait que la vache en question n'a pas été retirée de la consommation pour cause de péripneumonie, car il est hors de doute que la viande provenant d'animaux péripneumoniques n'est pas de nature à provoquer d'accidents aux personnes qui la consomment; tout au moins la science n'a-t-elle pu jusqu'ici se prononcer en faveur d'une contagion possible contre laquelle, du reste, s'élève la disposition anatomique des poumons de l'homme comparée à celle des poumons du bœuf. Il importe seulement de faire remarquer que l'attention des populations ayant été appelée par la voie des journaux sur la présence de la maladie autour de Bordeaux, il est urgent que le propriétaire d'animaux péripneumoniques sâche qu'il ne doit pas attendre jusqu'à la dernière limite du mal pour livrer ces animaux à la boucherie.

« Cela dit, voici le tableau à la fois le plus exact et le plus succinct que je puisse faire des lésions que j'ai rencontrées sur le sujet saisi. Maigreur générale très-accentuée; absence de suif aux rognons comme aux épiploons et mésentères, quelques rares parcelles de graisse molle et jaunâtre autour du cœur et à la face interne du bassin. Viande pâle, sans consistance et donnant sous le doigt une sensation visqueuse.

« L'ouverture de la poitrine donne écoulement à une abondante quantité de liquide épanché, clair et de couleur citrine, dans lequel nagent quelques débris membraneux d'organisation plus ou moins avancée. Le sac pleural droit est particulièrement tapissé par une infinité de fausses membranes, les unes de couleur jaunâtre et sans consistance, les autres plus denses et plus blanches. C'est particulièrement sur le tiers inférieur de la cavité que pullulent ces dernières productions inflammatoires dont l'abondance est telle qu'elles soudent intimement la plèvre costale épaissie au sac pulmonaire également très-épaissi et forment par leur rapprochement une masse, un tout de couleur gris-blanc, d'apparence et de consistance fibreuses.

« Envisagés dans leur ensemble, les deux poumons ont considérablement augmenté de poids et de volume; mais les deux tiers inférieurs du poumon droit sont plus particulièrement le siége de l'altération pathologique caractéristique de la maladie. La plèvre pulmonaire, épaisse de 5 centimètres environ, est d'un gris-châtoyant et résiste à l'instrument tranchant; de cette enveloppe partent, pour gagner la substance pulmonaire proprement dite, de nombreuses cloisons épaisses et denses divisant cette substance en autant de compartiments polyédriques irréguliers, de couleur rouge-pâle, durs et laissant suinter à la pression une sérosité citrine très-abondante.

« Dans le tiers supérieur de l'organe, les cloisons interlobulaires sont moins denses, moins épaisses; leur infiltration est jaunâtre et à un degré d'organisation moins avancé; le tissu pulmonaire est d'un rouge plus foncé. Vue dans son ensemble, la coupe de l'organe est marbrée. Cette coupe met à découvert les orifices fortement comprimés et restreints des tuyaux bronchiques desquels s'écoule un liquide spumeux mélangé de traînées sanguinolentes; là où l'organisation des matières plastiques est moins complète, quelques fausses membranes obstruent les plus grosses divisions bronchiques dans les deux tiers inférieurs du poumon malade. Enfin, les ganglions bronchiques sont gonflés et infiltrés de sérosité citrine.

« Le poumon gauche, quoique présentant des lésions caractéristiques de l'affection au premier degré, n'est guère atteint que dans la cinquième partie de son étendue. Remarque : chez la vache en question la moelle est sans consistance et ses enveloppes sont congestionnées.

« J'ai eu l'occasion, ai-je dit plus haut, de constater l'existence de la péripneumonie sur un veau de trois mois de race garonnaise. Le fait mérite d'être signalé, non pas qu'il puisse être mis sur le compte de l'hérédité, car on ne s'expliquerait pas comment un veau, apportant en naissant le germe de la maladie, pût grandir et *engraisser* (car l'animal était très-gras), sans que l'altération subie par les poumons ne prît des proportions telles que la mort n'en fût la conséquence. Du reste, la question de la transmission de la péripneumonie par voie héréditaire n'est pas suffisamment tranchée pour que je puisse considérer le fait actuel comme une preuve à l'appui de cette manière de voir. Il me paraît jusqu'ici plus rationnel de considérer le fait actuel comme un cas de contagion par cohabitation avec des animaux atteints de l'affection péripneumonique (1). »

On trouvera, dans l'énoncé qui précède, un exposé des lésions le plus communément rencontrées chez les sujets atteints de péripneumonie, exposé fidèle, car il a été fait *pièces en main*. A ces détails j'ajoute que quelquefois il arrive de rencontrer des portions pulmonaires mortifiées et séquestrées dans des sortes de kystes à parois pseudomembraneuses, arrivant même par le temps à se fondre en une matière déliquescente se dissolvant dans le liquide du kyste pour ne plus former qu'une pâte homogène, de couleur jaune-grisâtre, complètement inodore tant que les parois de cette poche restent impénétrables à l'air, mais acquérant l'aspect et l'odeur de gangrène lorsque l'air pénètre dans la vomique par l'orifice de quelque tuyau bronchique; du reste, la dénomination de *péripneumonie gangréneuse*, donnée par quelques auteurs à l'affection qui nous occupe, prouve bien qu'il est

(1) Depuis que ces lignes ont été écrites, j'ai observé deux ou trois faits du même genre.

des cas où s'observe l'altération gangréneuse de la substance pulmonaire. On peut enfin rencontrer, à l'autopsie des sujets péripneumoniques, les lésions tuberculeuses associées aux désordres produits par la péripneumonie elle-même.

3° MALADIES PARASITAIRES

Parmi les parasites susceptibles d'habiter la cavité thoracique des animaux de boucherie ou les organes que renferme cette cavité, nous citerons :

1° *Le Cysticercus tenuicollis* que l'on rencontre quelquefois sur les plèvres sous forme de kystes renfermant les vésicules servant d'habitats à l'helminthe. M. le professeur Lafosse cite aussi la présence de ce cysticerque dans l'épaisseur des parois du cœur chez les ruminants ;

2° *Le strongylus micrurus* et le *strongylus filaria* dont nous avons constaté la présence dans les bronches du veau et du mouton atteints de bronchite vermineuse ;

3° *L'échinococcus veterinorum* qui peut habiter le poumon comme il habite le foie, c'est-à-dire sous la forme d'une ampoule pleine de liquide légèrement trouble, plus ou moins volumineuse et enveloppée d'une poche ou kyste dont sa présence a déterminé la formation ;

4° *La linguatula denticulata* qui habite également le poumon des bêtes bovines.

Au point de vue spécial qui nous occupe, ces différents parasites n'ont d'importance qu'autant que leur présence a entraîné chez les sujets qui les hébergent un amaigrissement extrême, ou bien coïncide avec un état anémique ou hydroémique enlevant à la viande toute valeur nutritive. Toutefois, il est bon d'en connaître et le nom et l'habitat.

4° VICES DE NUTRITION

a. Vices de nutrition du poumon

Phthisie tuberculeuse. — Phthisie calcaire, pommelière. — Tuberculose générale et partielle.

Pris dans son acception la plus stricte, le mot *phthisie*, du grec φθιω veut dire *consomption*, dépérissement des sujets malades ; aussi cette expression s'appliquait-elle autrefois à diverses affections engendrant la maigreur, le marasme. Depuis Laënnec, on a donné le nom de *phthisie pulmonaire* à la maladie résultant du développement de *tubercules* dans les poumons, et l'on désigne d'une manière générale sous le nom de *tuberculose* toute maladie se traduisant par la présence de tubercules en un point quelconque de l'organisme, le plus souvent en plusieurs points à la fois. Il suit de là qu'il peut y avoir *tuberculose des poumons* (phthisie pulmonaire tuberculeuse), *tuberculose du foie* (hépatite tuberculeuse) *tuberculose du péricarde* (péricardite tuberculeuse), etc., etc.; dans plusieurs circonstances la tuberculose est générale et l'on rencontre des sujets chez lesquels existe une véritable prédisposition des organes à devenir simultanément ou successivement le siége de productions tuberculeuses, d'où le nom de *diathèse tuberculeuse* donné à cet état particulier de l'économie.

Je me propose de traiter en ce moment des lésions propres à la tuberculose considérée à un point de vue général, m'arrêtant, suivant les circonstances, sur les lésions dont les organes, envisagés en particulier, peuvent être le siége; et je ne saurais traiter cette question d'une façon plus pratique, au point de vue spécial de l'inspection des viandes, qu'en rappelant ici quelques-unes des nombreuses autopsies que j'ai faites dans le but de bien connaître et bien apprécier le sujet qui nous occupe. Dans une àutre partie de ce travail, je m'occuperai de la tuberculose envisagée au point de vue de sa transmissibilité à l'homme par l'usage des viandes provenant d'animaux tuberculeux.

Je tiens à constater, tout d'abord, que les lésions tuberculeuses peuvent se rencontrer aussi bien sur des sujets gras que sur des sujets maigres; toutefois, il est un degré de l'affection s'accompagnant presque toujours d'une maigreur générale, d'une véritable consomption.

La phthisie tuberculeuse est beaucoup plus commune chez la vache et surtout chez la vache âgée que chez le bœuf; on peut aussi en constater des vestiges chez le veau; toutefois, chez ce dernier, les lésions tuberculeuses occupent, le plus souvent, les ganglions lymphatiques de la région rétro-pharyngienne et des mésentères.

La lésion principale, on pourrait même dire essentielle, de la tuberculose étant le *tubercule*, il importe de faire ressortir en quelques mots l'état des connaissances actuelles sur la nature et les différents caractères physiques de cette production.

Les tubercules sont de petits corps arrondis, d'un volume variant entre celui d'une tête d'épingle et celui d'une petite noisette, lisses à leur surface, d'un blanc-grisâtre et demi transparent ou jaunes opaques suivant leur âge, résistant à la pression comme à l'action de l'instrument tranchant et pouvant se développer particulièrement dans la trame pulmonaire, sur les plèvres, le médiastin, le péricarde, les mésentères et tous les viscères abdominaux, les testicules, les mamelles, enfin dans l'épaisseur des ganglions lymphatiques. (Fig. 44.)

Dans les poumons, ils sont en quantité plus ou moins considérable, occupant, soit les lobules pulmonaires, soit le tissu cellulaire inter-lobulaire, donnant à l'organe un aspect extérieur bosselé et formant quelquefois des masses épaisses et lourdes dans lesquelles l'instrument tranchant pénètre avec difficulté. Les extrémités antérieures et la partie inférieure des poumons sont les points le plus ordinairement envahis par l'élément tuberculeux.

Vus sur les séreuses, les tubercules sont, soit immédiatement appliqués sur ces membranes, soit suspendus à l'extrémité de pédicelles membraneux, vasculaires, de couleur légèrement rosée. Ils peuvent être isolés ou réunis en chapelets ou en masses plus ou moins épaisses, mamelonnées fortement adhérentes à la séreuse qu'elles recouvrent. C'est particulièrement sur les plèvres que l'on constate la présence de ces agglomérations *épaisses*, de ces *masses énormes*, analogues par leur aspect extérieur et leur consistance aux tumeurs sarcomateuses; sur le péritoine, les tubercules accumulés y forment plutôt comme une sorte de cuirasse mamelonnée, tapissant quelquefois tout le fonds de la cavité abdominale et gagnant jusque dans l'intérieur du bassin, ou bien ils sont suspendus à des fausses membranes péritonéales disposées comme de véritables stalactites. Sur le péricarde, ils peuvent être isolés ou bien avoir tellement envahi la séreuse que celle-ci a disparu complètement ou n'existe qu'à l'état de vestiges. Aux mamelles, ils sont, ou superficiels, ou rassemblés en divers points dans l'épaisseur même de la masse glandulaire. Les ganglions lymphatiques le plus ordinairement atteints par la tuberculisation sont les ganglions sous-maxillaires, pharyngiens, ceux des bronches, ceux de l'entrée de la poitrine, les ganglions sous-lombaires et mésentériques; ils sont augmentés de volume, et plus ou moins bosselés par l'élément tuberculeux particulièrement rassemblé dans leur partie centrale. J'ai vu des ganglions dont l'organisation primitive avait complètement disparu sous l'influence tuberculeuse; du volume d'une grosse pomme, ils étaient durs et leur enveloppe épaisse, fibreuse, ne contenait qu'un amas tuberculeux, jaune et très-résistant.

Anatomiquement parlant, le tubercule peut se présenter sous trois états différents : récent, il est petit, granuleux, arrondi, d'aspect grisâtre, transparent et difficile à écraser entre les doigts. Recouvert par une production cellulo-fibreuse, légèrement arborisée de rouge, il est poli à sa surface; sa coupe, assez difficile à faire régulièrement, met à découvert comme une sorte de gangue aréolaire dans laquelle sont renfermés ses éléments constitutifs; une simple inspection à la loupe permet de constater facilement cette disposition. L'examen microscopique démontre : 1° que le tissu tuberculeux est formé de cellules à noyaux, de nature fibro-plastique, réunies entre elles par du tissu conjonctif; 2° que le tubercule naît au voisinage des vaisseaux, sur leur parcours même, dans les interstices des fibres cellulaires inter-organiques ou parenchymateuses; 3° que le tubercule ne contient pas de vaisseaux dans son intérieur, « mais que les matériaux nutritifs y sont apportés par les vaisseaux environnants qui sont toujours plus riches autour des nodosités et dans les cloisons ou interstices des grosses masses tuberculeuses que dans le tissu conjonctif sain. (1) »

Il résulte de cette disposition anatomique que les grosses masses tuberculeuses, rencontrées dans les grandes cavités splanchniques ou dans l'épaisseur de certains organes parenchymateux, ne peuvent être considérées comme la conséquence d'un développement progressif des tubercules, depuis leur formation jusqu'au moment où ils ont pris un volume considérable, mais bien comme une agglomération de productions miliaires entre lesquelles cheminent des vaisseaux plus ou moins abondants.

Sous un second état, le tubercule est pénétré par *l'élément calcaire*. Il se présente alors sous la forme d'un corps jaune, dur, s'écrasant difficilement, et donnant sous le doigt, après écrasement, la sensation de petits grains de nature crétacée. Ces granulations sont faciles à isoler de la gangue fibreuse qui les enveloppe, et l'examen microscopique démontre qu'elles ne sont que la conséquence d'un dépôt de l'élément calcaire au sein des cellules composant la trame tuberculeuse. Lorsque cette calcification s'est opérée au sein de grandes masses tuberculeuses, celles-ci sont devenues difficiles à entamer par l'instrument tranchant et forment alors, dans certaines circonstances, ce que M. Colin a, dans un langage pittoresque, désigné sous le nom de véritables *carrières* de carbonate et de phosphate de chaux, au milieu desquelles on trouve des brides fibreuses très-condensées de tissu cellulaire, pénétré lui-même en plusieurs points par l'élément minéral. La pénétration du tubercule par l'élément calcaire, très-commun à rencontrer chez les herbivores, est au contraire assez rare chez l'homme.

La troisième et dernière période par laquelle passe le tubercule est celle dite période de *ramollissement*. Cette transformation marche du centre à la périphérie, et, comme il arrive souvent que plusieurs tubercules voisins la subissent simultanément, on rencontre alors de vastes cavités comparées par quelques auteurs avec les *vomiques*, contenant une matière plus ou moins épaisse, jaunâtre, onctueuse au toucher, avec ou sans odeur de putridité, dans le sein de laquelle on

(1) Reynal. *Police sanitaire*.

sent les granulations calcaires associées à de la matière caséeuse. On rencontre fort souvent aussi au milieu de ces cavernes des brides de tissu cellulaire condensé. Le ramollissement peut être à un degré plus ou moins prononcé; quelquefois aussi ces dépôts, de consistance épaisse, sont contenus dans une sorte de coque à parois plus ou moins épaisses, indurées, de laquelle on peut les extraire par enucléation. Le ramollissement peut encore se présenter sous un aspect différent du précédent; la matière tuberculeuse est devenue friable et se sépare en petites parcelles, en prenant, ainsi que le dit M. le professeur Lafosse, l'aspect du fromage rongé par des cirons. J'ai trouvé ces deux états réunis chez plusieurs animaux et dans un même poumon; aussi, doit-on, à mon avis, considérer le dernier des deux, soit comme un acheminement au ramollissement complet, soit comme une conséquence de la disparition de la plus grande partie des éléments liquides constitutifs des dépôts caséeux.

On a parlé d'altérations des os par l'élément tuberculeux; je crois que les faits de ce genre sont très-rares à observer en médecine vétérinaire; toutefois, j'ai constaté dans une circonstance une pénétration de la face supérieure du sternum par la matière tuberculeuse. Une fois aussi, j'ai rencontré, ainsi qu'on le verra plus loin, des ulcérations de la muqueuse trachéale.

Ajoutons, pour terminer cette courte étude anatomique du tubercule, qu'il est des cas où l'on rencontre simultanément avec les lésions tuberculeuses celles de la pleurésie chronique, de la bronchite chronique avec cavernes ou vomiques plus ou moins développées, de la pneumonie chronique; on peut aussi trouver la matière calcaire ayant pénétré et transformé la coque recélant l'échinocoque vétérinaire.

D'après Lassaigne, les tubercules ramollis du poumon ont la composition chimique suivante :

Matières fibrino-albumineuses......	70
Sous-phosphate de chaux....... ..	16
Sous-carbonate de chaux..........	8
Sels alcalins solubles.............	1
Eau..........................	5
	100

D'près Dulong et Thénard, les tubercules de la vache sont composés de matière animale, de phosphate et de carbonate de chaux, dans la même proportion que dans les os. Lorsque la phthisie tuberculeuse ou pour mieux dire la tuberculose a envahi tous les organes, séreuses, poumons, ganglions et surtout ganglions mésentériques, le sujet est le plus ordinairement très-maigre, ses muscles sont pâles, ses os saillants ; tout en un mot dénote le marasme et la souffrance ; toutefois, la maigreur n'est pas fatalement la conséquence de la phthisie, ainsi que nous allons le voir.

Je vais, ainsi que je l'ai annoncé, terminer cet examen des lésions tuberculeuses par l'énoncé des particularités que m'a fournies l'autopsie de quelques sujets phthisiques. J'aurai, du reste, l'occasion de revenir plus tard sur cette question très-importante au point de vue de l'inspection des viandes.

Autopsie, 6 mars 1875. — Bœuf basque, de six ans, en bonne chair.

Les poumons n'ont pas sensiblement augmenté de volume, mais ils sont farcis de tubercules, les uns durs, réellement crétacés, les autres ramollis, plein de matière caséeuse, ces derniers généralement situés plus profondément que les premiers. Dans le gros lobe antérieur et recourbé du poumon droit existe un abcès du volume d'une grosse pomme, rempli de matière tuberculeuse concrète, abcès qui, reposant sur la face supérieure et aplatie du sternum, a entamé le tissu osseux au point d'y former plusieurs dépôts crétacés, gros comme de petits œufs de poule, *logés dans de véritables cavités ovalaires formées aux dépens de l'os lui-même.* Le nombre des tubercules existant sur les parois latérales internes de la poitrine est considérable. Sous une masse jaunâtre, lobulée, du volume du poing d'un homme, formée de tubercules agglomérés, garnie çà et là d'îlots caséeux et occupant le côté droit de la cage thoracique, existe une véritable fistule, à parois rugueuses, pénétrées de matière calcaire, aboutissant dans un vaste abcès placé dans le tissu cellulaire abondant de la face interne de l'épaule correspondante. La matière de l'abcès est un pus mal lié et d'une odeur infecte, dont la quantité peut être évaluée à un demi-litre. Du côté gauche de la poitrine existent également plusieurs accumulations tuberculeuses, mais n'ayant entamé que la plèvre et les muscles inter-costaux. De nombreuses fausses membranes épaisses et blanchâtres réunissent les poumons à la plèvre costale. Les ganglions prépectoraux, gros comme de petites pommes, sont tellement tuberculisés qu'ils n'offrent plus trace d'organisation normale ; leur enveloppe est épaisse, indurée et forme de véritables sacs desquels se détache facilement, sorte d'énucléation, la matière crétacée, concrète du tubercule. Ceux des bronches sont gonflés et infiltrés de matière calcaire. Lorsqu'à ce tableau j'aurai ajouté que le péricarde, la face antérieure du diaphragme et le médiastin lui-même sont parsemés de tubercules crus, de la grosseur d'un petit pois, j'aurai suffisamment indiqué dans quel état était la poitrine de l'animal en question.

Dans l'abdomen, le foie et la rate sont le siège de nombreuses productions tuberculeuses ; les ganglions mésentériques, enfin, sont pour la plupart gonflés et durs, transformés en véritables dépôts calcaires.

Envisagé au point de vue médical, ce fait de tuberculose générale a, je crois, une importance bien remarquable qu'il doit à l'altération subie par la substance osseuse du sternum par la pénétration de l'élément tuberculeux. Je ne sache pas que pareille désorganisation ait été souvent constatée chez les animaux. Tout au moins n'ai-je jamais eu l'occasion de voir la matière tuberculeuse détruisant la trame osseuse pour s'y creuser de véritables réduits.

Autopsie, 7 décembre 1873. — Vache de race bordelaise ou gouine, douze ans, ayant été très-bonne laitière.

La maladie (phthisie tuberculeuse) a envahi les deux poumons, mais particulièrement le gauche. La plèvre de ce dernier côté, surtout, est parsemée de petits mamelons, les uns gris, les autres jaunes, d'une grosseur variant entre celle d'une tête d'épingle et celle d'une noisette ; ceux-ci isolés, ceux-là réunis par groupes ou chapelets. Pressés entre les doigts, ils s'écrasent la plupart facilement et paraissent formés d'une matière caséeuse au milieu de laquelle existent de nombreuses granulations calcaires. La plèvre elle-même est infiltrée, épaissie, granuleuse. De semblables mamelons existent, mais en beaucoup moins grand nombre, sur le sac pleural droit. Quant aux poumons, ils sont, notamment le gauche, plus volumineux qu'à l'état normal et adhérent à la plèvre costale et diaphragmatique par des fausses membranes blanchâtres et granuleuses. Les deux tiers du poumon gauche sont envahis de matière tuberculeuse, au point de donner à l'organe une épaisseur et un poids remarquables. La coupe faite avec l'instrument tranchant met à découvert plusieurs corps arrondis, les uns gros comme une noisette, les autres du volume d'une petite pomme ; les premiers isolés ou réunis en masses d'aspect grisâtre, superficiels ou profonds. Quelques-uns sont restés durs et crient sous l'instrument, d'autres sont devenus de véritables abcès, vastes foyers à parois enflammées, recélant une matière épaisse, caséeuse, au milieu de laquelle le doigt perçoit la sensation granuleuse, calcaire. Le poumon droit n'offre que des tubercules à l'état de crudité. Les ganglions des bronches et du médiastin sont fortement engorgés ; enfin la tuberculose s'accuse jusque dans les ganglions mésentériques qui, eux aussi, ont augmenté de volume.

Autopsie, 18 décembre 1873. — Je ne citerai de ce fait que cette particularité :

Le poumon gauche, qui a pris un volume considérable, est à l'état de masse compacte dans laquelle il n'est plus possible de trouver trace d'organisation pulmonaire ; son poids total est de 5 kilogrammes. Le tissu inter-lobulaire est hypertrophié. En présence de cette masse énorme, on peut se demander comment l'animal qui la recélait a pu vivre, ou tout au moins, comment il n'a pas considérablement souffert, *car la viande en est belle, imprégnée de graisse*, et chacun des rognons est entouré de plus de dix livres de suif.

Je citerai encore, comme fait remarquable de phthisie, le suivant observé par moi, 5 août 1875 :

Une vache garonnaise, hors d'âge, est abattue *d'office* comme présentant tous les symptômes d'une phthisie au suprême degré. A l'autopsie je rencontrai comme particularité bien remarquable la lésion suivante : A la face interne de la trachée, près de l'origine des grosses divisions bronchiques, existent trois véritables *ulcérations* de la muqueuse ; leur forme est ovale ; deux d'entre elles mesurent 5 centimètres en longueur et 4 centimètres en largeur ; la plus petite a 2 centimètres de long sur 1 centimètre de large. Sur un fond mamelonné, garni de nombreux bourgeons rouges, se dessinent des anfractuosités remplies de matière jaune, caséeuse, mélangée de fines granulations calcaires. Quelques petites aigrettes très-résistantes font saillie sur plusieurs mamelons. Les bords de ces plaies sont renversés, épais, bourgeonnés, creusés de vacuoles remplies de matière calcaire. La membrane muqueuse qui tapisse l'intérieur de la trachée est garnie en ce point de nombreuses productions tuberculeuses. Les ulcérations de la phthisie sont, je crois, plus communes à rencontrer dans les premières voies respiratoires de l'homme que chez les animaux ; aussi le fait que je viens de citer m'a-t-il paru digne d'être rapporté brièvement.

Pour donner une idée du degré de phthisie auquel était arrivée la vache en question, j'ajoute que les ovaires eux-mêmes étaient gonflés et complètement transformés par l'élément tuberculeux.

J'ai parlé, à propos des lésions du péricarde, de la *péricardite tuberculeuse ;* les faits de ce genre sont assez communs à constater à des degrés plus ou moins prononcés.

On rencontre aussi tres-communément chez les animaux de boucherie, la transformation tuberculeuse des parois de la coque du ver cystique désigné du nom d'*échinococcus veterinorum*, dont l'habitat principal est le foie ; mais, en dehors de cette particularité, il arrive aussi fréquemment de trouver des tubercules dans l'épaisseur où à la surface de l'organe hépatique.

La péritonite tuberculeuse accompagne presque toujours la phthisie du même nom, et il m'est arrivé de constater chez des vaches phthisiques une pénétration telle de la séreuse par l'élément calcaire qu'il devenait impossible de reconnaître la présence de cette séreuse ; on dirait une véritable cuirasse épaisse tapissant tout le fond de la cavité abdominale. La vache que représente la figure 44 nous en fournit un exemple remarquable. Nous avons vu combien étaient fréquentes les altérations des ganglions sous l'influence de l'infection tuberculeuse ; nous ne reviendrons donc pas sur les modifications subies par ces ganglions suivant l'état dans lequel se trouve l'élément tuberculeux qui les a pénétrés et transformés; ajoutons seulement qu'il nous est arrivé plusieurs fois de rencontrer les ganglions bronchiques sensiblement accrus de volume sous l'influence de la tuberculisation, sans que les poumons aient eux-mêmes subi de graves modifications par l'élément tuberculeux. Quant à la transformation tuberculeuse des ganglions mésentériques, elle est, ainsi que nous l'avons vu, le corollaire indispensable de la phthisie tuberculeuse arrivée à un degré assez avancé.

Phthisie vermineuse. — Je ne ferai que citer ce nom donné par M. le professeur Colin à une altération tuberculeuse des poumons, provoquée par la présence d'un helminthe ou concomitante avec elle. Cet helminthe est celui que nous avons déjà désigné, en parlant de la bronchite nerveuse, sous le nom de *strongylus micrurus* chez le veau et *strongylus filaria* chez le mouton. J'ai dit à ce propos que les petites tumeurs recélant le strongle filaire associé à une matière onctueuse, granulée, étaient communes à rencontrer chez le poumon du mouton; que quelquefois on rencontrait, à la place du parasite, des nodules blancs appelés à subir ou ayant subi la métamorphose regressive graisseuse ou calcaire; j'ajoute n'avoir pas remarqué que la présence de ce nématoïde coïncidât toujours avec un état phthisique ou de consomption des sujets; aussi, suis-je disposé à ne pas gratifier du nom de phthisie la maladie en question.

b. Vices de nutrition du cœur

Hypertrophie du cœur. — On a reconnu deux modes d'hypertrophie. L'un des deux s'accuse par un épaississement des parois avec rétrécissement des cavités, d'où le nom d'*hypertrophie concentrique* qui lui a été donné ; l'autre se traduit par une augmentation des cavités aux dépens de l'épaisseur des parois, d'où le nom d'*hyper-*

Page 244. — FIG. 44. — LÉSIONS TUBERCULEUSES CONSTATÉES SUR UNE VACHE

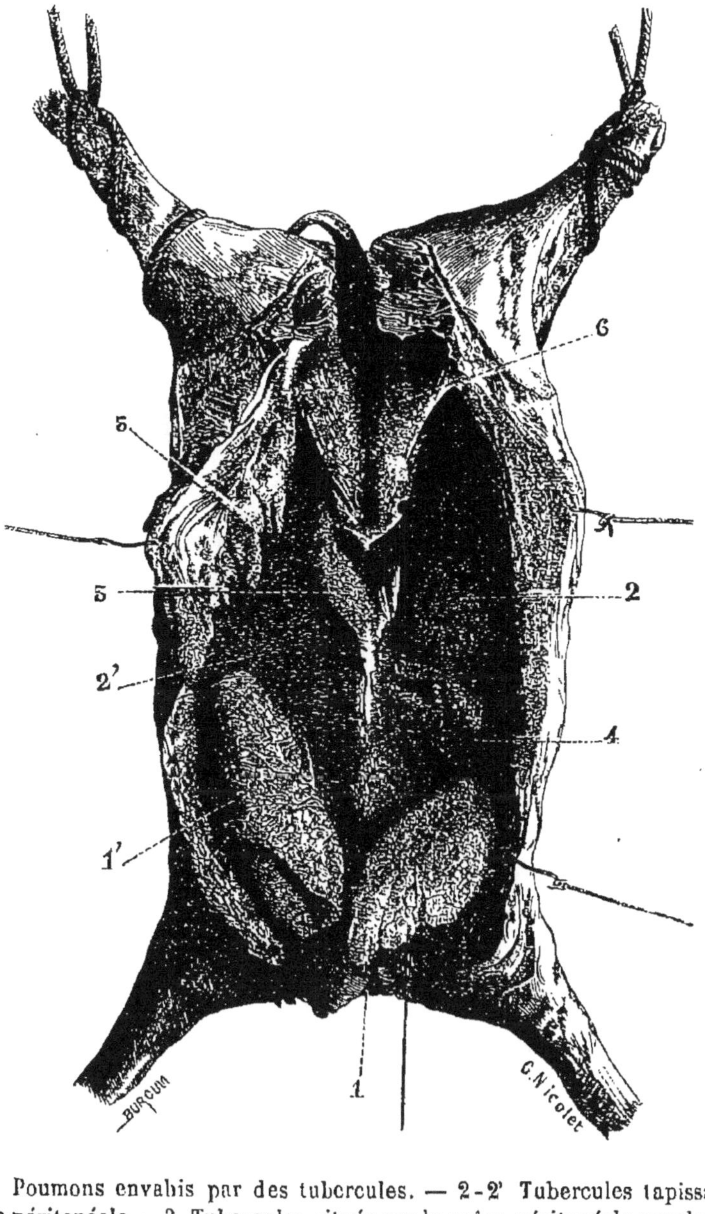

1-1' Poumons envahis par des tubercules. — 2-2' Tubercules tapissant la sereuse péritonéale. — 3. Tubercules situés sur la gaine péritonéale enveloppant les reins. — 4. Masse tuberculeuse adhérente à la plèvre. — 5. Tubercules suspendus après des fausses membranes disposées en forme de stalactites. — 6. Tubercules logés dans le bassin.

trophie excentrique par lequel on le désigne. Ces deux modes se rencontrent encore assez communément chez les animaux de boucherie; nous avons signalé un cas remarquable d'hypertrophie du cœur correspondant à une altération tuberculeuse du péricarde (v. lésions cardiaques).

Dégénérescence graisseuse. — Cette altération a été signalée particulièrement par M. Colin. (*Recueil de médecine vétérinaire*, 1863).

Tubercules. — En fait d'affections tuberculeuses particulières à l'appareil cardiaque, nous n'avons jamais rencontré que la péricardite tuberculeuse dont nous avons déjà parlé.

3° Crâne et canal rachidien.

Autopsie du crâne et du canal rachidien. — L'ouverture du crâne et du conduit rachidien se pratique rarement dans le but d'étudier les lésions dont le cerveau et la moelle épinière peuvent être le siége. C'est là évidemment une faute que ne peuvent expliquer, dans la plupart des cas, que le manque de temps nécessaire pour effectuer ce travail pénible et l'idée préconçue de l'absence de toute lésion appréciable des centres nerveux.

Lorsque le boucher veut extraire le cerveau de sa cavité osseuse, il procède à l'ouverture du crâne au moyen de coups de couperet ou hachette, habilement donnés à droite et à gauche de la base de la voûte crânienne, complétés par un coup appliqué en relevant sur la partie postérieure ou occipito-pariétale de la tête. On pourrait assurément procéder de la sorte lorsqu'on veut pratiquer l'ouverture du crâne pour en examiner le contenu ; mais, outre qu'il n'est pas donné à tout le monde de manier le couperet avec une habileté suffisante, il est impossible d'éviter, par ce moyen un peu primitif, de blesser ou d'endommager le cerveau ou ses enveloppes; mieux vaut donc procéder à cette ouverture à l'aide d'une petite scie à main et d'un élévatoire, ou, ce qui est encore plus à la portée des opérateurs, se servir d'un rogne-pied et d'un marteau, en prenant les précautions voulues pour ne pas intéresser l'organe encéphalique ou ses enveloppes.

Quant à l'ouverture du canal rachidien pour mettre à découvert la moelle épinière, elle se pratique avec le rogne-pied et le marteau à l'aide desquels on peut faire sauter toute la portion annulaire des vertèbres.

Au point de vue spécial qui nous occupe, l'examen de *la boîte crânienne* n'offre que les particularités suivantes à signaler :

1° Les sinus frontaux sont très-développés et très-diverticulés ; aussi pouvons-nous répéter, en passant, ce que nous avons dit déjà dans un de nos premiers chapitres, à savoir que c'est à ce grand développement et à ces anfractuosités spacieuses, notamment chez quelques sujets, que l'on peut attribuer la résistance qu'oppose la tête aux coups de masse, résistance qui, par une interprétation toute particulière, fait dire que les animaux ont la tête *molle*.

2° Ces mêmes sinus s'étendent en arrière dans le pariétal et l'occipital et communiquent avec la cavité existant à l'intérieur des chevilles osseuses servant de support aux cornes. De plus, ces sinus communiquent avec les sinus maxillaires et sphénoïdaux ainsi qu'avec l'éthmoïde et les fosses nasales.

Le *canal rachidien* ne nous offre aucune particularité à noter ; rappelons seulement à ce propos que c'est entre l'occipital et la première vertèbre cervicale que le boucher enfonce son stylet lorsqu'il veut abattre le bœuf par la méthode de *l'énervation* ou, comme on dit à Bordeaux, *lancer le bœuf*.

On sait que le cerveau, comme la moelle épinière, est protégé par trois membranes ou *méninges* superposées, savoir : une extérieure, appelée *dure-mère*, de nature fibreuse, tapissant la face interne de l'étui osseux encéphalo-rachidien ; une seconde, intermédiaire, dite *arachnoïde*, véritable poche séreuse constituée comme toutes les séreuses par un feuillet pariétal et un feuillet viscéral, dans laquelle est accumulé le liquide céphalo-rachidien destiné par sa présence à amortir les secousses auxquelles sont exposés les centres nerveux. Une troisième, dite *pie-mère*, essentiellement vasculaire, reposant immédiatement sur l'encéphale et sur la moelle épinière.

Le cerveau des bœufs abattus par la masse ordinaire, est toujours plus ou moins endommagé par l'épanchement sanguin résultant de la déchirure des vaisseaux par l'instrument contondant. L'emploi du merlin anglais ou de l'appareil Bruneau ne produit au contraire que fort peu ou pas d'altération appréciable de la substance cérébrale ou médullaire.

Chez les sujets en bonne santé, la moelle épinière occupe la totalité du conduit médullaire ; elle est ferme au toucher, et sur sa couleur blanche se dessinent de légères arborisations rosées fournies par les capillaires nombreux de la pie-mère. Lorsque le bœuf a été imparfaitement saigné ou qu'il a souffert de fatigue, cette coloration devient plus foncée.

Lésions de l'appareil encéphalo-rachidien. — Au point de vue de l'inspection des viandes de boucherie, nous n'avons que peu de choses à dire sur la plus grande partie des lésions que peut fournir à l'autopsie l'examen de l'appareil encéphalo-rachidien. Nous ne ferons que citer :

1° *La congestion cérébrale*, sanguine ou séreuse, conséquence la plus ordinaire de l'apoplexie ou coup de sang, coup de chaleur;

2° *L'encéphalite* et la *méningo-encéphalite* ou inflammation aiguë ou chronique du cerveau et de ses enveloppes;

3° *Le coryza gangréneux* ou *mal de tête de contagion*, rattaché jusqu'ici par la plupart des auteurs à un état inflammatoire des enveloppes du cerveau, ou à un épanchement de sérosité dans l'intérieur des centres nerveux; cependant, d'après M. Zundel, cette affection pourrait être attribuée dans quelques cas à la présence de granulations tuberculeuses à la base du cerveau, dans la scissure de Sylvius et jusque vers les nerfs optiques;

4° *L'hydrocéphale* ou épanchement considérable de sérosité trouble dans l'arachnoïde ou les ventricules cérébraux.

De toutes les lésions cérébrales, il n'en est pas qui nous intéresse plus à connaître que celles dues à la présence du *cœnure cérébral*, cause déterminante du *tournis*.

Lésions dues à la présence du cœnure cérébral. — Le cœnure *(cœnurus cerebralis)*, est un ver vésiculaire susceptible d'habiter le cerveau du bœuf, du mouton et de la chèvre; mais c'est particulièrement chez le mouton qu'on le rencontre le plus communément; aussi est-ce chez ce dernier animal que les effets dus à sa présence ont été le mieux étudiés.

Voici les caractères du cœnure cérébral (1) :

« Le cœnure cérébral est formé d'une ampoule dont le volume est très-variable et dont la membrane offre le même aspect que celle qui constitue la vessie des cysticerques. Mais l'enveloppe du cœnure diffère de celle des cysticerques par un caractère bien remarquable : au lieu de porter à sa surface une seule tête de cestoïde, elle est revêtue d'un nombre assez élevé de petits ténioïdes, adhérant à la membrane qui les porte et paraissant ne pas s'en détacher tant que celle-ci reste au sein de l'organe sur lequel elle s'est développée. Chacun d'eux est comme enveloppé dans une sorte de sac que lui forme une invagination de la membrane de la vésicule, et tous, dans cet état, ils font saillie dans l'intérieur même de l'ampoule. — Les ténioïdes du cœnure sont assez inégalement groupés à la surface de la membrane; il y a des espaces qui en sont dépourvus, et d'autres, au contraire, où on les voit agglomérés et pressés en grand nombre. Enfin, ils ne sont pas tous au même degré de développement, et tandis qu'il en est qui sont entièrement formés, il en est d'autres qui sont encore, si l'on peut ainsi

(1) Baillet. Article *Helmenthes* du Dictionnaire Boulay et Reynal.

parler, tout à fait à l'état rudimentaire. Le cœnure se rencontre dans le crâne des ruminants, à la surface du cerveau ou dans l'intérieur de ses ventricules, et c'est uniquement à sa présence qu'il faut rattacher la cause de la funeste maladie connue sous le nom de tournis. »

La vésicule du cœnure est d'un volume variable pouvant atteindre et même dépasser celui d'un œuf de poule ; les scolex qu'elle porte peuvent avoir jusqu'à 4 ou 5 millimètres de longueur lorsqu'on les a sortis de leur invagination et convenablement étendus; dans cet état, ils offrent une tête semblable à celle du *Tœnia cœnurus*, helminthe vivant dans le tube digestif du chien et du loup. Il résulte, d'autre part, des expériences faites dans ces dernières années, que lorsqu'on fait avaler à un agneau des œufs du *Tœnia cœnurus*, celui-ci ne tarde pas à être pris des premiers symptômes dénotant l'existence du tournis.

A ces détails fort intéressants, nous ajouterons les développements suivants donnés à cette question par M. le professeur Reynal, à qui l'on doit une étude toute particulière du tournis des bêtes à laine (1).

« L'aspect de la cavité dans laquelle le cœnure s'est développé est différent suivant que cette cavité est située dans l'épaisseur du cerveau ou dans l'intérieur des ventricules.

Quand le cœnure occupe les ventricules et qu'il a acquis un certain développement, tous les organes sur lesquels il repose ont disparu ou diminué considérablement de volume ; les corps striés, les cornes d'Ammon, les couches optiques, les tubercules bigéminés, la glande pinéale, le plexus choroïde, la protubérance annulaire du mesocéphale, sont plus ou moins atrophiés, suivant le degré de développement ou l'âge du cœnure. C'est en vain qu'on cherche chez certains sujets la trace de la disposition normale de ces organes; le trigone cérébral, le *septum lucidum* sont aussi parfois détruits, et plus souvent refoulés en haut ou en bas, sur le côté droit ou sur le côté gauche, suivant le siége de l'hydatide. La compression lente et graduée qu'elle a exercée sur les parois de la cavité ventriculaire a produit souvent une résorption telle de la substance cérébrale, qu'il n'est pas rare de voir un des lobes réduit à un amincissement de quelques millimètres..... Si, après avoir entamé le cerveau couche par couche pour arriver progressivement dans la cavité ventriculaire, on fait une piqûre très-superficielle sur la surface de la vésicule hydatigène, on la voit immédiatement faire hernie au dehors, au travers d'une membrane résistante. C'est cette dernière qui a été considérée, à tort, comme la membrane d'enkistement du cœnure. — Par un examen plus approfondi, il est facile de reconnaî-

(1) Essai monographique sur le Tournis des bêtes à laine. *Recueil de médecine vétérinaire.* — Juin 1854.

tre qu'elle est formée par l'arachnoïde ventriculaire, et par la matière même du cerveau qui a acquis une densité plus grande dans les couches le plus immédiatement en rapport avec la séreuse des ventricules.

« Lorsque le cœnure est logé dans une cavité pratiquée dans l'épaisseur de la substance cérébrale, on observe que cette dernière a subi une modification dans son aspect et même dans sa texture.

« Les parois de cette cavité ont une teinte jaunâtre, la pulpe cérébrale est ramollie ; à sa superficie on aperçoit de petites granulations jaunâtres de 1 à 2 millimètres de diamètre. Ces granulations offrent assez de résistance et pénètrent jusqu'à une profondeur de 1 centimètre environ dans la substance du cerveau. »

D'après M. Reynal, le poids moyen du cerveau de moutons morts du tournis est de 85 grammes, soit environ 15 à 25 grammes de moins que le poids du cerveau normal.

Lorsque le cœnure se développe, fait plus rare à constater, dans le canal rachidien, il détermine, dit M. Reynal, des lésions semblables à celles que nous avons notées dans le cerveau, c'est-à-dire l'atrophie de la portion de la moelle sur laquelle il repose.

Nous ne nous sommes arrêté aussi longuement sur les désordres produits par la présence du cœnure cérébral que parce qu'il importe à tout inspecteur de boucherie de ne pas ignorer ces détails ; car il est évident que la présence de ce ver vésiculaire au sein du cerveau du mouton n'a pas d'autre conséquence que d'entraîner un amaigrissement progressif du sujet et conséquemment une moins-value de sa viande. Le tournis se rencontre rarement chez le bœuf ; cependant, d'après Prince, on en a constaté quelques cas dans le Jura français. On l'a vu aussi chez la chèvre.

Lésions de la moelle épinière. — Nous ne ferons que citer :

1° *L'atrophie* et le *ramollissement* de la moelle dans toutes les affections graves et notamment dans les maladies par épuisement, telles, par exemple, que les affections sérieuses des organes respiratoires ;

2° *La coloration* rouge plus ou moins foncée des méninges et quelquefois de l'organe médullaire lui-même, sous l'influence des coups violents, des chutes sur les reins ou de fracture plus ou moins complète des vertèbres lombaires ;

3° *L'Hydrorachis* ou accumulation de sérosité entre l'arachnoïde et la pie-mère, particulièrement au niveau des renflements lombaire et cervical, maladie que l'on rencontre quelquefois chez les jeunes sujets.

J'ai eu occasion de rencontrer aussi plusieurs fois chez des moutons des déviations de la colonne vertébrale coïncidant le plus ordinairement avec un état de maigreur susceptible de faire croire à un véritable état rachitique général.

CHAPITRE IX.

Lesions organiques se rattachant à un état morbide du sang.

Nous avons vu, dans le chapitre VII de ce travail, quels étaient les caractères normaux du sang chez les animaux sacrifiés pour la boucherie et nous avons même donné un aperçu des modifications subies par ce liquide suivant les circonstances pathologiques diverses dans lesquelles on l'examine. Nous ne serions donc pas revenu sur cette étude des maladies dues à une modification spéciale du sang, si nous n'avions reconnu la nécessité de tracer le tableau des altérations subies par les principaux organes sous l'influence des états particuliers que peut revêtir le liquide circulatoire, question des plus importantes au point de vue de l'étude des viandes de boucherie.

Nous nous proposons donc de traiter ici spécialement :

1° Des lésions spéciales aux maladies dues à une *altération septique du sang* et aux affections *charbonneuses ;*

2° Des lésions caractéristiques du typhus contagieux du gros bétail ;

3° Des lésions propres à la fièvre aphtheuse ;

4° Des lésions particulières aux maladies dues à un appauvrissement du sang, telle que l'*anémie* et *l'hydroémie* ou *cachexie aqueuse.*

1° Lésions propres aux affections charbonneuses. — On sait que les affections charbonneuses sont communes à rencontrer dans certains points de la France, notamment dans la Beauce, la Brie, et en général dans les contrées marécageuses. Des travaux récents ont même classé parmi ces affections le *mal de montagne* plus particulièrement observé en Auvergne. Pendant mes quinze années de pratique vétérinaire, j'ai eu assez souvent l'occasion d'observer le charbon sur les bœufs des marais de la Charente-Inférieure. — Quoique se manifestant d'une façon à peu près identique et par des lésions tout à fait semblables à celles du charbon proprement dit, on désigne plus particulièrement sous le nom de *sang de rate*, l'affection charbonneuse du mouton. Cette analogie ressortira, du reste, encore mieux de l'énoncé comparatif que nous allons faire des lésions caractéristiques du charbon proprement dit et du sang de rate.

Nous croyons devoir aussi rapprocher de l'étude des lésions charbonneuses celle des lésions septicémiques qui ont, avec les premières, une certaine analogie.

Charbon	Sang de rate	Septicémie
État extérieur du cadavre. — Putréfaction prompte, tuméfaction du cadavre. Développement considérable de gaz dans l'abdomen et dans le tissu cellulaire sous-cutané. Renversement du rectum, coloration noire, livide de la muqueuse rectale; rejet de gaz et de matières spumeuses infectes.	Ballonnement extrême du cadavre. Putréfaction prompte; renversement du rectum; rejet de gaz infects.	Putréfaction prompte des tissus et d'autant plus accentuée qu'on s'approche davantage des parties primitivement désorganisées par l'élément septique. Engorgements froids, plus ou moins forts et plus ou moins étendus autour de la région gangrénée. L'incision de ces engorgements donne écoulement à un liquide séro-sanguinolent.
Peau; tissu cellulaire. — L'incision de la peau donne lieu à une crépitation due au dégagement des gaz accumulés dans le tissu cellulaire sous-cutané. Un sang noir et liquide s'écoule en nappe de la surface de la coupe.	Nombreuses taches violacées, noirâtres ou marbrées au niveau des parties dépourvues de laine, avant-bras, plat des cuisses, pourtour des ouvertures naturelles, mamelles.	Au niveau de plaies ayant été le point de départ de la gangrène existent des caillots sanguins noirs ou blancs en état de décomposition putride ou des lambeaux de tissus complètement détachés ou ne tenant que par des pédoncules putréfiés et de mauvaise odeur.
Au niveau des points occupés par les tumeurs ou engorgements, la peau se détache facilement et présente à sa face interne des taches sanguines rougeâtres ou noirâtres. Infiltrations sanguines et séro-albumineuses jaunes, rouges et noires du tissu cellulaire sous-cutané et jusque dans les interstices musculaires.	Injection noirâtre des capillaires sous-cutanés; cette coloration de la peau persiste même après la dessiccation.	
Tissu musculaire rouge, imprégné d'un sang très-noir, à fibres molles se réduisant facilement en déliquium lorsqu'on les malaxe sous les doigts. Tumeurs et engorgements charbonneux constitués par des amas de sérosité citrine infiltrant le tissu cellulaire sous-cutané et intermusculaire et pénétrant jusque dans l'épaisseur des organes. Les tissus divisés laissent dégager des gaz infects et une sérosité mousseuse, en voie de décomposition dans plusieurs points, ces tissus sont simple-	*Muscles* fortement colorés en rouge brun et laissant écouler à la coupe un sang noir poisseux.	*Muscles* de la région mortifiée crépitants à la coupe, de couleur brune, noire, violette ou jaune, faciles à déchirer. Dans la profondeur des couches musculaires les plus épaisses et plus ou moins éloignées du point gangréné, on rencontre très-souvent des infiltrations sanguines ou séro-sanguines donnant au muscle l'aspect du tissu hépatisé; on peut aussi y rencontrer des foyers métastatiques, des collections purulentes. Tissu cellulaire voisin de la

ment colorés par le sang épanché dans d'autres; dans aucun point de ces engorgements on ne constate de traces d'inflammation.		partie gangrenée ou putréfiée, infiltré plus ou moins profondément de liquide séreux, rougeâtre ou citrin. Sugillations sanguines, taches ecchymotiques, injection capillaire accusée du tissu cellulaire intersticielle ou intermusculaire des régions plus ou moins éloignées.
Sang. — En tous les points du corps le sang est noir, épais, poisseux, colorant en rouge-brun tous les corps avec lesquels il est en contact; il se décompose promptement en répandant une odeur infecte. Gros vaisseaux et cavités du cœur remplis d'un sang fluide, *défibriné;* absence de caillots proprement dits dans les cavités du cœur, présence seulement de quelques grumeaux sans consistance. Membrane interne des gros vaisseaux et endocarde imprégnés par la coloration rouge du sang, coloration que ne peut faire disparaître le lavage. Cœur mou, flasque, parsemé à l'extérieur comme à l'intérieur de taches noires pénétrant jusque dans la substance musculaire; péricarde garni d'ecchymoses et contenant une sérosité rougeâtre.	*Sang* noir, épais, sirupeux, se coagulant lentement et contenant peu de sérum. Sa décomposition est prompte et s'accompagne d'une odeur putride infecte. Cœur le plus souvent hypertrophié, couvert de pétéchies, le ventricule droit contenant du sang non coagulé. A l'intérieur des ventricules coloration rouge foncé uniforme ou par plaques pénétrant plus ou moins profondément dans l'épaisseur de l'organe; même coloration des gros troncs veineux.	*Sang* noir, liquide, analogue à de la poix fondue. Caillots noirs, mous, à odeur putride dans l'oreillette et le ventricule droit. Endocarde du même côté, de couleur foncée lorsque l'autopsie a été faite quelques heures après la mort, coloration ne pénétrant pas dans l'épaisseur du tissu musculaire. Endocarde du ventricule gauche garni de taches ecchymotiques pénétrant quelquefois jusque dans l'épaisseur du tissu musculaire. Tunique interne des veines colorée en rouge plus ou moins foncé; présence dans leur intérieur de sang diffluent répandant une odeur putride d'autant plus prononcée qu'on s'approche davantage du foyer gangréneux.
Ganglions lymphatiques augmentés de volume, ecchymosés, jaunâtres ou rougeâtres, ramollis, entourés d'une infiltration citrine ou sanguinolente rappellant celle qui entoure les tumeurs charbonneuses. Vaisseaux lymphatiques partant des tumeurs remplis d'une lymphe rougeâtre abondante dans laquelle on ne constate pas la présence de globules purulents.	*Ganglions* tuméfiés, noirs et enveloppés de tissu cellulaire, infiltré de sérosité sanguinolente.	*Ganglions* voisins de la partie nécrosée, engorgés et colorés en rouge et entourés d'une infiltration séro-sanguinolente.
Appareil digestif. — Cavité abdominale contenant une certaine quantité de sérosité foncée en couleur ou sanguinolente. Péritoine, épiploon, mésentères portant de nombreuses taches ecchymotiques. Tumeurs charbonneuses de volume variable, formées de sang noir, d'aspect glutineux ou sirupeux et de sérosité citrine, logées autour des reins, du pancréas, de la veine cave postérieure et des ganglions sous-lombaires. *Intestins* colorés extérieurement en rouge. A l'intérieur, infiltrations sanguines plus ou moins prononcées. Lavée sous un courant d'eau, la muqueuse présente un développement anormal des villosités dont l'épithélium est également disparu. On peut aussi constater dans l'intestin grêle une véritable hémorrhagie à la surface de la muqueuse ou un épaississement de cette muqueuse par l'infiltration sanguine, ou bien enfin une infiltration séreuse ou séro-sanguine du tissu cellulaire sous-séreux. Rarement on constate d'altérations des glandes de Peyer ou de Brunner.	Épanchement séro-sanguin dans l'abdomen; mésentères couverts d'ecchymoses, veines mésentériques gonflées de sang noir. Congestion plus ou moins prononcée de la muqueuse de l'intestin grêle, épanchement sanguin plus ou moins considérable dans l'intérieur de l'organe.	Dans les cas d'infection septique due à un état gangréneux des principaux viscères abdominaux ou thoraciques, on rencontre, ainsi que nous l'avons déjà dit en parlant de la pleurésie, de la pneumonie, de l'entérite, etc., etc., un épanchement séreux ou séro-sanguin dans ces cavités et tout le cortége des lésions dont nous avons parlé et sur lesquelles il est inutile de revenir ici. C'est ainsi que dans certains cas de métrite accompagnée de gangrène, on peut rencontrer des accumulations séro-sanguines jusque dans le tissu adipeux des reins et du bassin.
Rate. — Augmentation considérable du volume de la rate; surface unie ou irrégulièrement bosselée; coloration noirâtre ou bleuâtre. Quelquefois elle est déchirée et de la plaie s'écoule un sang liquide, épais et très-noir semblable à de l'encre de Chine. Malgré son séjour à l'air, ce sang ne reprend jamais la couleur rouge du sang oxygéné. Sous un courant d'eau, il est facile de débarrasser le canevas fibreux de l'organe de la bouillie épaisse et noirâtre qui l'imprègne. Putréfaction prompte de la rate.	Volume de la *rate* double, triple de l'état normal; de plus, cet organe est mou, facile à déchirer, et dans son intérieur existe un putrilage épais, noir, se décomposant facilement en répandant une mauvaise odeur.	Augmentation remarquable du volume de la *rate*, coloration foncée, déchirure facile donnant écoulement à un sang noir, boueux, dans lequel on reconnaît les débris de la trame même de l'organe splénique; ce liquide se corrompt promptement en dégageant une odeur putride.

Foie. — Augmentation du volume du foie, écrasement et déchirure faciles et donnant écoulement à un sang noir, moins épais cependant que celui contenu dans la rate.	Augmentation du volume du foie; grande friabilité et quelquefois décoloration de l'organe.	Augmentation et friabilité du foie.
Appareil respiratoire. — Épanchement de sérosité trouble et légèrement colorée en rouge dans les sacs pleuraux. Pointillé noirâtre sur les plèvres; infiltration citrine du tissu cellulaire sous-séreux et inter-lobulaire. Lobules pulmonaires plus crépitants que dans toute autre maladie et parsemés de taches noires ainsi que la muqueuse des bronches.	*Poumons* congestionnés ou engoués de sang; mucosités bronchiques sanguinolentes.	Le tissu pulmonaire est quelquefois le siége de modifications gangréneuses plus ou moins complètes; ramollissement, séquestre d'une portion pulmonaire gangrénée, vomiques, etc., toutes altérations entourées plus ou moins de tissu hépatisé ou infiltré de sérosité non encore organisée au sein du tissu inter-lobulaire.
Système nerveux. — Infiltrations sanguines des différentes parties constituantes du système nerveux.	Accumulation sanguine noire dans tous les réseaux vasculaires de l'appareil cérébro-spinal.	Injection sanguine des méninges.
Appareil urinaire. — Augmentation du volume des reins; coloration brune, ramollissement, imprégnation d'un sang noir et liquide.	Congestion et augmentation du volume des reins. Injection sanguine de la vessie; quelquefois épanchement sanguin dans son intérieur.	Taches ecchymotiques sur la vessie.

Pour clore cet exposé des lésions charbonneuses, nous rappellerons que le plus grand nombre des anatomo-pathologistes admettent, de nos jours, avec M. Davaine, que le caractère microscopique particulier aux maladies charbonneuses est la présence dans le sang de filaments droits ou infléchis à angle obtus, longs de 4 à 12 millièmes de millimètre, appelés *bactéridies* ou infusoires immobiles. Cette opinion rencontre cependant des contradicteurs pour lesquels la présence des bactéries immobiles est constante dans des cas qui, sans être le charbon, ont cependant une certaine analogie avec les maladies charbonneuses, et notamment dans les affections septiques. C'est ainsi également que des expériences exécutées en Auvergne, par M. Sanson, sur le *mal de montagne*, ont fait voir que la présence des bactéries n'est point nécessaire pour que le sang manifeste sa propriété virulente. Toutefois, dit avec raison M. Reynal, si les bactéries ne constituent pas un caractère essentiel du charbon, elles en constituent un caractère important (1).

2° Lésions du typhus contagieux des bêtes à cornes. — En rattachant les lésions du typhus à un état morbide du sang, nous avons voulu rester fidèle à la classification que nous avons adoptée dès le début de nos descriptions pathologiques. Il est certain cependant que les principales altérations que l'on rencontre à l'autopsie des sujets typhiques ne résident pas dans le sang ; tout au moins les altérations du sang rencontrées par quelques auteurs ne sont-elles pas considérées par tous comme étant la lésion caractéristique de l'affection ; mais, ainsi que l'a dit M. le professeur Lafosse, « l'état du sang dans les diverses phases de l'affection ; le mode d'invasion de la maladie qui, toujours, s'annonce par un trouble de l'ensemble des fonctions ; la présence de lésions dans tous les organes ; la propriété contagieuse du mal ; la présence de son virus dans tous les solides et les liquides de l'économie, disent assez haut que ce virus, dont l'essence est encore inconnue, affecte primitivement le sang, et que, par conséquent, il est l'agent provocateur de la perturbation de tout l'organisme. » L'examen des lésions que nous allons décrire, démontrera, du reste, combien ces assertions sont fondées. Les principales lésions du typhus résidant dans l'appareil digestif, nous commencerons par l'examen de cet appareil, en nous inspirant du tableau remarquable qu'en a tracé notre maitre, M. Bouley, dans différentes publications.

La muqueuse de cet appareil, dit M. Bouley, est le siége, depuis la bouche jusqu'à l'anus, d'une injection vasculaire qui se traduit par

(1) *Police sanitaire.* Reynal.

une teinte rouge brique, plus ou moins foncée, uniforme dans de certaines régions et se caractérisant dans d'autres par des nuances de différents tons, irrégulièrement disposées. Dans la bouche, le pharynx, l'œsophage, le rumen, le réseau et le feuillet, l'épithélium se sépare de sa muqueuse sous forme de plaques plus ou moins étendues qui laissent à nu le tissu de la membrane, très-injecté et d'une couleur rouge foncé, particulièrement dans la bouche et dans le rumen. La muqueuse de la caillette reflète une teinte rouge brique générale avec des nuances plus foncées sur le sommet des duplicatures, et des taches, les unes plus foncées également, les autres plus claires, qui lui donnent un aspect marbré; quelquefois même, elle est criblée d'ulcérations superficielles, et dans des cas plus rares, des plaques gangréneuses d'une teinte grise, entourées de sillons plus ou moins profonds suivant que l'origine de la maladie remonte à une époque plus ou moins éloignée. Dans l'intestin grêle, le colon, le cœcum, le colon flottant et le rectum, se dessine sur la muqueuse une sorte de réseau irrégulier à grandes mailles, formé par les teintes plus foncées du sommet des plis longitudinaux et transverses; destruction de l'épithélium et exsudation à la surface de la muqueuse d'une substance d'apparence caséeuse et de matière purulente. Les plaques de Peyer sont souvent altérées. On peut les rencontrer, soit seulement gorgées de sang et présentant alors une teinte rouge plus ou moins foncée, soit avec leurs follicules remplies d'une matière d'apparence purulente, et se dessinant en un relief assez saillant, ce qui, avec l'auréole rouge qui circonscrit leur groupe, donne à la plaque tout entière la forme d'une agglomération de petites pustules. Très-souvent recouvertes par une exsudation caséeuse, on ne les aperçoit qu'après le grattage.

La muqueuse du gros colon et du cœcum, vergetée comme celle de l'intestin grêle, est souvent hérissée d'une multitude de petits prolongements fibrineux, qui sont comme implantés dans le tissu de la membrane, et laissent voir, lorsqu'on les détache, autant de petites ulcérations assez profondes aux points où ils s'inséraient.

Une des particularités les plus curieuses que l'on a constatées dans le typhus et qui se rencontre assez fréquemment dans les animaux dont la maladie s'est prolongée au-delà de quatre à cinq jours, c'est la présence, dans le tissu de la muqueuse intestinale, d'une espèce de pigmentum, analogue par l'apparence à de la matière mélanique, qui est tantôt répandu d'une manière diffuse et donne alors à la membrane une couleur noire très-finement pointillée, et tantôt disposé en lignes, formant un réseau comme les lignes rouges du sommet des plis; ce pigmentum communique aux matières contenues dans l'intestin, une teinte grise plus ou moins foncée. L'examen microscopique a fait reconnaître que ce pigment était formé par de fines granulations qui devaient à l'*hématosine* leur coloration noire si caractéristique. Le foie et la rate sont exempts d'altérations.

La muqueuse des voies aériennes, notamment dans les cavités nasales et le larynx, est colorée en rouge ; on y rencontre même des exsudations pseudo-membraneuses, quelquefois même des espèces d'ulcérations dues à des pertes de substance de la membrane.

Une lésion constante du typhus est l'emphysème interlobulaire du poumon auquel se rattachent les difficultés de la respiration pendant la vie, peut-être même aussi l'emphysème sous-cutané.

Profondes ecchymoses sous l'endocarde et coloration rouge uniforme de la membrane interne des veines et même de l'aorte ; système capillaire congestionné.

D'après le docteur Beale, de Londres, il y a prédominance des globules blancs dans le sang ; de plus, cet observateur aurait constaté dans ce liquide l'existence d'*organites végétaux* ayant l'aspect des bactéridies.

Suivant le même auteur, il existe dans les muscles des animaux atteints de la peste bovine des *corps ressemblant à des entozoaires*, dont les dimensions varient depuis $\frac{1}{3000}$ jusqu'à $\frac{1}{4}$ de pouce de longueur, enveloppés dans une sorte de coque entre les fibres musculaires élémentaires ou complètement libres. — Toutefois, il règne encore bien des incertitudes sur la nature de ces corps.

D'une manière générale, on peut dire que dans le typhus on constate, dans presque tous les organes, des taches brunes, des ecchymoses, des épanchements de sang sous les séreuses splanchniques, dans les interstices des muscles et des divers organes et même dans leur intérieur.

3° **Lésions de la fièvre aphtheuse.** — Les animaux conduits généralement à la boucherie pendant l'existence de la fièvre aphtheuse, doivent leur abatage soit à la grande maigreur occasionnée à la fois par la souffrance qu'ils endurent et par la privation forcée de nourriture ou, si l'on aime mieux, par l'impossibilité matérielle qu'ils éprouvent à saisir et broyer les aliments, soit pour prévenir la moins-value que déterminerait cet amaigrissement.

Mais c'est à la période ultime du mal que le rôle de l'inspecteur devient des plus urgents. Dans ce cas, l'épiderme de la langue se détache facilement par lambeaux, laissant à découvert des sortes d'ulcérations superficielles rouges et saignantes ; il en est de même de la muqueuse qui tapisse les gencives et la face interne des lèvres. Lafosse d'abord et plus tard M. Zundel ont déclaré avoir constaté la présence de vésicules aphtheuses sur le voile du palais, sur la muqueuse du pharynx et de l'œsophage, sur celle de la caillette et de l'intestin grêle, voire dans la trachée et les grosses bronches. Les mêmes altérations existent aussi dans les espaces interdigités ou au sommet des onglons, quelquefois même il y a ulcération, décollement ou chute complète de ces onglons. Enfin, on rencontre des infiltrations séreuses et sanguines dans les interstices musculaires et même dans l'épaisseur des muscles, conséquences de la fatigue éprouvée par les animaux durant leur parcours pour se rendre au marché d'approvisionnement ou à l'abattoir.

Signalons en passant que l'on a rencontré plusieurs fois chez les mêmes sujets l'existence simultanée de la péripneumonie et de la fièvre aphtheuse.

M. Zundel a cité encore une forme particulière de la maladie qu'il appelle catharrale et qui affecte particulièrement les veaux à la mamelle et les bêtes adultes nourries avec les résidus des féculeries et des distilleries.

4° Lésions consécutives à un appauvrissement de sang. — Dans cette catégorie se placent les lésions dites *anémiques* et *hydroémiques*.

Anémie. — L'anémie dite symptômatique n'étant que la conséquence d'une hémorrhagie par une voie naturelle ou artificielle, nous croyons inutile d'insister sur un énoncé pathologique qu'il est facile de résumer par ces quelques mots : décoloration générale des tissus, vacuité des vaisseaux sanguins, état liquide et pâle du sang. A ces lésions, s'ajoutent naturellement celles auxquelles se rattache l'accident hémorrhagique cause de l'anémie.

Quant à l'anémie provoquée par la misère, les privations de nourriture, l'absence de soins, elle se traduit par un amaigrissement général du sujet associé le plus souvent à la présence de poux sur la peau, par des engorgements œdémateux dans les parties déclives, des épanchements séreux dans les grandes cavités splanchniques et quelquefois aussi dans le péricarde, une décoloration et un manque de consistance des principaux viscères, un affaissement des vaisseaux sanguins, une couleur pâle du système musculaire en général, et enfin par la présence de douves hépatiques ou d'échinocoques dans les poumons et le foie. Ajoutons aussi que la coloration pâle du sang et sa fluidité dénotent une diminution sensible de ses globules rouges et de sa fibrine.

Hydroémie. — Cachexie aqueuse. — Nous avons eu l'occasion de constater le fait suivant très-remarquable au point de vue des lésions hydroémiques.

Au mois de février 1875, un bœuf garonnais de 5 ans, de forte taille, est conduit au marché au bétail. Doué d'une ossature très-développée, ce bœuf, vu à distance, paraît maigre, décharné, et cependant on reconnait, en le *maniant*, qu'il ne manque pas de qualité. — Il paraît fatigué. Quelques infiltrations se remarquent aux membres et au fanon.

Abattu le même jour, il a présenté les lésions suivantes que je copie textuellement sur mon carnet d'autopsies :

Hydropisie générale du tissu cellulaire sous-cutané et particulièrement au niveau de la calotte cellulo-graisseuse enveloppant la pointe du sternum, état que le boucher caractérise en disant que l'animal *pisse* l'eau de toutes parts. Graisse extérieure abondante, blanche, molle et humide: Pâleur *remarquable* de tous les muscles; les os, eux-mêmes, participent à cette coloration, et la face inférieure du corps des vertèbres a une teinte jaune safranée. Absence d'épanchement séreux dans les grandes cavités splanchniques; *seul, le péricarde contient un demi litre environ d'une sérosité claire et limpide.* Le cœur, décoloré, contient, particulièrement dans son ventricule gauche, *beaucoup de sérosité* associée à quelques caillots très-fermes. La graisse qui existe à sa base, de même que celle attenant au médiastin, est blanche, molle, infiltrée. Dans l'abdomen, les intestins qui sont, ai-je dit, très-pâles, sont soutenus par un mésentère dont la graisse est, elle aussi, pâle et fluide; celle du grand épiploon et celle des rognons présentent les mêmes caractères physiques et le tissu propre des reins partage la décoloration générale. A part cet état extérieur, les viscères n'offrent aucune particularité ni dans leur forme, ni dans leur consistance, ni dans leur structure.

Le sujet étant *habillé* et suspendu, l'eau coule goutte à goutte au niveau de la partie antérieure de la poitrine, eau claire, limpide, que l'on voit également suinter des rognons de graisse comme aussi de toutes les accumulations graisseuses extérieures. Après dix-huit heures de suspension, le suintement aqueux au niveau de la poitrine persiste encore, quoique moins prononcé, et l'enlèvement des épaules met à découvert une accumulation séreuse semblable dans le tissu cellulaire abondant de la face interne de ces régions; aux rognons et à la face interne du bassin la graisse est devenue plus ferme, extérieurement elle est encore mouillée. La coupe de la viande au niveau de l'*entre-côte* est persillée, seulement la viande est légèrement molle et humide. Au niveau des cuisses et des fesses, la viande est plus ferme, sans cependant avoir la consistance tout à fait normale. La moelle épinière est ferme, mais participe à la pâleur générale.

Le sang est pâle, *liquide*, et son examen microscopique démontre une diminution sensible du nombre et du volume des globules rouges; sa coagulation s'opère lentement et le caillot rétréci est surmonté par une colonne séreuse atteignant presque la moitié du vase dans lequel le liquide a été reçu.

A quelle affection avais-je affaire? D'après le commissionnaire qui avait vendu le bœuf, les altérations observées se rattachaient à la fatigue éprouvée par l'animal par suite d'un parcours de douze à quinze lieues. Quant à moi, j'hésitais entre une affection du cœur ou de son enveloppe et une véritable hydroémie. Mais la pâleur *si prononcée* de tous les organes et *particulièrement des muscles*, jointe à l'état du sang, me fait pencher en faveur de la dernière des hypothèses.

C'est particulièrement chez le mouton que l'on rencontre le plus souvent les lésions de l'hydroémie, encore appelée *pourriture* ou *cachexie aqueuse.*

Généralement le mouton atteint de pourriture est maigre, et avant même que le sujet soit dépouillé, la main de l'explorateur perçoit facilement l'état d'infiltration générale du tissu cellulaire sous-cutané, particulièrement au niveau des côtes.

La peau, détachée, est pâle, molle, infiltrée, et les parties qu'elle recouvrait sont toutes d'une pâleur remarquable; une sérosité claire, abondante, imprègne le tissu cellulaire, particulièrement au niveau de la gorge et du cou.

Les muscles sont pâles, infiltrés, blafards; de leur coupe s'échappe par une légère pression de la sérosité aqueuse, limpide.

Dans l'abdomen existe quelquefois un peu d'épanchement légèrement jaunâtre. Les compartiments gastriques, aussi bien que les intestins, sont le plus ordinairement à peu près vides d'aliments et leur muqueuse est pâle et sans consistance; l'intestin grêle renferme quelquefois le ver solitaire du mouton *(tænia expansa)*. Pâleur des reins et des organes génito-urinaires. Le foie a pris une couleur jaune pain-d'épice; ses canaux biliaires, remplis le plus souvent de concrétions, ont leurs parois épaissies, blanchâtres et indurées; la bile qui s'en écoule est d'un brun foncé et associée à de nombreuses *douves* (distoma hepaticum), helminthes dont nous avons donné la description à propos des maladies parasitaires de la cavité abdominale. On rencontre aussi fréquemment dans le foie du mouton cachectique l'*échinocoque* (échinococcus veterinorum) dont nous avons également déjà parlé.

Les poumons sont pâles et contiennent également des échinocoques; on peut aussi rencontrer dans les bronches des *strongles filaires* (strongylus filaria) isolés ou rassemblés en paquets plus ou moins volumineux.

L'altération principalement caractéristique de la cachexie aqueuse du mouton est sans contredit celle que subit le sang dans ses propriétés physiques et chimiques.

Delafond, à qui l'on doit une étude complète de cette affection, a résumé les modifications physiques du sang de la manière suivante :

« Il résulte des recherches ci-contre, dit Delafond :

1° Que la couleur du sang du mouton, d'un beau rouge et tachant fortement les mains dans l'état de santé, se montre successivement d'un rose clair, d'un rose pâle et d'un rose très-clair dans les phases successives d'invasion, d'accroissement et de terminaison de la pourriture ;

2° Que sa température diminue de 1 à 2 degrés ;

3° Que sa densité, mesurée à l'aréomètre de Beaumé, diminue également de 1 à près de 3 degrés ;

4° Que sa coagulation s'opère plus rapidement que dans l'état normal ;

5° Que son caillot devient de plus en plus petit et ferme ;

6° Que sa densité, mesurée dans une éprouvette graduée de 100 degrés, augmente de 40 à 70 et 80 degrés ;

7° Que le diamètre de ses globules, en moyenne de $00^{mm}003$ à $0^{mm}04$, diminue jusqu'au chiffre moyen de $00^{mm}001$. »

Eu égard à la diminution relative de la quantité de sang, Delafond s'exprime ainsi :

« Ces rapports démontrent, d'une manière évidente, que la masse totale du sang des moutons atteints de la pourriture diminue du quart, du tiers et de plus de la moitié depuis l'invasion de cette maladie jusqu'au moment où elle détermine la mort. »

Enfin, pour résumer l'ensemble des recherches auxquelles il s'est livré sur l'étude du sang de cachectique, Delafond ajoute :

« Ces recherches démontrent : que la pourriture des bêtes à laine est la conséquence d'une altération primordiale du sang résultant d'une diminution notable de sa température, de sa densité, du diamètre de ses globules sanguins, et plus particulièrement de la masse totale de ce fluide, avec abaissement du poids normal de ses globules, de son albumine et augmentation de son eau. C'est donc une véritable *anhémo-hydrohémie*. »

TABLE DES MATIÈRES

FIN DE LA TABLE DE LA PREMIÈRE PARTIE.

www.ingramcontent.com/pod-product-compliance
Lightning Source LLC
Chambersburg PA
CBHW070752270326
41927CB00010B/2119
* 9 7 8 2 0 1 3 6 1 9 8 2 0 *